eye

守望者

—

到灯塔去

疲于做自己

抑郁症与社会

Alain Ehrenberg

[法] 阿兰·埃伦贝格 著 王甦 译

La Fatigue d'être soi

Dépression et société

南京大学出版社

Cet ouvrage a bénéficié du soutien des Programmes d'aide à la publication de l'Institut français.

本书获得法国对外文教局版税资助计划的支持。

译者导言

近年来，网络上充斥着论述抑郁症如何变成流行病的文章。文章的标题经常耸人听闻地描述道："中国存在近一亿抑郁症患者。"畅销书或心理学图书的专柜上，抑郁症相关的著作汗牛充栋。在中国，抑郁症已经成为精神病中的流行病，围绕抑郁症的疗愈市场也在急速扩张。大量媒体和心理学从业者认为公众对抑郁症知识的匮乏是抑郁症患者未得到及时治疗的首要因素。让抑郁症摆脱污名——仅被视作"心灵的感冒"，得到与其他疾病同等的对待，是专家们在舆论中努力争取的首要方向，也是抑郁症乃至整个精神障碍类别在中国医学化的重要表现。且在这一点上，中国与欧美并无不同。既然中文图书中有关抑郁症的书已多如牛毛，且同欧美的许多著作一样，都参与了精神医学全球化的浪潮，那么，这本埃伦贝格的著作又有何不同呢？

尽管《疲于做自己》全书都以抑郁症为主线，但它并非一本心理学或精神病学图书，而是一本以精神病学史和法国社会史为背景的疾病社会学著作。正如作者在前言中所写，本书并非为了介绍抑郁症及其历史，而是为了分析"抑郁症"作为一个疾病概念的流变以及它与社会变迁的关系，尤其是它与法国当代社会中个人性(individualité)间的关系。

将社会学与精神病学结合的著作在中国仍旧罕见，对绝大多数中国读者而言必定十分陌生。其中一个原因在于疾病社会学在中国的发展相对缓慢；国家、大众及媒体看待精神疾患的角度依然十分单一；他们对抑郁症等身心病的看法大多停留在纯粹的心理学领域，面世的图书也都是以普及知识和介绍疗愈方法为主，舆论和讨论仅仅停留在从公共健康视角出发，计算抑郁症带来的社会成本和呼吁对患者的人文关怀上。几乎所有著作都仅满足于列举数字来陈述抑郁症的泛滥，然后马上转向实用的疗愈建议。然而，为什么抑郁症在当代社会越来越成为流行病呢？为什么"抑郁"能从一个普通症状，摇身转变为全民公敌般的独特疾病，甚至是难以治愈的慢性病呢？当我们谈论"抑郁症"的时候，到底在谈论什么？用量表诊断抑郁症，是否让我们有掉进统计至上的研究陷阱的风险？诸如此类的盲点和值得思考的点还有很多。从观察到抑郁症的流行到抑郁症的诊疗建议之间，我们还有很多事要弄清楚。若不能厘清"抑郁症"是什么，不知道抑郁症在诊断上现有的缺陷，也不了解抗抑郁剂的疗效已经被神化，以及制药产业与精神病学的"伙伴关系"，又如何能全面和中肯地理解抑郁症？更别说在繁盛的疗愈市场里挑选适合自己的方法了。埃伦贝格的这本书试图回答的正是这些问题，它从社会学的角度为我们打开新的视野，让我们看到，将精神疾患与社会发展相结合的分析思路是理解抑郁症不可避免的重要环节。就这点而言，本书的翻译可谓及时雨了。

更进一步说，除了理解疾病和治疗抑郁症这样的实用角度，对抑郁症概念的分析也有利于我们了解自身所处的社会。在埃伦贝格的笔下，法国社会已经进入高度个人化阶段，出现了作为自我唯一主宰者的个人。这样的个人被教导并确信一切只能依靠自己，无论成功还是失败，个人必须对自己的一切行为负责。个人仿佛拥有了主宰自身一切的权力，拼尽全力去活成尼采笔下的“超人”。然而，现实却是作为人的我们，无法承载“超人”的重负。无论是精神自由带来的身份上的不安全感，还是社会过于强调个人主动性而导致的个人在行动方面的压迫感，都让我们疲于应付。社会氛围对个人能力的崇尚，致使个人对自我的要求越来越高。经济危机、贫富差异加大和阶级固化等当代社会顽疾让个人承受的压力越来越大，这一切都造成了做自己成为一件格外疲惫的事情。于是，抑郁性的疲惫取代了神经性的焦虑，成为精神流行病的主流。

我们或许会觉得埃伦贝格关于当代个人的论述很眼熟：这不正是中国的个人性正在演化的方向吗？近年来，国内从欧美引入了大量的心理支持技术，目的都是让个人学会激发潜力和内在精神力，来战胜现实的困难。抑郁症被分解为各种症状，然后被所谓对症的药物和自我心理技术治疗，这是目前国内对待抑郁症的主流处理办法。个人需要去就医（不然就是家人需要送他/她去就医）；个人需要重新燃起斗志，战胜抑郁症；个人要有信心，走出阴霾。这些口号和建议充斥了抑郁症的话语，它们解决抑郁症的办法依然是强调个人的能动性。如果埃伦贝格对抑郁症的分析是中肯的，那么，这样的话语和疗法或许反倒会加重创造了抑郁症的社会氛围，在治疗领域继续强化对主宰者个人能力的要求。

中国的个人化程度在逐渐加深，这种变化也体现在私人生活里。阎云翔在《私人生活的变革》里只探究了 1999 年之前下岬村的私人生活的个人化。在那之后的二十多年里，中国的个人化程度越来越深：个人意识日益强烈，家庭生活中个人情感的重要性不断增加，个人发展技术也越来越得到青睐。关注心灵和精神力，不仅是欧美的潮流，也是中国的潮流。全球化让我们在某种程度上与欧美国家共享了一些理念，包括精神病学的医学化趋势和对个人发展的崇尚。然而，法国的精神病学传统与美国截然不同，埃伦贝格的这本书让我们看到中国的心理学和精神病学在诊疗上更加靠近美式实用主义。实用主义固然在解决问题方面能让人避免过多的理论纠缠，但过于强调实用和效率也存在明显的缺陷：它容易导致人们缺乏对精神病学形而上的探究和整体思考，让人仅仅满足于心理和药物技术的纯粹运用。在中国的抑郁症的公共话语领域，这一问题早已凸显。然而，在不了解深层次概念背景和抑郁症的社会背景的前提下，仅仅凭借发展相关技术，就能治愈精神疾病吗？回答这个问题，实在需要谨慎。

埃伦贝格在本书中完整地呈现了抑郁症概念的社会发展史。这段历史不仅仅跨越了时间——从古希腊以精神痛苦为特征的“忧郁”到当代的“抑郁症”，也跨越了不同精神病学理论流派的思想争锋，同时更是处于时代变迁中的人感受自身和个人性、看待世界方式的转变史。就理论方面而言，作者描述了有关痛苦的概念史。第一步开始于 19 世纪末，对内心的理解开始因为对灵魂的生理化、社会化和心理化，获得了“精神”这个思考痛苦的概念框架。在“精神”诞生的道路上，西格蒙德·弗洛伊德和皮埃尔·雅内(Pierre Janet)开创了两条不同的道路：前者以冲突论和内疚的概念为轴心，后者以匮乏论为轴心，分别介绍了理解内心痛苦的两种视角。人们对精神病的理解突破了疯癫概念，这是“神经症”大放异彩的时代。

从20世纪初开始，精神病的退化理论和遗传决定论开始衰落，临床精神病学的地位不断上升。20世纪40年代，电击技术被发明，休克疗法让精神病终于在疗法和治愈之间第一次建立了稳定关系，让精神病学有了被纳入医学的依仗。而从20世纪30年代以来，心理治疗与休克疗法同步发展。当时，精神病学逻辑指向的是“整体的人”，处理精神失常不但需要治疗人的情感和情绪，更要考察病人的生活史。雅内的心理分析、弗洛伊德的精神分析、杰克逊(Jackson)的器学说、正在诞生的精神药理学以及休克疗法彼此巩固，共同造就了一个有情感、有历史的患病主体。塞莱蒂(Cerletti)也正出现在这个时期，他弥合了负疚之人和匮乏之人这两种模型，在雅内的匮乏模型和弗洛伊德的冲突模型间进行了调和。这是休克疗法和药物的出现带来的第一次精神病学革命，精神病学对待精神类药物的观点在第二次革命到来之前，一直基于雅内—塞莱蒂—弗洛伊德的理论轴心。

从上述分析出发，作者将精神病学的文化史与技术史结合起来，抽丝剥茧，着重分析了“抑郁症”概念在20世纪后半叶经历的革命性变革。20世纪60年代末，人们将抑郁症大致划分为三大类型：内源性抑郁症、神经性抑郁症和反应性抑郁症。然而抑郁症到底是什么，谁也说不清楚，因为精神病学家们在各种抑郁类型的内容和区别边界方面没有达成一致。换句话说，抑郁症的分类法一直没有得到确定，是各学派争锋的焦点。概念的混乱和稳定的有效疗法的缺失让对抑郁症的诊断和治疗都没有任何标准可依。为了解决混乱，精神病学在分类学领域找到了两个办法，让对抑郁症的诊断连贯性多少得到了一些保障。这是精神病学的第二次革命，它颠覆了雅内—塞莱蒂—弗洛伊德这个理论轴心，精神病学不再试图说明主体的病症为何能在生物学意义上被治疗，而是开始关注病态行为和病人生活舒适度的问题。匮乏模型与冲突模型分道扬镳，前者凭借与新一代抗抑郁剂的紧密联系，开始成为显学。神经症的概念因为两种模式的分裂而衰落，冲突理论也一起失势。精神病学出现了不再注重病因，而是依赖统计数据对病情进行分类的新潮流。对个人经历和内心冲突的探究不再如以往那么重要，加上在抗抑郁剂研发方面取得的进展，精神病学界开始关心如何缓解症状本身。《精神障碍诊断与统计手册（第三版）》（*Manuel diagnostic et statistique des troubles mentaux, troisième version*）是这次革命的显著标志，生物、精神和社会这三角开始构成 20 世纪 70 年代精神病学的新主流。

人们对主体的理解随着 20 世纪下半叶社会经济形势的改变发生了重大变化，有关个人行为的传统规范被颠覆，人们开始追求活得像自己。作为代价，从人们认为“一切皆有可能”那一刻起，匮乏的疾病就开始侵蚀人的内心，抑郁症和成瘾撕扯着当代的人们，提醒着我们一切并非真正皆有可能，也并非皆被允许。然而，埃伦贝格不认为抑郁症的慢性化和普遍化体现的是主体的危机或者主体的遮蔽。他认为，是当代人体验主体性的方式发生了改变，这表明公私关系在内在领域进行了重组。抑郁症被定义为当代主体的反面形态：“病态的人是在责任感方面出现问题的个人，但他已经从父辈的法律、旧有的服从体系和对外部规则的顺从中解放了出来。抑郁症和成瘾分别是主宰者个人的正面和反面，这样的个人相信自己才是自己生活的主宰，而事实上他是一个'具有双关意义的主体:他既是行动者主体,又是病人主体即病人'。"(见本书结论部分)当代的主宰者个人获得了精神自由,但由于稳定参照系的丧失以及参照系的增值和多元化现实,必须面对身份的不安全感。社会对个人发挥能动性的要求越来越高,公共政策和精神病学的行动也通常以陪伴而非治愈为目标。然而,真实的人毕竟不是尼采笔下的"超人",疲于做自己的人们陷入了行动无能——抑郁症成为流行病,反噬了一心追求无限自由的人。很显然,埃伦贝格从个人到公共政策,从"精神"领域到社会现实的分析表明,他的著作远远不会满足于分析抑郁症这个精神病学概念本身,他希望通过对一个概念的历史进行解读来让读者拥有思考当代个人性的一个切入点。因此,这本著作并非单一的有关抑郁症的精神病学历史,而更多是以疾病为轴心,以小见大地展现整个当代社会对人的理解以及人对社会的理解。

作者对欧美社会的分析能够帮助我们更加深刻地理解抑郁症为何近些年在中国不仅同样愈演愈烈,而且呈现出青年化和低龄化特征。仅仅将抑郁症的爆发归结于压力过大或社会内卷远远不够,因为每一代人都会面临自己时代的特有困难和特殊局面。与其比较哪代人压力更大,不如尝试去反思"抑郁症"这一疾病类别本身,以及它所体现的看待患病主体的方式正在向我们述说着哪种新的人类体验生活和世界的方式。这要求我们在分析中国社会与抑郁症的关系的时候,除了考察经济和阶层因素外,引入更多的文化和人文视角。这类创新在中国的精神病学和疾病社会学领域显然较为匮乏且极其迫切。如果不回到人的身上去理解抑郁症,那么针对抑郁症的治疗和公共政策都将流于表面，因缺乏宏观历史和社会视角而停滞不前。已经疲于做自己的人或许会因为越演越烈的单子化社会形态更加深陷泥潭，持续在各种成瘾症和抑郁状态中痛苦煎熬。

王甦

2024 年于巴黎寓所

献给皮埃尔·钱巴(Pierre Chambat)

献给安托南(Antonin)、乔纳森(Jonathan)和朱蒂丝(Judith)

致科琳娜(Corinne)

致　谢

克劳德·巴拉泽(Claude Barazer)、皮埃尔·钱巴、雅克·克洛雷克(Jacques Cloarec)、雅克·唐泽洛特(Jacques Donzelot)、科琳娜·埃伦贝格(Corinne Ehrenberg)、奥利维耶·蒙然(Olivier Mongin)、爱德华·扎里夫安(Édouard Zarifian)和帕特里克·齐尔伯曼(Patrick Zylberman)都乐于贡献他们的时间,为本书的不同版本提供了修改建议。

妮科尔·菲鲁扎特(Nicole Phelouzat)在文献方面向我提供了重要支持,还在完善手稿方面提供了帮助。我还想感谢克里斯托夫·古斯(Christophe Guias)的出版工作。

目　录

第二部分　神经症的黄昏

第三部分 匮乏的个人

树上最成熟的果实就是独立自主的个体，那个只与其自身相等同的个体。

——弗里德里希·尼采

《论道德的谱系》，1887年

必须承认，野蛮人不会费心让自己举止得体，但是这点对文明人而言是一个沉重的任务。

——西格蒙德·弗洛伊德

《精神分析引论》，1938年

不断回归没有向导却依旧运动不息的人的形象，这个人很荣幸能够在不屈服于虚无主义的情况下思考及言说。

——克劳德·勒福特(Claude Lefort)

《写作：政治的考验》，1992年

前　言

主宰者个人/神经症的回归

如今，抑郁已涵盖了内心问题的诸多方面。但 20 世纪 40 年代时，抑郁还仅仅被视为大多精神类疾病会表现出的症状，因此并未引起社会注意。到了 20 世纪 70 年代，精神病学数据开始表明，抑郁症已经成为世界上分布最广的精神疾患，同期的精神分析师也观察到，就诊的抑郁症患者数量显著增长。正如五十年前的精神病一样，抑郁症在今天吸引了精神分析学的强烈关注。这可谓抑郁症在医学意义上成功的标志。同时，抑郁症还被报纸杂志描述为一种时髦病，甚至是世纪疾患。由此，抑郁症变成了描述各种社会不幸的有力工具——但这种不幸感又可以以多种方式被缓解。尽管焦虑、不安或神经质这些同样关乎人的内在的问题具有同等普遍性，但受到的关注却远不及抑郁症。这可谓抑郁症在社会学意义上成功的例证。

抑郁症为何，又如何在我们内心的痛苦中高居榜首？它在多大程度上揭示了 20 世纪末个人性概念的变迁？这是我们在对抑郁症领域进行探索的过程中提出的两个疑问。

就理解当代个人性问题和探究与此相关的新困境而言，抑郁症是一个极其有利的切入点。精神病学家长期以来都不知道该如何具体定义这个词,这使抑郁症最终成为精神病学的交叉地带。这也让抑郁症一词在使用中具备了难得的可塑性。抑郁症会被“选中”,缘于精神病领域一系列的内在变动,也因为人们的生活方式发生了重大变迁。显而易见,它并非历史上第一个时髦病:歇斯底里症又或神经衰弱症,都曾于19世纪末取得过类似的成功。况且,抑郁症的历史与这两大病症也不无联系。19世纪末的神经质看起来同歇斯底里一样,都是令人难以捉摸的症状。既然如此,抑郁会不会是某个旧疾玩出的新花样呢?

1898年,有位医生在一本科普书中写道:“今天,每个人都知道什么是神经衰弱——它和脚踏车一词一样,成了我们时代最常用的词之一。”[1]我们时代的抑郁症也是这个情况。再有,抑郁症概念的闻名还在很大程度上是由抗抑郁药物的大获成功带来的。因此,只有以抗抑郁剂为出发点,我们才能更好地接近并切入与抑郁症有关的问题。

在日常用语中,百忧解(Prozac)[2]已经成为抗抑郁药物的代名词——正如北极(Frigidaire)和舒洁(Kleenex)两大品牌分别是冰箱和纸巾的代名词一样。一种药物如何成为缓解精神疾苦的唯一希望?(尽管这种希望背后的寄托的确不够理性,但在今天却已经变得容易理解。)要知道这是没有发生过的,而是今天才出现的现象。为了使得一种精神类药剂被赋予神奇功效,为了使一种药物与社会的期待完全吻合,苦痛也必须逐渐靠近且占据社会的中心位置。因此,描述内在自我的语言开始变得普遍可见,每个人都可以自发地用它来述说自身或自我的存在:这种语言与我们变成了一体。

过去,行为管理上奉行的纪律模式、权力规则和禁忌规范维持着为不同社会阶层和性别指定不同命运的社会体系。这些规范渐渐开始让位于激发个人主动性、迫使人们做自己的新规范。抑郁症就是在这个过程中获得巨大成功的。这种新规范导致生命的责任不仅需要我们每个人去负担，还需要个人构成的集体去支持。这本书将会展示，抑郁症这种疾病是如何恰好违背这个要求的。抑郁症表现为**一种责任感的疾病**，无力感是其主旋律。抑郁症患者不能胜任这份负担自己生命的工作，他们厌倦做自己。

不过，做自己到底意味着什么呢？这个问题远非看起来那么简单。它直指棘手的界限问题：允许与禁止之间的界限、可能与不可能之间的界限、正常与病态之间的界限。如今，个人的内在，在愧疚感、责任感和精神疾病之间不断游移着。

本书涉及的内容属于一项更大的研究工作的第三部分。这项研究的总体目的是勾勒当代人的轮廓，即渐渐走出阶级社会及其政治表现、既有行为规范的人的特征。我们在研究的第一部分中试图展示，鉴于在法国社会中，经济竞争与体育竞技的价值观日盛，那么，它是如何在身份认同和社会成功两个领域里将个人推向征服之路的？个人又是如何被责令在企业式冒险中超越自己的？接着，这项研究的第二部分论述的是征服的理念如何让精神问题受到了前所未有的关注。与大众实践相关的两个问题被推至台前。一是个人的自我呈现问题——电视节目纷纷将日常生活视为人们“自我”的一部分。二是用精神药剂刺激自我的技术——一些精神类药物被用来刺激情绪、提升能力，在体育竞技中使用兴奋剂便是例子。[3]

现在，我们有必要对抑郁症的精神病学概念史进行详细研究，因为公共讨论在近期呈现出一种趋势：人们开始混淆治疗精神疾患的精神类药物和用于改变意识状态的非法上瘾药物。与20世纪50年代不同，如今的医学界对这两种药物的区别已经不像过去那般明确——毕竟在20世纪50年代，精神类药物才刚被发现。如今的人们却已经越来越依赖这些可以改善情绪、提升自控力、减轻存在性创伤的精神类药物，嗑药甚至成了一种生活方式。

然而，抑郁症在医学和社会层面的成功之路并非一帆风顺，正如围绕百忧解进行的“混乱且具有决定作用”的论战所展示的那样：一方面是处方上的幸福，另一方面是药物带来的绝望；一方面是把抑郁症看作真实疾病，另一方面是舒适也被医学化；一方面是广告歌颂的奇迹药物，另一方面是药物尽管本身无毒、无依赖风险，却实质引发上瘾争论的反奇迹论。尽管当代生活的药物化是个普遍现象，但它在精神病学领域造成的问题似乎尤其特殊。

同其他抗抑郁药物一样，围绕百忧解的矛盾，人们的争论要点不在于探究它究竟是解药还是毒药——毕竟，人们不会因为过量服用百忧解而死亡。相形之下，阿司匹林其实更加危险，它的药物致死量更易达到。然而，人们一致认为只要服用安全剂量，就可以持续依靠阿司匹林来缓解疼痛综合征。同样的看法为何没有发生在抗抑郁药上？为何偏偏抗抑郁药物会受到区别对待？为何人们需要不断强调在不构成风险的前提下才能服用它呢？原因在于，抗抑郁药能够让人燃起战胜一切精神痛苦的希望，能极大刺激那些并非“真正”抑郁的人为了寻求愉悦而去服药。与这些行为相对，社会上出现了反对以舒适为目的去使用抗抑郁药物的人。百忧解是这些抗抑郁药中的佼佼者，无论它是好是坏，它都代表着个人为追求内心舒适而加工内在这件事变得拥有无限可能。人们不再区分什么是治疗，什么是嗑药。在一个不断服用作用于中枢神经系统的精神活性物质以追求情绪改善的社会中，人们不再知道**自己是谁**，甚至不再知道**谁才算正常**。“谁”似乎成了关键词，因为它指向主体存在的地方。那么，人们见证的是不是主体的隐没呢？

事实上，深刻的怀疑已经出现：一种虚假幸福在治愈的期许中默默蔓延。然而，接踵而至的却是一系列问题最终并没得到解决。那么，痛苦是有用的吗？如果答案是肯定的，那么，它的用处何在？我们是不是正在走向对舒适高度依赖的社会？在这样的社会里，人们都会习惯性地服用精神类药物。我们是不是在大规模地制造抑郁症？人们还能不能将不幸福与平常生活里正常的不满足感区分开？最后这个问题最棘手，因为它意味着需要在造成“疾病”的因素和不足以形成疾病的其他东西之间画出一道稳定的分界线。如果医学伦理从道德上迫使医生即便无法治愈疾病也要减轻病人的痛苦，那么，为什么在面对精神疾患的时候我们却不能这么做？

如果以这样的方式想问题，答案只会晦涩不明。我们必须超越这些针对抑郁症疗法的论战，从历史的视角去重新审视这些问题。

抑郁症的当代历史始于 20 世纪 40 年代，人们从那时开始采用电击。能让我们更加清晰认识问题的思路或许是，考察自 20 世纪 40 年代以来抑郁症作为精神病概念的变化史，并以此来探索个人性的制度模式。个人概念的变迁属于民主史的一部分。不同的个人概念都与相应的民主环境有关，即与孟德斯鸠所说的社会基本精神有关："法律的建立，借鉴了社会习俗；一些法律反映的更多是基本精神，另一些则更多属于特别规定。"[4]

在这里，我们提出两个假说：一是，"二战"后的法国社会在社会规范方面发生了变化，抑郁症因此日益受到重视；二是，在同一时期的精神病学里，抑郁症对病态个人性的变迁发挥了自身的作用。我们将边解释边建立这两个假说，下面列出的是主要分析思路。

没有什么被真正禁止，没有什么是真正可能的

20 世纪 60 年代，构成个人生活结构的那些偏见、传统、桎梏和边界都遭到了动摇。这些变革引发的政治争论和司法动荡昭示着一场深层次的地震的到来。人们获得了真正的解放：现代政治的理想在于让人成为自己的主人，而不再是君主的奴仆，这种观念延伸到了人的存在的各个方面。主宰者个人是只与自己比肩的个人，是尼采宣布即将到来的个人，这样的个人从此以后成了一种共有的生活方式。

正是在这个点上，一些人从一开始就对个人的理解有误。有些人过于轻易地以为现代人已经丧失了参照系，他们哀叹于社会联结的持续削弱，不但将其归因于人的存在感的私人化，还认为正是这种削弱造成了公共生活的衰退。这样的思维定式总会不时将我们拖回对无法回到过去的好日子的抱怨里。然而，这些都

是彻底的回溯性幻觉！是用神学思路来争辩！扪心自问：新的自由真的让我们一无所获吗？不，我们面对的更多是多重参照系带来的迷茫，而不是丧失参照系的问题（电视上出现了很多带有新智慧、新哲学或新宗教观点的节目，它们都在想要赋予人们生活的意义）。多个参照系的出现，难道不正是新自由得以存在的前提吗？我们面对的其实不是公共生活的衰退，而是政治参照系和公共政策的行动模式已经发生变革，各种参照系都在普遍个人主义和开放民族国家的背景下寻找着自己的意义和位置。难道真的有人想回到那个只讲纪律的沉闷社会里吗？更进一步说，我们该怎么做？停止在正在普遍化的痛苦感受面前自怨自艾，现在是时候让我们以基本的历史感和实践感去直面人的解放问题了。

新的绝对权力并没有让我们成为全能的人，也没有给予我们所欲求的自由，它并不意味着个人全面主宰时代的到来。新的个人主义带来了幻觉，正如克劳德·勒福特所说：它不"同意个人用以自己为参照系的方式来逃避自己，也不允许个人不了解自己"[5]。随着新的绝对权力的确立，法律和纪律方面发生了以下两个根本性变化。

首先，解放带来的大震荡给人的内在造成了集体层面的颠覆，甚至改变了个人生活：民主的现代性——也是民主的伟大之处——逐步将我们塑造成缺乏向导的人，我们渐渐陷入需要自己引导自己、自己建造参照系的境地。我们成了纯粹的个人，没有任何道德法则或传统能从外部告诉我们，我们应该是谁，我们应如何行事。从这个角度而言，存在于20世纪50—60年代以前的那些规范个人性、提供允许—禁止之间界限的共有模式，到了今日全都失去了效用。这一点体现在一些人对个人性的担忧与日俱增，并重新开始强调法律。它还体现在一些人正在阐明树立新的结构化参照系和“不可逾越的界限”是绝对必要的。个人变得有权利选择自己的生活，有权利完全做自己，这让个人性开始时刻处于变动之中。而且，它还导致规训内部秩序的外部边界出现了问题：与他人共享的允许—禁止之间的边界规则遭到削弱，从而导致可能与不可能之间的撕裂程度加深。个人性因此发生了巨大的转变。

在禁止变得不再绝对的同时，纪律在个人和社会的关系调节中的作用也在减少。现在，个人和社会之间关系的调节更少依赖于个人对纪律的服从，而是取决于个人自身的决定和个人主动性。一个人不再依照外部指令（或依据法律）反应且**行动**，而是被要求求助于自己的内在，依赖自己的思想能力。今天，制订计划、发挥能动性、加强交流才是普遍规则。这些概念和词汇已经深入我们的社会，成为一种自上而下的社会习惯，所有人都被教导去实践它。无论是在公共领域还是在私人生活里，政策执行者们都在依赖这些概念行动；无论是在公司管理还是在政策制定上，这些理念都随处可见。

如果不将这种社会规范变化纳入思考中，我们将无法了解与社会不平等、社会支配形式和政治等方面相关的社会关系因此已经发生了多么巨大的变化。现在，衡量理想个人的标准更多是主动性，而非服从性。这里体现的是所有人在生活方式上的一个决定性变化，因为这种规训模式并非源自每个人的个人选择，而是一种共同规则，它以将人的社会性边缘化为代价，达到了对所有人都生效的结果[6]。这些东西共同支撑了我们社会的“普遍精神”，它们是“自我的制度”（institution du soi）[7]。

这就是我们的第一个假说：抑郁症让我们了解到当代人的体验。抑郁症之所以能做到这点，是因为它是一个社会病症，在我们的社会里，规范不再建立在内疚和纪律之上，而是建立在责任和主动性上。过去，社会规则导致的是思想上的因循惯例和行为上的机械性；今天，社会规则要求人们发挥主动性和思想力。因此，与其说抑郁症是一种因过错而引发的疾病，还不如说是一种因匮乏而导致的疾病；与其说它体现的是不遵律法，还不如说是抑郁症患者出现了功能障碍，他们是停摆的人。定义疾病的重点从内疚转变成责任，这种变化同时模糊了允许与禁止之间的边界。

抑郁症就像是反映主宰者个人所组成的社会各种矛盾性的试验场，抑郁症体现了构成个人性的各种界限的双重变迁，并因此具备启示意义：就内在而言，这些界限不再以内疚的形式显现；就外在而言，它们不再以纪律作为参照系。

从个人历史的角度来看，无论抑郁症是生活的苦难还是真正的疾病，它都十分独特，它标志着生活的无力感，它表现为悲伤、衰弱（疲惫）、抑制及被精神病学家称为“精神动力减弱”（ralentissement psychomoteur）的主动行动困难。抑郁的人被困在没有未来的时间里，缺乏能量，满脑子充斥着“一切皆无可能”的想法。他们疲惫且空虚，多动且暴力，总之是神经质的，他们用自己的身体承担着个人绝对权力的重量。现在，人们需要负担的繁重的任务已经改变，变成了必须好好负担自己——用弗洛伊德的话来说，这是文明人的命运。

抑郁症或曰精神空间里冲突的消退

如果阅读恰当，我们完全可以在精神病学领域观察到同样的从内疚到责任的转变。不过，在此之前，我们需要先确立第二个假说。

民主条件下的个人主义具有独特性，它建立在双重理想之上：一是以自我作为一个人——“个人”；二是以在人类集合体中获得的存在意义作为一个人——“社会”。我们不再由宗教引导，也没有国王为我们做主。宗教和国王已经被另外两个概念替代，那便是内在和冲突。

在民主社会里，精神比身体更加成为反复争论的对象。无论生物科学技术如何进步，无论我们有怎样的新发现，都无法终止关于人的精神的争论。这种争论不但存在于哲学中，在今天的神经生物学里，也远无定论。[8]这类争议之所以会层出不穷，是因为我们最基本的认识和信念有赖于对它的认识。现在，灵魂不再与罪孽密切相连，一个新事物被指定为人的内在：它就是所谓的精神、心理、思想，简言之，人的内在。它是人隐藏、隐匿的那一面，会通过诸多迹象显示自己的存在。精神对于现代人而言，就像灵魂之于过去人那样神圣，它是一个让人必须考虑风险、无法随意处置的不得非议之物。内在是现代人为了描述自身内里发生之事而杜撰出的一个概念。它是虚构的，却也是真实的：人们相信它，如同相信灵魂转生说或祖先魔力。

冲突的制度化使互相矛盾的利益能够通过自由斗争，达成让人接受的协议。冲突的制度化是民主的条件之一，它让社会分裂能够被摆到(政治的)台面上处理。同理，精神的冲突性是自己确立自己的产物，而这正是现代个人性的特征。冲突也是一种手段，它维持着“什么是可能的”和“什么是被允许的”这两者之间的界限。现在的个人与自己交战：为了与自己相连，就必须与自己分离。从政治领域到私人领域，冲突都是民主生活方式下的规范性核心。

从这点出发，便产生了第二个假说：抑郁症概念之所以能成功推广，是因为**冲突这个参照系遭遇了衰落**，这个参照系是从19世纪末遗留下来的，它曾帮助我们建设了主体的概念。对冲突概念和主体概念的识别是通过弗洛伊德所谓的“防御型精神神经症”(psychonévrose de défense)进行的。这部分将说明抑郁症的精神病史如何一直都在遭遇难以确立主体这个困难。[9]

在相邻的研究领域，还存在另一个关于“主体”的困难，即成瘾里的主体问题。精神病学家指出，成瘾是一种对抗抑郁症的方式：它是通过具有强迫性质的行为来**压制冲突**。成瘾和抑郁自20世纪70年代以来同时得到传播。它们都在象征层面上体现了法律和冲突的概念所遇到的困难。

成瘾体现的是一个人不可能完全控制自己：瘾君子是自己的奴隶——无论他依赖的是一个产品、一项活动还是一个人。他成为主体的能力，进一步说，他进入社会的能力，变得存疑。他之于法律处于“不可能”的位置。然而，社会风俗日益自由(允许—禁止两极模式的衰落)，生物学和药理学的进步让人类不断超越自然的限制，这些都**在具体层面上**让一切正在变得可能。正因为一切皆有可能，瘾君子才会在象征层面上被看作反主体的例子。这个反主体位置在过去是被疯子占据的。如果抑郁诉说的是找不到主体的故事，那么，成瘾就是对失落主体的怀旧。

神经症（névrose）潜伏在被冲突割裂的个人中——个人因为与他人共享了允许和禁止之间的界限而被撕裂。抑郁症威胁的则是从表面看上去已经从禁忌中解放出来的个人，但这样的个人却必定被可能与不可能之间的界限撕扯。如果说神经症是一场关于内疚的正剧，那么抑郁症就是一场关于匮乏的悲剧。它是失去向导的人最为熟悉的阴影，这些人厌倦了努力做自己，他们尝试通过强制自己使用某些产品或做出某些行为来支撑自己。

从神经症到抑郁症和成瘾问题，我将探索人们是如何从一种关于自我的集体体验一步步过渡到另一种关于自我的经历的，我会尝试透过不同的主体性疾病来观察主体性本身遭遇的变迁。

“匮乏”和“冲突”——一份关于抑郁症历史的书单

神经症的概念在 19 世纪末建立，对这一过程的研究为我们分析内疚如何转向责任提供了书单。弗洛伊德与他的重要竞争者——皮埃尔·雅内的观点相对立。这在研究精神病学和精神分析学的历史学家们那里算是一段公案。弗洛伊德和雅内通过创造精神概念将过去的神经质概念现代化了。他们让人们接受了精神在没有器质性原因的情况下也可能生病的想法，他们还将过去江湖游医的催眠术与药理学整合，“发明了”心理疗法。他们之间的很多观点分歧都很有名，在这里，我只选择其中一点来论述。因为在我看来，这点足以让我们以个人性的演进为背景，阐述抑郁症的变迁。弗洛伊德从冲突角度看神经症，雅内则是从匮乏和短缺的角度去看。如果存在一个陷入自身冲突的主体，那么病人当然会被看成施动者。但如果从匮乏角度看问题，主体的样貌就没有这么明显了。

对抑郁症历史的研究将通过三步进行。匮乏论和冲突论之间存在着微妙联盟，它为精神病学提供了将抑郁看作疾病主体的标准观点，这也是当代看待抑郁症的起始范式（本书第一部分）。当这种联盟在 20 世纪 70 年代开始瓦解，神经症的概念开始式微。抑郁症在医学领域异军突起，这次崛起没有任何药学创新作为铺垫，它发生在人获得解放的背景下。禁止范畴因为人的解放而发生了变化，内疚感则随着责任感的提升而逐渐隐退。早在像百忧解这样的抗抑郁药问世之前，早在我们的社会屈服于今天的悲观主义之前，抑郁症就已经成为一种普遍疾病。抑郁症不是以不幸的疾病姿态出现的，而像是一种因变迁而生的症状，一种寻求做自己的个人性：内在的不安全感是人为了获得“解放”而付出的代价（本书第二部分）。自 20 世纪 80 年代以来，主宰抑郁症的就不再是精神痛苦，而是抑制、迟缓及无力：过去的悲伤激情转换成了行动上的卡壳，这一切发生在以个人主观能动性作为衡量标准的社会背景下。与此同时，治愈的概念也同样遭到质疑，因为在今天，抑郁症已被定义为像糖尿病一样的慢性疾病。而且，由于它毕竟涉及的是人的精神，它的长期性开始导致人的身份认同受到质询。这种质询在 20 世纪 60 年代尚不存在，现在却让人们提出了抗抑郁药是上瘾品还是治疗药物这类问题。就这样，抑郁症和成瘾问题构成了 20 世纪末期的个人的反面。

分析方法说明

分析的关键在于:阐明。重点在于分析那些矛盾论据——正是由于它们的存在,有关抑郁症的知识图景和流行观念才得以形成。因此,批判性论述是带有政治性质的。我们的论述目的不在于揭示科学真理,而是希望对公共讨论有所裨益。这些论述不是在下判断,而是在寻求理解。对社会的批判必须因为描述现实世界而**具有现实性**,必须因为可以对生活世界进行评估而**具有指示性**,还必须因为能够提供让行动变得可能的思想性分析而**具有政治性**。

抑郁症同其他精神类疾患一样,都无法归因到身体的某部分。对精神病和精神障碍的历史及其人类学感兴趣的人都会受到下面两方面的影响:一方面,生命科学的实证主义倾向于让他们将精神障碍归结为纯粹的生物性失调;另一方面,社会科学的相对主义倾向会引导他们忽略人类的生物特性,将这些病理现实全都归结为纯粹的社会功能问题(划定越轨行为、管理紊乱、控制不恰当行为)。社会学家过于频繁地将不幸[10]医学化,将社会关系心理化,并从这两个角度去考察抑郁症。然而,让人无法忽视的是,对于在我们的社会中思考精神概念的**社会**位置而言,上述两种倾向都是在制造困难。

如果没有词汇去言说,人们如何能将痛苦具体描绘成这样或那样呢?精神病学提供的正是这样的语言,它是医学里唯一关注病态个人的学科。一些心理学知识在皮肤病学或癌症学中也能发挥重要作用，但精神病学是一个更加规范化的实践系统，其对象是病态的个人。它在观察个人和社会的关系如何转变方面，具备特殊的知识。我们的观察重点不是精神病学的具体实践，而是精神病学的思维方式，即精神病学是如何觉察和标记个人经验的方式的。

精神病学无法从生病的身体里，比如通过病人的血液或尿液，识别生病迹象，精神障碍的特点在于它指向的是某种感觉、某个情绪或某种对自我的印象。这门学科的整个历史都被一个问题困扰：如何将主观的东西客观化？精神病学的境地特殊：如果它能探究出某种精神病的病理，例如癫痫，那正说明该病症不是出自精神问题。精神病学处理的一般都是原因或动机无法与生理指标结果达成一致的病症。[11]过去，临床医生的工作是解释症状和综合征[12]。医生这么做不纯粹是为了区分谁在生病，谁又属于正常，而是为了下诊断[13]。然而，这样的区分却在今天演变成了某种执念。我们将在本书中看到，与其说这种变化是因为欠缺临床思考而引发的问题，还不如说是时至今日内在概念自身所具有的象征性特征导致的一个实践后果。在疾病的原因、定义和治疗方面不断出现分歧，精神病学分析思路里[14]不断出现各种不确定，这些都突出和揭示了个人性的转变。我们必须看到这些分歧和困难，并重构它们的连贯性。

因此，本书的方法是去理解精神病学家是如何提出问题的，又是如何通过争论来提出解决问题之法的。抑郁症还有一个特点是，没有任何伟大的名字或关键作品与之相关。这点与偏执症有埃斯基罗尔（Esquirol），歇斯底里症有夏尔科（Charcot）、雅内和弗洛伊德，躁狂-抑郁性精神病（psychose maniaco-dépressive）有克雷佩林（Kraepelin），精神分裂症有布洛伊勒（Bleuler）的情况不同。因此，在分析抑郁症时，我们必须将药理学、临床医学、流行病学、疾病史学、神经生物学等诸多方面全都结合起来。在本书涉及的研究主题中，有很大部分依然处于探索阶段，因为法国有关20世纪精神病学历史的著作实在太匮乏了。

作为研究基础，我回顾了20世纪30—40年代以来的法国精神病学文献，并对英美文献做了调研。[15]我也参考了《临床医生杂志》（*Le Revue du praticien*），这本期刊在持续培训普通科医生的工作中发挥着重要作用。它在1958年发表了第一篇关于抗抑郁药物的文章，我研究了自那以来一切与抑郁症相关的内容。同时，我还研究了两份女性杂志和一份周报。[16]总结起来，三个层面的东西被进行联合分析：一是精神病学行业内部的讨论，二是精神病学向普通科医生提供的专业知识和提出的问题，三是精神病学提供给大众用来理解自身内在的词汇和方法，大众能够借着这些规则表达自己的社会诉求。因此，本书研究的并不是抑郁症的临床表现和实践，它关注的是精神病学领域里的各种概念、它们的思维方式和疾病分类。同时，本书还希望能够更好地观察一个精神疾病概念得以确立的各个方面，突出这些方面的异质性和矛盾性。本书内容或许能够帮助读者在尊重精神病学复杂性的同时，获得一个整体视角。

第一部分
疾病主体

古典雕塑寻求身体的逻辑性，罗丹寻求身体的心理学。现代性的本质是心理主义的，它给予世界理由，它将意义赋予内在和外在世界，让外在世界符合我们的内在反应；它是稳定内容在灵魂之流中的解体，这个过程独立于一切实体且将其净化，它就是自身运动形式本身。

——格奥尔格·西美尔(Georg Simmel)

《罗丹》("Rodin")，1923 年

如果说将麻醉分析(narco-analyse)当作心理药物即一种药物疗法，属于走极端的做法，那么，另一种极端做法就是将它看作皮埃尔·雅内笔下的那种心理治疗措施(médication psychologique)，即一种心理疗法。

——让·德莱(Jean Delay)

《医学心理学研究》(*Études de psychologie médicale*)，1953 年

抑郁症有着怎样的历史？

我们的目标很明确：理解“个人”在 20 世纪下半叶的一些演化。那么，抑郁症的历史是如何围绕这种演化被建构的呢？

我们先从考察抑郁症在精神病学领域的历史开始：抑郁症的源头可以追溯到古希腊的“忧郁”（mélancolie），“忧郁”有着漫长的历史。忧郁以精神痛苦为特征，最主要的表现便是过度忧伤（acedia）。后来，人们观察到了其中的谵妄和妄想成分（mania），天主教将这种状态看作恶魔附身。新兴的精神病学在 18 世纪转化了天主教观念，将其看作一种让理智受损的疾病。但当代精神病学家对过去的精神病学展开了两点批判。首先，在当代精神病学家眼中，19 世纪上半叶的精神病学过分强调理智的重要性，因为那时的人认为，精神失常是判断或理解上出现问题才导致的一种疾病，只有疯子才会丧失理智。这种理智至上的观点忽视了妄想后面隐藏的深切的情感痛苦。事实上，疯子在用自己的语言——妄想表述这种痛苦。

当代精神病学家的第二个批评针对的是过去的疾病分类法：19 世纪初期，疯癫被看作由多种症状组合而成的单一疾病类型。它与理性相对立。然而，在现实中存在各种精神疾病需要被诊断，这样的疯癫概念显然太过宽泛：与疯癫相关的一切都不被认为与身体疾病有关，它被完全归为精神疾病。出于需要，精神病学家们开始分解这个单一疾病类型，疯癫被细分成几个不同类型的精神疾病，分别被划归于两个不同的精神病大类。先说第一类：在 19 世纪 30 年代，被看作抑郁症最早起源的忧郁症的定义逐渐稳定，它被看作一种“不完全的妄想”和“精神痛苦”。从 19 世纪 50—60 年代开始，法国出现了周期性癫狂的概念，它描述的是狂躁不安阶段和抑郁性崩溃阶段的交替出现。慕尼黑精神病学家埃米尔·克雷佩林在 19 世纪末将这种症状定义为躁狂-抑郁性精神病，忧郁症也被囊括了进去。还存在另一种形式的疯癫，它指人格分裂导致的疯狂，其主要表现是谵妄。1911 年，瑞士精神病学家欧根·布洛伊勒将其命名为“精神分裂症”(schizophrénie)。与此同时，自 19 世纪的最后三分之一时间起，一些不符合上述特征的精神痛苦开始不被看成与疯癫有关：这些痛苦没有疯癫那么严重，也没有出现谵妄或妄想症状。依照不同的病症表现，人们把它们命名为“萎靡症”(neurasthénie)、“神经衰弱症”、“易怒心”(cœur irritable)等。上面这些互不一致的病症统统被囊括到“神经症”的大类里：它们都是功能层面的失调，即都不被认为是由器质性原因引起的。神经症里的衰弱类疾病可以被看作抑郁症的第二个历史源头。

有精神病学论著指出，两次世界大战的战间期是精神疾病大的类别概念逐步稳固的时期。一些论著还提到这一时期发明了休克技术，并指出这种治疗方法在当时还处于相当简陋的初步阶段。人们很快发现，电击对于治疗忧郁症有一定效果。这些都还属于抑郁症治疗缺乏规范的初期历史。等到第二次世界大战结束后，随着精神类药物的发明，对抑郁症的治疗才变得严肃起来。

安定类药物的发明（1952 年）对精神病专科的发展产生了巨大影响，也对开启神经生物学研究有着巨大意义，这点已在诸多文献中被重点论述过。后面发生的事情就简单了：精神病学借此晋级为医学，但一直被神经科学排挤。不过，后者还是为精神病学的诊断模型提供着科学基础。至少在法国，只有处于辉煌时期即 20 世纪 60 年代到 70 年代末的精神分析学才能与神经科学一决高下。神经抑制剂能够舒缓精神病人的极端焦虑情绪，抑制他们的过度兴奋：神经抑制剂终结了精神病无法治愈的定论。抗抑郁药物的问世（1957 年）为位于精神病分类边缘的那些功能障碍提供了一种有效治疗方法，普通科医生经常需要面对的其实都是这样的疾患。抗抑郁药物的发明使人们将这些障碍类疾病全都归到了“抑郁症”的标签下。在神经生物学方面，事情的发展更加简单：抗抑郁药物的发明令神经生物学的研究发生了质的飞跃。它使人们认识了神经系统的信息传导机制。尤其是后来发现的神经受体，更是让研究突飞猛进。它在科学方面的主要成果是让病因学取得了一些进展——病因学是从（未知的）致病原因或症状原因入手去理解疾病机制的学科。精神病的临床实践和生物学研究都揭示了希拉克拉底（Hippocrate）的那句名言：“最终是治疗揭示了疾病的本质。”因为如果一种治疗刚好对症，这本身就是在说明“存在一种疾病”。这就是医学上所说的“疗法检验”。

然而，这种看待历史的方式太过强调技术发明的作用了。疗法检验也不足以解释精神病的历史。这么说的原因至少有二：第一个原因与焦虑症的地位有关，第二个原因则与精神疾病的治疗问题有关。

现代镇静剂（1960年发明的苯二氮䓬类药物）的发明并没有导致后来被人们叫作“焦虑症”（anxiopathie）的疾病或综合征被创造出来——尽管焦虑症在后来会获得与抑郁症相当的重要地位。如果说“抑郁疾病”（maladie dépressive）这种表达在今天已被广泛运用（且陷入争议），那么焦虑疾病（maladie anxieuse）还没有。除了几种特殊情况，比起抑郁症，人们更倾向于将焦虑症看作症状。比如，自1980年起，焦虑性神经症被划分成了两类：惊恐发作和广泛性焦虑症（简称“TAG”）。这两个综合征很快就被吸收到抑郁症的治疗领域里，因为人们发现抗抑郁药物似乎比抗焦虑的药物对它们的治疗效果更佳。更有甚者，抑郁症概念还通过吸收其他的“焦虑障碍”概念、运用通用术语和发明新的精神病类别——心境恶劣（dysthymie）和焦虑性抑郁症（anxiodépressif）[1]，最终取得了主导地位。时至今日，焦虑变得只是抑郁症的一个方面而已。诚然，自20世纪80年代起，抗焦虑药物在法国一直争议不断[2]，但精神病学家们对下面这点的看法还是一致的，即抗焦虑药物从根本上针对的是一种症状。但抑郁症所受待遇却不同：无数文章都在强调抑郁症是一种真正的疾病，并论证它的严重性，认为它不但会给社会保险系统带来巨大成本负担，还常常导致自杀。这就是为什么现在的医生会对所有类型和所有严重程度的抑郁症都采用药物治疗——甚至只要呈现出抑郁的“亚综合征”都有可能开药。

这就是我们怀疑仅仅依靠技术和科学进步无法解释抑郁症概念变迁的第二个原因。抗抑郁药物的毒性逐渐降低，它们能为患者提供越来越大的舒适度，药物的使用变得愈加简便，这些都让它们日益重要。但这样的药物也带来了滥用处方、乱用药物等问题。而且,还有一个历史现实:抗抑郁药物的发明和传播从一开始就没有只讲究技术进步。在法国,自 20 世纪 40—70 年代起,精神病学家们就不认为可以在不处理人的内心冲突的情况下,光靠药物治疗抑郁状态。神经安定剂(neurolepsie)和抗抑郁剂的发现很快带来了一个共识:药物疗法只有在与心理治疗相结合的时候才有效。在 20 世纪 50—60 年代的法国,两者结合才是信条。这刺激了药物治疗和心理治疗两种方法齐头并进地发展。

然而,这种看待历史的方法虽非错误,却缺乏解释性视角。药物疗法和心理疗法之间是否对立,这个问题本身并不重要。重要的是如何阐释它们的结合和使用。诚然,忧郁、萎靡、神经衰弱,换句话说,巨大的悲伤情绪、变得缓慢的行动和无比疲惫,这些都是抑郁症概念的内容来源。但抑郁症不被认为只是这些症状的简单混合。如果说自 20 世纪 40 年代起,抑郁症概念的发展史就与药理学进展密切关联,那么,这还远远不是事情的全部。而且在这段历史上,法国的情况和美国的也大不一样。英美世界对法国式的形而上主体十分陌生。不过就我们关注的领域而言,它还是完全可以识别的。[3]因此,我们有必要将精神病学的文化史和技术史结合起来,并且重点关注技术推进到出现对症的生物学治疗手段之后的两者结合问题。

本书会在第一章介绍整体研究框架。第一章概述了 19 世纪时社会对"精神"痛苦这一概念的认可过程,阐述了会在后面章节里陆续用到的其他概念。接着,我们将讨论抑郁症历史的古典时代,即"疾病主体"开始出现的那个时代(第二章)。这个时代的奠基石不是要到二十年后的1957年才会出现的抗抑郁药，而是一种最终会变得声名狼藉的技术发明——电击。在当时，电击成为那根能够打开幽禁忧郁症患者的铁笼的魔杖。演出者会拿着充电的电棒，让电流震颤病人的身体，摧毁他们的忧郁，让他们奇迹般地重拾生活的乐趣。那么，它是否也能用来治疗身体虚弱的人、疑神疑鬼的人、过度抑制的人、焦虑的人和其他神经症患者呢——毕竟这些症状都有点类似忧郁症？这个问题在当时引发了精神病学的大讨论，但最终没有得出一致结论。电击疗法在另一个更加具有决定意义的层面上也具有奠基性：它开启了病理学、诊断学和治疗学之间的争论，这些争论因为抗抑郁药物的发明一直持续了整个20世纪60年代（第三章）。它们出现在由抗抑郁药物的技术进步所掀起的风浪中……直到今天依然没有结束。这些争论启动了抑郁症的社会化进程，让它进入了普通医学的视野，也让人的内心生活获得了一种新关怀。看护服务被建立，表述内心痛苦的语言被发明，生产药物的工业线被建设——所有这些都有助于满足公众在这方面的多层次需求。

第一章

精神造物的起源

1954 年 11 月，在法国圣安纳(Sainte-Anne)举行了第一场专门讨论抑郁状态的座谈会。在开幕发言中，主持人提到了一个人的名字：皮埃尔·雅内。朱利安·鲁阿特博士(Dr Julien Rouart)说："20 世纪初，人们关注的还是那些被今天的我们或多或少遗忘的神经性抑郁症，譬如神经衰弱症。当时的皮埃尔·雅内把整个神经衰弱理论建立在'心理张力减退'这个理论基础上。这意味着……神经性抑郁症与精神病是互相对立的概念，前者只是一种疾病可能包含的衰弱表现而已。"[1] 萎靡、精神不济、衰弱：抑郁状态被看作一种匮乏。被精神病学家大量引用过的弗洛伊德并没有留下很多关于抑郁症的文字[2]：焦虑才是他关注的中心。那焦虑和匮乏之间是否也存在对立关系呢？其实，内疚是它们的边界线。而弗洛伊德在研究内疚之人方面举足轻重，雅内在研究匮乏之人方面也发挥着同样的重要作用。

围绕灵魂的地位和它的心理特殊性所产生的古老哲学问题，生物学和心理学对灵魂问题展开的学科论战，以及这些学科内部对此的各种探索，一直以来困扰着人们对精神疾病的思考。一些人说对待精神问题应该慎之又慎，因为它是人之所以为人的方面；

另一些人反驳说,别忘了那是病,即它始终与身体有关。这样的概念张力在精神疾病的历史中始终存在:一方面,人被看成不同于植物的**动物性**存在;另一方面,人又是一种**语言性**存在,具备不同于动物的人类内在。当涉及疾病的起源、定义、处理方式和怎样治愈等问题时,这两种观念就会形成具有关键作用的冲突。然而,从另一个层次来看,两者之间的对立又是成问题的,因为我们很难想象一个没有身体的主体。没有身体,主体能以何种方式成为一个"活着的"生命呢?[3]动物性与人格是以怎样的方式在融合,这是19世纪末的先人们留给我们的关于主体的关键问题之一。

如果说在训练有素的人眼中,精神病与精神痛苦明显就是同义词,那么,这个等式并非总是有效。当代的个人或许更倾向于说"我很痛苦",而不会说"我在因某某事情痛苦"[4]。

为了描述这种没有具体对象的痛苦的历史谱系,我们将简要分析与之相关的四个历史阶段。第一阶段,当时的人们刚开始对精神失常的人在痛苦这件事有所觉察:这是定义忧郁症的阶段。第二阶段是从"自我在想"(Je pense)转变为"本我在想"(Ça pense)的阶段,意识的去中心化导致了一种关于人的新认识:一个未知物支配着人的意识[5]。这时,意识开始出离头脑,游走于整个身体。[6]整个身体都在"说话",所以存在一种语言符号,解析其语法成为治疗的重中之重。第三阶段是在整整一个世纪里,人们对自我的敏感度大大提升且深化。人们开始关注内在的不安,在身份认同方面也产生了疑问。特别是在上层社会,这种变化更加明显,出现了很多希望打破传统、走自己的路的人。历史学家们[7]指出,他们必须面对越来越严峻的两难困境:一方面,他们十分关注自己的外部形象（当时，肖像画得到普及、镜子变成日常用品、照相机已经被发明），另一方面，又很重视自己的内在（私密日记中的独白、与“沉默的对话者们”[8]进行的秘密言谈）。第四阶段是神经症概念得到发展的阶段：它让纯粹的精神疾病成为可能，人们不再认为只有躯体问题才会导致真实疾病。神经症的病因也可以是一个创伤性事件。这一发现激发且促进了精神概念的社会化进程。

与其说有关痛苦的概念史（它既模糊又混乱）是在将痛苦渐渐心理学化，还不如说是灵魂的生物学化、社会化和心理学化这三个既互相依存又互相冲突的趋势在围绕灵魂问题进行拉锯：三种趋势互相影响、互相控制。自我的“无意识”和自我的意识的概念双双深化，人们因内在的撕裂和事件的冲击拥有了新的对自我的敏感性，这些都在构成思考痛苦的框架。正如罗丹通过雕塑来寻求“身体心理学”，治疗精神的医学也在趋近发展成一门技艺，它追寻的是转瞬即逝的印象、若有若无的震颤、内在的撕裂感和神经质的不安感。

首先，本章会说明精神病学的**特殊性**。与其他医学不同，精神病学必须面对精神问题是否真的存在这个问题，如果不存在，它就无法声称治疗的是精神痛苦。然后，我们将考察痛苦的历史线。我们会从忧郁讲到意识的去中心化，后者包含了对自动反应问题的思考。接着，我们会讲神经症概念的重组，神经衰弱症在这个过程中促成了“功能障碍病”概念的诞生。这些变化让“创伤”成为关键概念：它是外部原因导致内在精神障碍的一个渠道。以此为基础，两种疾病模型被构建了出来，弗洛伊德和雅内分别是相关研究领域的佼佼者。他们揭示了精神的内在冲突结构，这些观点一直被沿用至现在。

精神病是如何成为一种关乎自由的疾病的？

精神病是不是身体被某个实体入侵的后果，就像身体被病毒侵袭一样？[9]它是一种遗传病，还是说是与心理脆弱相关的疾病（心理强的人能够更好地抵御它的入侵）？它是一种疾病，还是一种与生俱来的体质弱点？它更多是内因还是外因引起的？这些问题显然对治疗至关重要（让我们能够定义症状、辨明原因、确定疗法）。然而，无论是在科学里还是在哲学中，这些问题又和另一些问题息息相关，因为在人们定义人的内在和外在的过程中，灵魂一直是一个谜一样的结构性存在。这些在医学领域被问及的问题都曾在宗教和道德层面上被讨论过。

在 1969 年召开的一次专门讨论米歇尔·福柯著作《古典时代疯狂史》的研讨会上，法国"二战"后的著名精神病学家亨利·艾（Henri Ey）指出，"当主体被作为拥有自身结构且具有不确定性的中心，随着它的崛起"，疯癫成为一种疾病，"就这点而言，精神病概念的出现实际上是个人观念崛起的必然结果"。[10]亨利·艾一语道破玄机：疯癫是一种关乎自由的疾病，当自由的诉求在强调命定的外在环境中无法获得意义和存在理由时，就会发生疯癫。这时的精神病学是在通过将人变成医疗对象而将人从错误的痛苦里剥离出来——用亨利·艾的话说，精神病学是自由的病理学，是生活关系的病理学。一切围绕精神病学和个人性展开的思考都必须以此为出发点。

精神也可以失常，这种观点的诞生为人们需要新面对的问题提供了一个（不稳定的）解决方案：当个人自由成为政治取向和权利基础，在医学经历突变、迎来现代化的背景下，我们完全可以将痛苦问题和医学问题分开处理。医学已经来到了病人的床边①，对个人的身体进行“饶舌的凝视”（regard loquace）。需要注意的是，这个时代的个人身体是与疾病重合的。[11]要在人们普遍将精神失常看成魔鬼附身的社会环境下，让人们承认灵魂本身也可能失常，就必须拥有一个被净化过且能在自身的神圣剧院展现的身体。而“疾病”这个概念恰恰允许将精神引入身体。疾病是一种生命现象。正如弗洛伊德在1923年写下的一样，占据了灵魂的魔鬼现在是因我们允许“才诞生且存在于病人内心的”“精神造物”。[12]如果说“精神”是“灵魂”的世俗化，那么，它还需要一个身体——一个同样被世俗化的身体，这样才能让破译精神的语法变得可能。

此处，我们看见的是精神病学成为一门介于医学和痛苦之间的学科的过程：它将作为痛苦实体的人，即负有责任的人，转化成了作为医学实体的人，即健康受损的人。[13]这种转化让出现在人身上的一切紧张和压力都变得意义不同。过度忧伤（tristesse）和谵妄不再是与信仰对立的罪过，它们没有违反神圣律法。它们是一种妨碍人之自由的恶。人不再是注定服从的臣民，他因《人权宣言》成为自己的主宰者。

精神疾患意味着人无法对自己的自由负责，疾病属于人的意志或意图无法控制的那部分。疯癫让意识满目疮痍，如同遭受了

① 因此叫“临床”。——译者注

龙卷风。但疯癫依然是主体，医学能够采取行动影响它。[14]与其说疯癫是理性不可企及的部分，还不如说它是理性的一个极端。[15]格拉迪斯·斯温(Gladys Swain)写道，个中关键在于“将疯癫从人类的边缘地带挪动到人类自身存在的中心……每个人的内心，都是建构的，都因包含冲突而不稳定，这让一切试图根据人自身来定义人的企图都变得徒劳无功”[16]。现代人的精神是冲突肆虐的天地，精神也因此成为一个人的核心。精神是从自我到自我的理性距离——它很脆弱。正是这个距离造就了现代主体，让他能在不依赖神学框架的情况下接受律法。

当自我与自我的距离被延伸至最大且最终导致两个自我发生断裂，人会进入疯癫。反过来，这个距离也可以小到让两个自我发生融合的程度。现代人发明了一个词来形容这种融合状态：瘾君子。1822年，托马斯·德·昆西(Thomas de Quincey)指出，鸦片与酒精不同，它提供的不是醉意，因为它“能给人的是一种为判断力所赞同的生命的温暖，它带来的是人在享有原始健康时的身体感受”。它允许“精神重新被其本身覆盖，让这种神奇的疗愈情形发生，它让一切深层的痛苦撕裂都消失得无影无踪”[17]。上瘾品是获得绝对健康的手段，而代价则是人受到它奴役，从而催生另一种有损自由的病态。疯子或瘾君子，无论处于哪种情况，我们面对的都是“在人性中摇摆不定的主体”[18]。现代社会为了说明它真正期待的人是怎样的，才在象征层面上援引了这两个形象。疯子的形象出现在民主诞生的黎明时分，瘾君子形象则在民主诞生两个世纪后得到了大量关注。介于两者之间的是从精神失常到神经症，再由神经症发展出抑郁症的概念史。

忧郁:从灵魂的伟大到无力感

“理智—丧失理智”的两分逻辑并不能完全定义精神障碍;尤其是它完全没有处理有关痛苦的问题,痛苦关联的是“幸福—不幸”这对组合。如果想让精神异常也能被理解成一种痛苦,而不仅仅被归为丧失理智,一种特有的环境或文明状态是必不可少的。

启蒙运动的世纪是理性的世纪,也是追寻幸福的世纪[19]:理性和幸福是支撑政教分离的两个主要方面,而这种世俗化又是现代社会建立的基础。在那个年代,公共领域逐渐形成,人们在面对与自己平等的其他人时能将私人理性应用到公共空间。根据哈贝马斯的说法,在这样的公私领域里,存在着独立于神权和王权的私人生活。这已被很多文献论述过了。在这些论述里,幸福获得了全新的价值:幸福提倡的是“关注内心感受……因为无论是快乐还是不快乐,这些评价都能让人成为自身命运的主宰”[20]。与此同时,有关生活不幸的思考也在进行:因为幸福感和不安感总是如影随形。在那个时代,社会能够自我维持的想法正在确立(基于人与人之间的契约,人们授权政治机构来管理自己)。除了宗教救赎,人又获得了一个新的存在理由:寻找幸福,它被看作人确立自身存在的途径之一。那么,如何实现幸福呢?答案是:仅仅通过社交就行。因为人是社会性动物;人的本能会引导自身走向他人。18 世纪时,“人不被认为是单独的存在……人有想要解析他人想法、向他人展示自己天赋的需求,保持个人绝对神秘的做法是不被接受的”[21]。渴望孤独的人全部都是厌世者。个人与社会是对立的，这种想法也不被承认——卢梭认为，如果这样的对立开始存在，那必是因为社会的根基不稳。不过，幸福会因激情（passion）而触礁：激情会导致主体过度兴奋，从而突破理性的界限，最终导致沮丧（abattement）和忧郁。

兴奋或沮丧，它们都“滋养艺术，播种愚蠢”[22]。忧郁面临着双重命运。一方面，它被看成天才的特征。从浪漫主义时期开始，艺术家就被赋予这样的特征，它指向崇高且悲剧的人物，他们的不幸造就了他们的天才。另一方面，当忧郁涉及的是普通人，它就成了一种疾病。不过，忧郁的这两面都让它与西方的自我意识发展史产生了密切关系，因为这两面代表的都是“加剧”（exacerbation）[23]。雷蒙·克里班斯基（Raymond Klibanski）用这样的句子描述了这种密切关系：“概述（忧郁）……相当于去书写当代人的感受史。”[24]16 世纪初，忧郁“与自我意识的同义程度是如此之高，以至于几乎所有杰出人物都被看成真正忧郁之人，或者说他们都曾忧郁过——无论是在他们自己眼中，还是在别人眼中，都是如此”[25]。忧郁的人不会逃避痛苦，他们会肯定它，以它为荣——“我的快乐是忧郁的”[26]，米开朗琪罗如是说。因为做自己而快乐或痛苦，这是忧郁之人围绕旋转的轴心。

18 世纪，大脑在对行为的解释里占据了中心位置。当时，忧郁被看成与神经有关（就神经受到刺激而言）[27]。既然灵魂可以堕落，那么大脑当然也可以疲劳：大脑的力量是有限的，它也需要休息和放松，需要音乐和阳光。如果把神经系统看成人与世界关系的仪器，那么，忧郁是一种由禀赋造成的特殊状态，“最常用的解释是，它是由外部环境造成的一种精神冲击或过度紧张”[28]。

忧郁在1819年被埃斯基罗尔定义为一种偏执(monomanie)[29]：悲伤、沮丧、厌恶生活，在某些方面表现出妄想，在另一些地方又保留着理智。忧郁症患者会被某个偏执的想法纠缠，导致一些症状。它们在后来被精神病学家们称为“怀疑引发的疯狂”或“内疚引发的妄想”。这种特定的疯狂或妄想与作为常态的谵妄有明显区别，后者是躁狂症的特征。于是，没有妄想也能忧郁的想法诞生了：它是一种不会丧失理智却“悲伤且抑郁的激情状态”[30]。由于保有理智，原本疯癫中应该受损的理解力部分没被波及，所以在疯癫的“荧光现象”①[31]里可存在孤立的痛苦，也变得可以想象。

这种改变发生在19世纪初到19世纪30年代期间。精神病学家米歇尔·古列维奇(Michel Gourevitch)将埃斯基罗尔在1810年描绘的一桩忧郁症案例同1838年一份印刷文本中的案例做了比较：1810年时，病人听见坏消息，就会开始发狂；1838年时，她“只是”感到绝望(désespoir)。[32]临床观察在描绘症状时的用词转变可谓相当显著。

从发狂到绝望，标志着理智至上的精神病学缓慢衰落：“从现在开始，人们可以屈服于命运的打击和自身激情的力量，因悲伤而病倒。……器质性疾病被赋予的地位也延伸到心理现象中，这些疾病就是过去所说的精神痛苦。”[33]这个转变慢慢孕育出了人格障碍的概念。忧郁症在正常与病态之间打开了一条新的转换通道[34]：两者不再被一味看成本质不同的两个状态，而被认为有可能是一种连续态，相互之间只是阈值不一样的程度区别。

此外，这种疾病“使心灵痛苦成为疯子精神失常的原因和要

① 荧光现象，原指物体在接受外来能量(光、射线)时发光，刺激消除后不再发光。此处指精神失常能够在一定条件下被触发，而非一般日常状态。——译注

素"[35]。对忧郁的重新表述首先出现在比利时的约瑟夫·吉斯兰（Joseph Guislain，1817—1860）笔下，然后是德国的威廉·格里辛格（Wilhelm Griesinger，1817—1868）[36]。他们的论述集中表达了两个观点：其一，所有的疯癫都以情绪（humeur）变化为开端；其二，有的疯癫不会出现理智问题，只有情感、心境和情绪会受影响。其中，"情绪"的概念是19世纪50年代随着间歇性疯癫（folie circulaire，躁狂和忧郁状态交替出现，中间被清醒期隔开）的论点传入法国的。间歇性疯癫在19世纪末开始被确定为忧郁症。[37]忧郁症和精神痛苦被完全等同。尽管"抑郁症"的概念要到20世纪40年代才会出现，但萨尔佩特里耶尔（Salpêtrière）的精神病学家儒勒·塞格拉斯（Jules Séglas，1856—1939）早在19世纪末就指出了抑郁症的核心。他在1894年的一堂课[38]上说："在没有妄想、病人未失去意识的忧郁症中"，"**痛苦被简化为一种无力感**。精神上的痛苦，令人痛苦的消沉……是忧郁症患者最显著的症状。我甚至想说这就是他们的特征"。[39]被这种疾病侵袭的人"对自己的状态属于病态这点是有意识的，他也愿意做出应对，但他做不到"[40]。就这样，未来精神病学的基础认识之一开始确立：情绪或情感与判断或表征开始被区分。

从与伟大灵魂和天才相连的疾病到情感不幸，这种转变当然也与疯人院里病人的社会构成发生了变化有关，即病人中劳工阶级的数量明显增加。这种情况使得自19世纪30年代开始，劳工阶级在精神和物质上的悲惨处境成为诸多研究的对象：疯病医生们开始看到病症的"道德原因"。随着疾病的阶级下移，它的崇高性消失了。激进政治家欧仁·佩莱坦（Eugène Pelletan）不是指出过吗，"疾病，对俗人来说不过是腐烂，而在伟大的思想追求者们的身上，就变成了崇高的自然秉性”[41]？

是脊髓的条件反射还是意识？

如果忧郁引发的是情感和表征之间的分裂，那么条件反射的概念构成了意识去中心化的一个维度。条件反射既是一种感觉也是一种运动。但长期以来，科学感兴趣的对象是运动的那面。正如乔治·坎吉勒姆(Georges Canguilhem)专门强调的那样：“尊严的本质是命令的力量，是意志。因此我们要注意区分哪些是(非意愿的)动物行为，哪些是人类自愿的、理性的表达。”[42]精神痛苦不被认为是医疗的对象，这种想法增强的是对人的尊严的关注：精神痛苦不是疾病。“无论人类遭受的痛苦是多还是少，里面有什么东西是值得科学研究院感兴趣的呢？”[43]马根迪(Magendie)在1947年举办的一场科学院研讨会上谈到痛苦的时候，难道不是这么说的吗？

鉴于在19世纪中期，人们连身体疼痛都不认为是需要解决的问题——当时只存在描述疾病本身的语言，缺乏描述疼痛的语言，那么，自然也不会觉得精神痛苦是问题，不是吗？在当时，身体的疼痛只是伴随疾病到来的症状而已[44]，它仅是让医生得以下诊断的一个指标。那时，精神痛苦也才刚刚在精神失常里被观察到。

看起来我们似乎离“主体”的问题还相当遥远。但事实却是，心灵的世俗化过程与条件反射的生理学有联系。乔治·坎吉勒姆指出：“自愿行为和非自愿行为之间的区别之所以直到现在才变成一个生理学问题,那是因为在此之前,它们在宗教、道德和法律层面上已经具有重要意义。在成为一个科学问题之前,它们首先与内疚和责任的问题有关。”[45]区分两种行为是将最具人性意义的行为(勇气、美德等)与哺乳动物共有的简单反应即条件反射区别开。生理学家和疯病医生曾试图将精神活动解释成条件反射的组合,认为人无法控制精神。这种不以大脑为中心的解释在大脑和身体其他部分之间建立了联系。

达尔文生物学对弗洛伊德创立无意识概念发挥过影响[46],它对弗洛伊德在统一的神经功能概念下研究反射弧也起到了重要作用。这些贡献在今天已经众所周知。[47]除此之外,条件反射的研究本身也开辟了一个“新的主体功能模型”[48],弗洛伊德的无意识概念是它的一个成果。不要忘记,弗洛伊德在很长时间里曾是一名生物学家,尤其是神经解剖学专家。他曾受到奥地利最优秀的神经学专家的指导[恩斯特·布吕克(Ernst Brücke)和他的助手、西格蒙德·埃克斯纳(Sigmund Exner)都是他的名师[49]]。记得这点能让我们理解为什么生物学和生理学的研究成果不但构成了精神领域无意识概念诞生的基础,还促成了一种看待人的新方式。

西格蒙德·埃克斯纳(1846—1926)“以条件反射为基础,形成了……对所有精神功能的一般性解释。顺着这个逻辑推演,就会发现条件反射其实是一种‘反我思’(contre-*cogito*)。在埃克斯纳看来,人们不应该再用‘我觉得’或‘我感觉’这类说法,而是应该说‘我内心有一种想法’或‘我内心有一种感觉’”[50]。为了得出这样的结论,不但必须从运动的角度分析条件反射,还要将反射理论引入感觉,即心理。这种视角下,非意志的运动成为一种自动行为，即不为思想所察觉的行动。[51]反射弧的研究使“精神”(psyché)得以在“脊髓中”[52]找到一席之地。所以，在19世纪中叶，研究者发展出综合了神经功能的综合概念，不再认为行动只与大脑有关。[53]有了这个概念，认为人有两个层次的观点便顺应而生：一个是低级但古老的低层次，它是动物性的，是下意识的；另一个是在人类进化过程中形成的高级层次，它包含了更多意愿性，但组织性更差。高级层次的混乱会破坏低级层次的组织性，导致出现精神疾病。20世纪的大部分器质论精神病学说都借鉴了这个观点(在法国，亨利·艾表现得最为突出)。当然，大脑生物化学的发展最终会消除这类观点的科学基础。

不管是对是错，传统上，主体的痛苦没有被等同于病人的痛苦。要使痛苦被正视，就必须建立一种语言，让痛苦不但能够被陈述，而且还能被理解：痛苦的语言必须能在公共空间被使用和分享，才有可能作为私人经验被述说。疯子是人，这点无人质疑。但在那个年代，疯子依然被看作丧失权利的人、存在缺陷的人。就我们考察的问题而言，关键在于如何理解疾病本身——对疾病本质的看法远比对病人的看法更重要。看见且处理(精神)疾病带来的痛苦，这个行为本身就是将病人当作主体来对待。疯人院里的穷人们没有受到这样的对待，把他们当作主体还需要社会取得更大进步。然而，在开明医生处就诊的资产阶级顾客们在当时就已经享受了这种待遇。因为对于这个社会阶层而言，精神失常在很大程度上不被认为影响公共秩序。

神经衰弱症的冲击或心灵的社会化

舆论对疯子的兴趣都来自小道消息。不过，在19世纪的最后二十年里，一种新疾病流行了起来：神经衰弱症。它是第一个能被称为“时髦病”的疾病。它不但引起了科学家们[夏尔科、弗洛伊德、雅内、里博(Ribot)和其他很多人都提到过它]的关注，还获得了大型报刊、舆论、艺术家和作家们的关心。神经衰弱症是社会大范围关注痛苦的新起点，它得益于功能障碍概念的诞生。功能障碍是疾病“外源性概念”(notion d'exogène)的基础，即认为来自外部的东西会导致内部变化，让人产生病理反应。这种理解让人们不必总用遗传来解释病态的行为或感觉。在此之后，疾病的“内源性概念”(notion d'endogène)也被重组，它为“精神”的诞生开拓了道路：西格蒙德·弗洛伊德和皮埃尔·雅内用不同的方式阐述了所谓“精神”。

神经震荡

除疯人院和医院之外，还有数量不多的精神病医师在自己开设的私人诊所[54]里接待着资产阶级顾客。同时，其他思想开明的医生(包括神经科、妇科、眼科、普通科等)也在处理被冠以形形色色名称的各种精神类疾病：易怒病、急性神经病、心脑神经病、疑病症等。在19世纪60年代，这些疾病都被归入“神经系统功能障碍”(névrosisme或nervosisme)这个名称下。这个词被用来形容“那些没有任何器质性疾病……却饱受精神折磨的人”[55]。

神经衰弱症具备忧郁症没有的现代性。它的发明者——美国人乔治·比尔德(George Beard)说它是现代生活病,因为它源于由新时代、工业化和大城市三大因素共同制造的压力与紧张。它是工业时代的疲劳在神经层面的表征。

功能障碍的概念使人们有可能摆脱用“综合征-病变”(syndrome-lésion)的因果模式来定义疾病的做法。[56]现在,一个综合征也可能是由某个事件引出的病症反应,不一定对应着器质性病变。对于我们正在探讨的主题而言,神经衰弱症的重要性在于它以功能障碍的概念为基础,让**心灵可以被社会影响**这一观点变得能被接受。它展现了心灵社会化的新进程。

在 19 世纪的最后二十年里,现代艺术抓住了来自神经质、感觉和本能的灵感。雨果·冯·霍夫曼斯塔尔(Hugo von Hofmannsthal)在 1893 年写道,“所谓现代,就是古老的家具和年轻的神经质”[57],它是忧郁地怀念正在逝去的世界稳定性,它是面对飞逝的现在感到不安。你必须健康,必须像机器一样强壮,像哲学家一样有洞察力。作家、诗人、画家、文学家纷纷登上现代主义的舞台,进入神经遍布的天地。机器的速度、神经的神秘、对无意识的崇拜,神经的主题不仅被医学关注,也是艺术的宠儿。医生照顾病人,定义他们的疾病,为他们提供治疗的希望;艺术描绘神经的主题,吸引人们阅读它们,给予它们舞台,一言以蔽之,它们都在为观众讲述作为一个灵魂意味着什么——灵魂如若尚未被自己撕碎,那它必然正被最矛盾的感觉侵袭。[58]一种提供关怀的医学开始教授描述痛苦的语言文化,并且催生新的市场需求:平衡人的内在世界的生意被启动且迅速发展起来。

神经衰弱症[59]被说成由现代生活引发的神经能量的耗尽,它的病因并非生理性退化：社会才是它的首要原因。乔治·比尔德在 1869 年出版了《神经的衰弱》(*Nervous Exhaustion*)[60]，这本书在国际上取得了巨大成功。该书在 1895 年被翻译成法语，而比尔德的其他著作则在 19 世纪 80 年代就已经出名。在 19 世纪的最后二十年间，法国出版了大量针对医生和病人的相关图书。这些书中最著名的一本是由吉尔伯特·巴雷(Gilbert Ballet)和阿德里安·普鲁斯特(Adrien Proust)合著的《神经衰弱卫生学》(*L'Hygiène du neurasthénique*, 1897)[61]，这本书在整个欧洲都大获成功。巴雷是临床精神病学的教授，他在 1906 年创立了《脑》(*L'Encéphale*)杂志。阿德里安·普鲁斯特则更多因为他的儿子、著名作家马塞尔·普鲁斯特而为人所知。

"神经衰弱"这个词到底涵盖了什么？这么说吧，它涵盖了一切。正如比尔德所说："如果一个病人抱怨自己全身哪儿都不舒服：病人的一切身体功能都有所减弱，食欲不振，背部和脊柱持续无力，有短暂发作的神经痛，有癔症、失眠、疑病症，对常规体力劳动缺乏兴趣，有急性发作的严重头疼和其他类似症状，与此同时，这个病人没有出现任何贫血迹象，也没有得了其他器质性疾病的证据，那么，我们有理由认为……我们面对的其实是一个典型的神经衰弱症案例。"[62]完全不同的病症词汇全都汇集到了同一个名称下。在比尔德看来，这些症状都源于神经系统和脑脊椎反射弧被反复施加了过多的压力。事实上，那个年代在诊断方面并不严谨，神经衰弱症、歇斯底里症、疑病症和忧郁症会很轻率地被混为一谈[63]。在精神病学家和神经病学家那里尚且如此，在没有受过专业训练的普通人那里，更是混用得厉害。

比尔德的书之所以能够大获成功，神经衰弱之所以能够大行其道，并非因为存在某种对其特别有效的药物——在那之前也未有过，而是因为当时的人们对疲劳和过度工作的问题十分关注：劳工阶级面对的是体力疲劳，年轻学子、知识从业者、大城市中产阶级和上层阶级则有专属的脑力疲劳。当时，过度劳累被认为是法国人口素质降低的因素之一，而人口素质降低又被认为是法国在 1870 年战争中败退的原因。自 19 世纪 80 年代以来，很多医学著作都将过度疲劳作为研究对象。这些研究的目的在于测量疲劳，检测过劳的阈值。疲劳是 19 世纪末法国社会主要担忧的问题之一：它被认为会导致种族退化。由于造成疲劳的原因是社会的，而不是不可避免的遗传结果，所以这种看法也为社会行动开辟了道路[64]。

埃米尔·涂尔干在谈到这些"被统称为神经衰弱的各种失常"时说："它会变得越来越普遍。"[65]为什么呢？发表于 19 世纪末和 20 世纪初的无数文献给出了解释，学者们认为世界已经改变：现在，空间迁移（火车）和社会迁移的发生概率上升，财富和奢侈品更加普遍（19 世纪末出现了百货公司），群众在政治中有了新角色，宗教衰落，酒精成为现代生活的毒药，探讨人类灵魂最黑暗面的文学出现（"它向读者展示了病态案例、性变态者的心理、革命问题"[66]）等等。大城市的生活"越来越精致，也越来越激动人心"[67]，它刺激了资产阶级和中产阶级的感官享受，带来了新的审美。简而言之，当时的情况是，对现代性的批判和疾病诊断方法的变化交织到了一起，难以厘清。

在 19 世纪末的文化氛围里，大量作品都将注意力放到了重新调整自我上。[68]这些作品显示出当时的艺术家在展示个人困境上是如何煞费苦心的：渴望走自己的路，渴望挣脱传统，不想再处处效仿自然，这些激发了人对自我身份的怀疑，让人焦虑不安。这些要素给资产阶级和中产阶级提供了理解自我和世界的新模式。神经使这些东西开始出现在文化和医学中：神经描绘的是人的新姿态，它既是强调本能的，也是带来反思的。1891 年，赫尔曼·巴赫尔（Herman Bahr）说，“一种新生命以庄严的姿态进入精神的内部空间”，他推崇“神经的神秘主义”。[69] 1902 年，威利·赫尔帕奇（Willy Hellpach）在著作《神经质和文化》（*Nervosité et culture*）一书中，将 19 世纪以来神经衰弱概念的成功归功于打破传统：“在我看来，这不仅仅是一个巧合，因为在这个时期前后，我们见证了整个现代主义运动的剧烈崛起——这个概念并非简单地出现，而是胜利地入场。它一旦启动，现代时期对现代本身就成熟了。”[70]

莱昂·宾斯万格（Léon Binswanger）在 1896 年说：“这种疾病与现代生活之间的密切联系，人们对金钱和财产的无节制追求，技术领域的巨大进步，让一切对时空流动造成障碍的东西都成了幻影。”克拉夫特-埃宾（Krafft-Ebing）在 1895 年说，“文明国家”在过去十年中发生的这些转变“对职业、公民地位和财产的影响十分显著，但这些都是以损害神经系统为代价的。后者为了满足日益增长的社会和经济要求，加倍消耗着能量，却无法补足这些消耗”。威廉·埃尔布（Wilhelm Erb）呼吁为生活而斗争，抵抗奢侈：“个人因生产力要求而承担的生存斗争明显严酷；对此，个人只能施展他的全部智力和精力。与此同时，个人的需求也在增加，个人在生活享受方面的要求在各行各业都有提高。一种前所未有的奢侈已经影响到了民众阶层，这是他们在过去从未面对过的局面。”[71] 正是在这样的社会背景下，神经衰弱开始迅速蔓延，一位精神科医生在 1904 年写道:“它就像瘟疫一样蔓延。人人都在谈论‘神经衰弱’,它成了一种时髦的疾病。”[72]

现在,我们可以理解为什么皮埃尔·雅内会在 1932 年说“所有人都是神经衰弱的”。他还说:“而且人们以此为荣。”为什么会这样? 雅内解释说,神经衰弱是“神经的弱化,是神经功能变得衰弱”。雅内善意地补充说:“尽管说了半天好像什么都没说,但神经问题仍然比我们想象的更有趣……因为神经不是被破坏了,它们只是被削弱了。因此,用神经来看问题比我们原本以为的更具科学性,它是用功能障碍来解释疾病的起点。”[73]功能障碍可以是由社会原因引起的,也可以是因机体病变造成了缺陷:这个概念为社会生活可以使人患病的观点开辟了道路。

涂尔干曾描述过这种痛苦:“神经衰弱症患者因性情(tempérament)注定要受苦。事实上,众所周知,一般而言,痛苦是神经系统遭受过度震荡导致的;过于强烈的震动往往带来痛楚。……对神经病患者来说,任何感觉都是造成不舒服的原因,任何运动都是疲劳;他的神经对刺激已经极度敏感,哪怕最轻的接触也会触动它。”[74]就像雅内所说,神经系统的震颤、精神力的枯竭是障碍发生的特征,这就是神经衰弱症。而且,功能障碍的概念还重新审视了自愿行为和非自愿行为的划分。懒惰不再是“意志生病”的原因,真正的原因在于疲劳:疲劳才是在医学上理解精神衰弱的关键。科学心理学与倾向于唯物主义的内省决裂了,在法国,这种决裂以里博的研究为基础,“就像对待现实一样,给予虚幻以真实地位”[75]。

那么,这些社会原因是如何作用于神经系统的? 当时人们没有给出清晰答案。功能障碍的概念不具备任何坚实的理论基础:

生理学和神经学的研究都不足以支撑研究者在大脑、精神和社会之间建立密切联系。因此,很难依照一个精确标准来区分哪些属于内源性,哪些属于外源性。对此,夏尔科提供了一个标准。与当时的普遍观点相反,他认为神经衰弱对劳工阶级和对知识从业者的影响一样大。原因很简单,因为它对谁而言都是由一系列心理**创伤**造成的。于是,我们又重新回到了反射的解释思路上。

反射:从铁路到自我暗示

反射的概念首先在牛顿物理学里确立了地位。[76]这个词在19世纪初出现在医学中,并且保留了物理学里"作用/反应"的意思,这是因为当时的人们还没有完全理解动作引发反应的生理机制。不过,在当时,反应已经被看成为生命体所特有,它被认为是生命抵抗危害它的东西的一种形式。19世纪末,这个概念已经如此广泛地被接受,以至于伯恩海姆(Bernheim,催眠术在法国的推动者之一)在1874年写道:"这个词已经没法真正被定义,它不再具有准确含义。"[77]尽管它没有准确含义,却造成了一个决定性结果:它让精神疾病与社会因素紧密相连——创伤开始被心理学化。[78]

如果对精神创伤的概念进行溯源,我们可以从火车事故开始:因为火车在19世纪是现代的象征,所以火车事故与其他事故不同。火车是"人类的野兽",在物质生活和精神生活方面为人们提供了巨大的想象空间。"火车将关于事故的意象锁定在了现代上。"[79]事实上,火车事故是人类历史上第一次不是由自然(或战争)而是由技术和工业而造成的灾难。除此之外,火车事故还涉及在意外伤害补偿中出现的保障和责任问题。除了破碎的身体,受害者们还出现了一些新症状:一些受害者抱怨头疼,陷入悲伤,身体部分瘫痪,出现了失忆。但这些症状都不是躯体本身的伤害造成的。一位伦敦的医生在 1866 年出版的相关著作(也是最早的相关著作之一)中发明了"铁路型脊柱"(railway spine)一词,用来指代这些引发颅内疼痛的"脊柱冲击"。同一时期,另一位伦敦的医生将这些症状与歇斯底里症做了对比,并指出这两种病都不是疯病,它们都源于精神方面的问题。

夏尔科在 19 世纪 70 年代在歇斯底里领域取得了主导地位。在他的病人中,有一些被他诊断为歇斯底里症。他认为,如果歇斯底里症是一种遗传疾病,那么它的发作有可能源于事故造成的创伤,也有可能源于摄入了有毒物质或酒精。此外,他还认为,女性歇斯底里症是由情绪造成的,男性的歇斯底里症才是由事故或毒物引发的。我们知道,夏尔科是促进现代歇斯底里症定义形成的关键人物:他在研究了在事故中遭受惊吓的病人后指出,这些人身上出现了明显的神经系统症状,这些症状其实是由歇斯底里症转化而来的。因此,不存在任何病变。那么,是什么机制导致了这些症状的产生呢?夏尔科通过将这些症状与"催眠状态下由暗示产生的瘫痪"进行比较后,得出结论:"它们属于创伤性暗示现象,是暗示诱发了心理和精神的瘫痪。"[80]那时候,能供夏尔科使用的是反射的广义概念——这个概念在当时被用在很多场合。失忆、莫名其妙的狂喜或某部分肢体的瘫痪都被认为是主体在面对冲击时(以病态的方式)采取了自我催眠,通过自我暗示的方式产生了躯体的条件反射。就这样,催眠和反射两大概念相结合,形成了现代神经症的概念:神经症是一种没有解剖学基础的精神疾病。尽管它没有解剖学基础,却并非空穴来风。

神经症概念的诞生发生在精神失常被分解成几个精神疾病

类别的大背景下。最开始，皮内尔（Pinel）提出的是一个疯癫的统一概念，它包含了一系列综合征。到了19世纪中叶，这些症状发生了重新组合，生成了一些新病名。这并非精神病学本身的发展所致，而是占统治地位的解剖学-临床学概念正在医学里迅速崛起：解剖学-临床学的概念要求医学使用更精确的词语，“努力鉴别，从一些可以细分的综合征中发现新的疾病”[81]（比如，人们发现了躁狂与忧郁之间的联系、双重形式的疯癫或间歇性疯癫，这些概念在未来会使“躁狂-抑郁性精神病”诞生）。创造和变换词汇的确能够带来进步：从诊断角度来看，疾病得到了更好的区分，它让与精神失常有关的疾病更能被医学接受，增加了它们在医学上的可信度。然而，局限在于，依然存在一个亟须解决的问题：这些疾病中的大多数都是慢性的。

话虽如此，但历史发展到此时，不仅有了关于神经症的病因学，而且还在精神失常的历史上第一次出现了有效疗法：催眠。反射的概念使衰弱的解释范式开始让位于一个新概念——人格障碍（hypnose）。在人格障碍中，心灵既是原因，也是精神活动之地，同时还是治疗的目标。新的概念蕴含着定义人的内在和外在的新标准。在这方面，出现了两份遗产和两个遗产继承人：一个是皮埃尔·雅内，另一个是西格蒙德·弗洛伊德。[82]

雅内和弗洛伊德：缺陷还是内疚？

如果说一般而言，雅内（1859—1947）远远没有弗洛伊德有名气，那么就我们正在讨论的主题而言，他的思想遗产应该算比弗洛伊德还重要许多：因为他提出的疾病模型是追溯抑郁症历史的那根红线。

雅内和弗洛伊德都指出，在没有发现精神障碍的器质性原因的情况下，心灵也不是原因。他们从医学和社会角度对这种情况提出了更加积极的理解。那就是“神经症”，这个词在传统上被当作一个“方便的抽屉”，盛放着所有无法从生理学上得到解释的疾病。它从侧面涉及了心灵。雅内在1909年出版的一本概述神经症的书中写道：“对心灵的干预……不再因为缺乏解剖意义上的病变就只能消极应对或完全忽略。现在的干预也可以是正面的、现实的且对症的。”[83]

雅内和弗洛伊德之间的最大区别在于他们对极度焦虑的认识：对弗洛伊德而言，极度焦虑与内疚紧密相连；对雅内而言，它更多是抑郁导致的。[84]而且，在弗洛伊德看来，“内疚”是“文明发展的基本问题”[85]。而雅内本身是一名受过训练的哲学家，他因为对心理学感兴趣才成为一名医生，他从没有提出过任何关于人的概念。

抑郁与病人人格的两重性

在雅内看来，神经症是一种功能性疾病，而非器质性疾病。更确切地说，它是功能的高级部分出现了问题[86]，是“它们在适应当下环境的方面”[87]出现了问题。“大多数神经症患者都是抑郁的、极端疲惫的，或者说他们从患病之初就已经如此：他们的精神失常源于这种抑郁。”[88]在雅内看来，抑郁和与之对应的极端疲惫体现的都是人格障碍问题（即歇斯底里）和被他形容为“精神衰弱性”（psychasthéniques）的意志障碍问题。

他的歇斯底里理论打破了夏尔科的概念。他认为,相对于“精神症状”(symptômes moraux),歇斯底里在身体上的呈现是次要的。“其主要问题在于心理综合能力的削弱、意识领域的萎缩……歇斯底里症是精神解体的一种形式,它的特征是人格趋向于持续且完全的分裂。”[89]意识领域的萎缩导致了这种分裂。歇斯底里症是一种人格疾病,功能不再能够共同作用于个人意识。这就是著名的“意识裂缝说”:两个人格从某种意义上说就是互不认识的两个人。歇斯底里症患者不会记得自己的另一个人格。

关于神经衰弱症,雅内写道:“这些内心深处出现障碍的病人同时也是强迫症患者、恐惧症患者、躁狂症患者,他们会偏执地无故生疑,我冒昧地用一个与神经衰弱几乎相同的新词来概括所有这些障碍,这个词就是精神衰弱(psychasthénie)……因为这里衰弱的不是神经,而是精神。它已经不再属于医学或生理学领域了。”[90]雅内将功能障碍性疯癫中的虚弱现象(phénomène d'asthénie)挑出来进行单独思考,虚弱现象是他从莫雷尔(Morel)提出的“情感性谵妄”(délire émotif,其中的“情感”与理智相对)(1866年)里发展出的概念。这样分析之后,他发现了一种特殊的情绪状态,同时也是精神衰弱的症状之一:强迫症。这个疾病的特点在于患者总是犹豫不决,总是无端怀疑。它是现实功能发生了障碍。强迫症会“因为精神分裂和心理张力陡然跌落”[91]而病态疲劳。

雅内的精神能量概念是静态的:他将一个人拥有的能量总数称为“心理力量”(force psychologique),并将使用这些力量的能力称为“心理应力”(tension psychologique),疲劳在后者那里具有核心意义。在精神衰弱的情形中,“精神合成态”(synthèse psychique)面临失调,病人被卷入各种自动症(automatisme)中。正是**精神的匮乏**(insuffisance psychique)导致了精神无法合成。

无论是通过催眠还是其他心理手段,治疗的目标都在于增强心理力量和心理应力,以做到“经济地管理精神力(force de l’esprit)”[92]。比如说,催眠可以直接作用于潜意识,治疗被削弱的人格,让它修复人格,使其恢复行动:治疗能够终止病态疲劳。这就是雅内在他的著作《心理治疗》(*Médications psychologiques*)中谈到的治愈,他总结说:“很可能在未来的某一天,人们能够像管理商业公司那样,也为精神建立一个资产负债表和预算表。到了那时候,精神科医生就能更好地利用有限资源,在避免浪费的情况下,对需要处理的点进行精确治疗。医生能将工作做得更好:他能教会病人如何增加自己的精神资源,丰富心灵。”[93]

雅内眼中的医患关系是医生主动、病人被动:医生是心灵的工程师,能够修理病人被损坏了的精神引擎。而病人只是病人而已。因此,治疗相当于对病人进行“精神消杀”[94]。这种“治疗技巧在于给出让人宽心的信息——尽管这些信息本身有可能并不真实。……有必要让(主体)回到他经历事件时的那个精神状态,并告诉他一个另行编排的事件版本,这个版本会消除原版中那些对他有害且不堪忍受的东西”[95]。催眠是直截了当地引导意识:它声称能够删除有关事件的记忆中引发疾病的片段。现在,我们思考一下雅内的观点:疾病或许真的就是一种人格障碍,但催眠疗法针对的不是患病的主体——病人,而是在修复精神的失败之处。也就是说,它针对的是导致病人因无法承载而生病的那个真相——尽管这个真相对主体而言是真实的。尽管雅内是一个心理治疗师，但他采用的治疗方法却是动物性的：为了让因精神消耗而精疲力竭的病人恢复行动力，他在病人的精神中消杀一切可能造成损害的东西，让病人在某种程度上忘记自己的历史。雅内式的催眠是一种遗忘的技术。他的疾病模式是**匮乏论的**（déficitaire），他的治疗模式是**修复性的**（réparateur）。

压抑与主体人格的冲突

对弗洛伊德和布雷尔（Breuer）来说，歇斯底里症患者遭受的并非人格分裂，而是在回忆再现方面出现了问题[96]。病人的痛苦源自他的婴儿时期。因此，在寻找病因时，应多考虑“有余之处，而非不足之处。那些患上歇斯底里症的青少年在患病前通常都充满活力、天赋卓越，且对知识性的东西非常感兴趣。他们的意志力通常十分出色”[97]。在弗洛伊德那里，压抑的冲突取代了意识分割和人格分裂的位置。正是依赖冲突的概念，弗洛伊德才建立了自己的疾病模型。为了说明这点，让我们再次回到神经衰弱症。

弗洛伊德提出了一个论点，他反对将神经衰弱症完全归结为社会压力或劳累过度。他在 1898 年写道：“没有人会仅仅因为工作或紧张就变得神经兮兮。”[98]对他而言，神经症的病因也不像其他神经学家或精神病学家设想的那样在于出现了新的放纵机会，因为“我们的文明本就建立在对冲动的压抑上”[99]。接着，弗洛伊德介绍了两个类型的神经症。第一种被他称作“中毒型神经症”，其症状“与摄入过度或缺乏某些神经毒素完全一样。这类神经症很经常地被归入神经衰弱症的范畴，它可能与遗传病完全无关，比如可以是由性生活的某些有害影响而造成的”[100]。第二种是防御型精神神经症，“遗传对它的影响更大，它的病因也没那么清楚。不过，如果采用精神分析这种特殊分析方法，我们就会发现，这些失常症状（歇斯底里症、强迫性神经症）都是由**心理因素**引起的[粗体是弗洛伊德为了强调而加]，它们取决于被压抑的表征复合体的活动”。这段话里出现了一个概念上的基本转换：论题从遗传转换成了体现心理因素的亲子关系。这个转换至关重要，因为心理因素与外部因素被区分开来：弗洛伊德的一个伟大贡献就在于他展示了精神的内源性。还有一点也体现了这种转换的重要性：通过将精神神经症与其他神经症区分开来，弗洛伊德发明了“精神神经症”这种由冲突造成的疾病。

让·斯塔罗宾斯基（Jean Starobinski）分别描述了内和外的情况：“当创伤从‘外部’冲击主体的时候，精神宣泄从‘内部’开始……所以，‘创伤—宣泄’构成了一对相互对称、彼此相对但又相互关联的概念。”[101]具有外源性动机的神经症属于“外在—创伤”的范畴。而属于“内在—宣泄”范畴的神经症就是被弗洛伊德称为“防御型精神神经症”的疾病。之所以称它为“精神神经症”，是因为它产生于对无意识的压抑，这种压抑又源自亲子关系中的内在精神冲突。之所以称它为“防御型”，是因为这种压抑导致的症状（失忆、瘫痪等）能使病人免受内在精神冲突所导致的焦虑和内疚，所以得病的真正原因是焦虑和内疚，而非疲劳。

弗洛伊德的治愈概念如下：“诚然，比起接受命运，让我为您去除病痛会更困难一些。但是您可以这么说服自己：一旦治疗成功，您就能将歇斯底里带来的巨大痛苦转化为普通程度的不快乐。由于那个时候，您的精神已经重获健康，您会更有能力与这些不快乐做斗争。”[102]治愈并非回到得病前的状态（即不是通过补足缺失来修复失败之处),而是精神分析师讲的“重塑”(remaniement),即让一个人在面对自己时更容易生存下来:治疗不是为了拔除内在痛苦的源头——这是不可能的事,也不是为了让病人恢复到患病前的状态。治疗是去重新组合,更确切地说,是“在病人那里达成让健康和疾病最终得以共存的妥协”[103]。新的病人类型出场了,这一次,病人是被作为**患病主体**(sujet de la maladie)受到关注。

神经症的主体,做自己的焦虑

上述可见,雅内将精神的自动机制看作匮乏——因为它是有缺陷的,我们可以称它为“非我思”(a-cogito)。所以需要对导致精神瘫痪的记忆进行消杀,弥补缺陷,增强精神的力量。而弗洛伊德看见的是“反我思”:人的无意识是有企图的[104],它并不遵循自动反应的模式。事实上,神经症患者身上没有所谓的缺陷,而是存在着无意识的意志,治疗的目的就是让这个意志能够浮到意识层面。弗洛伊德写道:“我需要通过我的心理工作去战胜病人自身带有的一种精神力量(而非弥补短缺),这种力量(围绕记忆)阻碍着病人,让他无法意识到病态表象后面的东西。”[105]弗洛伊德通过无意识的定义,用意图替代了自动反应机制,从而将主体的范围扩大到了人的动物性的最深处。于是我们才可以说:那里存在着一个无意识的主体。这个创新对精神病学的影响直到今天还能被感受到。

弗洛伊德关注患病主体,因为在他眼中,病人既是冲突的作为者,又是因内在冲突而出现症状的病人。疾病的原因在于病人本身,而不是什么耗竭。因此解决问题时需要针对的对象是病人本身，疾病是病人对自己实施了一个（坏的）解决方案而导致的。从定义上说，这个主体具有律法意义，只是他内心的律法不允许他宁静地望向头顶的星空：困住他的铁笼名叫“自我分裂”（division de soi）。对弗洛伊德而言，症状不是一个医学符号，而是一种由压抑导致的记忆痕迹。这意味着必须经由病人的历史才能够理解病况——因为正是病人的历史赋予了这些记忆痕迹意义。[106]病人不是因为自己的自动反应而疲惫，他是在焦虑。由于症状对他而言代价最低，他就用症状来抵御这种焦虑。病人是主体这点还可以从另一个角度加以说明，那就是弗洛伊德提出的著名公式——他将神经质带来的悲惨转化成了一种平庸的不幸：治疗，是让病人从对父母的幼稚幻想中摆脱出来。只要能做到这点，病人就能告别自己的治疗师：他们将有能力自己生活[107]，至少从理论上讲，这是可能的。最终，病人会找到自己的位置，走自己的路。

第一种思路是“冲突—历史—分离”，第二种思路是“匮乏—非历史—修复”，它们都是思考精神病的方式及其对应的治疗思路。时至今日，它们在精神治疗中依然是重要参考。

然而，为什么摆脱内心痛苦是一项不可能完成的任务呢？弗洛伊德数次回答了这个问题：“经验告诉我们，对于大多数人而言，存在一个限度，在这个限度以外，他们的状况就无法满足文明的要求。一切想要超越自身状况去做一个更加高尚的人的人都会陷入神经症：如果他们被允许变得更坏，那么他们就能活得更好。”[108]神经症是一种疾病，即一个医学实体，但它同时也是文明的推动力，即一个道德实体，它是现代人奇特的能量马达，是他们生命力量的高尚之处。布雷尔不也夸赞过歇斯底里症患者身上具有的活力、好奇心和智慧吗？神经症是身体为此付出的代价。因此，它也是一种经验，我们能够从中受益。涂尔干曾用自己的话阐释过这点："毋庸置疑，神经衰弱者几乎不可避免地遭受着痛苦。……（然而）这类人却因为自身的优秀，能够成为**进步的工具**。恰恰因为他们抗拒着传统，想要摆脱习惯的枷锁，他们才能成为孕育新奇事物的土壤。……他们的神经衰弱问题最严重之时，也是他们最有理由存在的时刻。"[109]涂尔干眼中的神经衰弱症和弗洛伊德眼中的神经症都既是文明的失败，又是文明的条件。而对雅内而言，神经症是一种病态行为的失败，其原因是"心理消沉削弱了精神活动的力量和张力"[110]。

弗洛伊德没有发明无意识[111]，也没有发明神经症，他只是发现了这个疾病的主体。

雅内和弗洛伊德有关精神病人的争论与痛苦的性质问题毫无关系。他们的分歧是在诊断、病因学和治疗等方面。只是弗洛伊德的确成功提供了一个完美的主体形象，因为他成功融合了19世纪生理学和神经学教科书里的内容，认为人是由冲动、本能和道德构成的哺乳动物。个人"通过内在法庭（超我）"来监督自己，超我就像"被征服的城市里的驻军"[112]，监督着城市。这个比喻很贴切，因为它几乎没涉及痛苦问题。法国的精神分析学家们也借题发挥：从在1913年写出了第一本论述弗洛伊德的专著的安吉洛·赫斯纳（Angelo Hesnard，1886—1969）到雅克·拉康，都是如此。拉康认为神经症是一种由内疚引起的疾病[113]，正如弗洛伊德所说，"它是人在面对外部权威时恐惧的最直接表达"[114]。拉康通过"阉割焦虑"的概念将内疚捧到了理论体系的顶端。人为了从婴儿期走出来，成为成年人，除了面对禁忌，别无选择。人需要经受这样的考验，才能区分想象中的父亲（孩童以为父亲是全能的，实际上并非如此）和化身戒律的父亲。成为一个成年人相当于承担**做自己的焦虑**，这是主体自由的固有要求。所以，19 世纪末遗留给我们的这个主体是动物性和内疚的结合体。

在雅内和弗洛伊德身上，我们看到了动物性和人性之间的张力，这点并未涉及心理治疗和药物治疗之争。正如我们刚刚看到的那样，正是这种张力在心理治疗里发挥着作用。药物治疗的情况也一样，我们将在下面的论述中看到这点。人格的功能障碍处于两条力量线之间。一条线是外源性的，即外部冲击造成的内部反应，它会给人带来损害，必须通过心理疗法和药物疗法进行修复：治疗是**一种修复术**——此处，我们处在封闭的疾病逻辑中，即处于真正的医学逻辑中。另一条线是精神性的，发现自我分裂是进入自我的关键，所以，治疗是**一种分离术**——此处，我们处在一个开放的疾病逻辑中。在修复逻辑中，我们在疾病里学习不到任何东西，因为疾病里既不存在主体，也不存在经验。它只是一种影响到病人的损害——无论病因是休克还是病变，抑或根据今天生物精神病学的说法是源自神经化学物质传输的困难，它都是损害本身。在分离逻辑中，思考忧郁症的思路被重新采用，所以解药就在病痛里。斯塔罗宾斯基写道："在抹除当下病痛的同时，解决之道也会跟着被抹除。生命的能量即将接近枯竭。这种安宁、平和与表面的治愈是在宣布死亡。"[115]

"二战"后，抑郁症的概念之路与忧郁症概念开始明确脱钩。而这种转变是在上述两个理论分支下同时发生的，而且两条路都面临着同样的沉重负担：一种理论说我因逾越禁忌而产生**焦虑**，说我因陷入内疚而陷入冲突，从而得病；另一种理论说我太**疲惫**，我觉得精疲力竭,我变得空虚,丧失了行动力,这是一种关于责任的疾病,一种匮乏导致的疾病。

两个理论版本都预示着新时代的个人已经出现:这个个人显然不再是18世纪的完整主体,也不是19世纪的分裂主体,它是被解放的个人。解放让人紧张,解放导致沮丧。做自己的疲惫后面隐藏的是做自己的焦虑。

19世纪初,人们对精神失常的关注主要集中在(失去)理智上;19世纪30年代,人们开始相信有可能存在不带有妄想的非自愿行为,同时开始看到精神失常者的痛苦。到了20世纪末,精神病学已经完全围绕痛苦实现了重组:抑郁症概念的诞生是这次重组的重要成果。起初,人们关注的重点在于疯癫的表征问题(是否存在妄想),今天,人们关注的重点在于抑郁症的(痛苦)情感问题。盘桓在这两个发展阶段之间的是19世纪到20世纪之交这个时期里影响巨大的神经文化:如何抵制疲劳(疲劳或是源自现代生活,或是因为情绪能量不足)?如何克服内疚(内疚能够追溯到人的内在存在,也铭刻在了主体为了摆脱疲劳而经历的亲子关系历史之中)?透过对精神进行生物学化、心理学化和社会学化这三重努力,神经症在广大人群中创造出了自己的语言、用途和习惯,使人们能够界定且表达自己的忧虑。过去的疯病概念或人的失常都无法做到让人言说这种忧虑。但是,一切能说出口的,才是我们赖以存在的。换句话说,这些疾病从此变成了正常人也会得的病症。如果说19世纪末"身份认同的慢性危机"[116]已经开始,那么,当时只对资产阶级是如此。民众阶层需要等到20世纪下半叶,随着抑郁症概念在社会上的普及,才会进入这场危机中。当“禁止”的概念被看成支配工具时，抑郁症才会勾勒出“正常”的悲剧前景。正如德杰琳（Déjerine）在描绘神经症时所说的那样，抑郁症将成为“一个十字路口，一切疾病都有可能从那里蹦出来”[117]。

第二章

电击：技术、情绪和抑郁

雅内在 1932 年写道："我们一定在身边遇到过很多状态达不到正常水平的虚弱的人，但我们或多或少都将他们当作正常人对待了。"雅内说这段话，是为了指出当时的社会和医学没有给予这些看起来正常的非正常人足够的关注。他补充说："如果我的判断是正确的，对衰弱的分析以及为其寻求解决之道，将在未来变得十分重要。"[1]六年后，弗洛伊德提到了化学药物，他在遗著里写道："在未来，人们很可能会做到在某些化学物质的帮助下，直接改变能量的数量，干涉它们在精神装置上的分布。或许我们能发现目前尚不可知的其他治疗方法。至少就现在而言，我们只有精神分析技术可用，这就是为什么尽管它有那么多的局限，我们还是不该轻视它。"[2]

弗洛伊德就这些物质的作用方式，简略地提出了一些假说：如同心理疗法一样，它们会在"精神装置"中重新分配能量，自我因此得以更加自由地运作。冲突对神经症患者而言代价高昂，对他的能量有负面作用。既然能量问题可以用（有待填补的）匮乏或者（有待解决的）精神冲突来解释，更加偏向哪种模式会让我们赋予药物的意义有所不同，我们也会因此在药物的治疗作用方面持不同看法。在匮乏论视角下，精神病学家会认为药物治疗对所有病理表现广泛有效。在冲突论视角下，药物会被认为只在特定条件下对定义明确的病症起作用。自第一次世界大战后生物治疗法问世以来，药物的针对性问题就一直是最重要的讨论焦点。这些争论会一直持续到百忧解问世。

上述治疗方法都以持久改善精神疾病的情感面为目的：情感综合征能够，也的确在相当多的病例中消失了。解释这些改善及它们的局限，进而重新思考现行的临床类别且对其做出修改，甚至指望有朝一日能够治愈精神疾病，这就是摆在我们面前的艰巨任务。正如塞格拉斯设想的那样，旧有的精神痛苦及忧郁症的全面无力感，最终激发了人们对**情绪**概念的强烈反思：这种反思首先发生在精神病领域，然后是神经症领域。在19世纪中叶，格里辛格用“自我感受和情绪感觉”[3]等词来表达心理学上的情感。而弗洛伊德则多次使用“自我感受”（sentiment du Moi）来表达，尽管当时的他还不知道自己会在1926年明确解释“什么是情感（affect）”[4]。

无论我们是以精神分析为参考还是奉行器性论，情感始终被看成比理性更加肉体化、更加动物性的东西。它在物种史中的历史更加久远，在各种可能的意义层面都更加属于无意识，它是人类的低级功能，是人类与其他哺乳动物共有的功能。情感综合征在大部分精神疾病中都有体现，无论是在防御型神经症中还是在精神分裂症中都有。

精神病学家很快就会将这些有关情感的症状统一命名为“情绪障碍”（trouble de l’humeur）。从生物学角度看，情绪障碍是可以医治的。那么，它是否能够成为拥有像神经症那样地位的疾病种类呢?如何看待情绪是精神病学思考的关键。为了澄清技术在新疾病的分类和定义过程中发挥的重要作用,我将讨论围绕电击而产生的关于病因学、诊断学和治疗法的争议。

电击是由乌戈·塞莱蒂和他的助手卢西奥·比尼(Lucio Bini)在1938年发明的。在描绘抑郁状态的最初讨论中,电击起到了催化剂般的作用。比如,在1954年举办的一次讨论抑郁状态的研讨会上,一位发言者说:"如果说所有精神病学家需要感谢弗洛伊德的是他让我们能够分析病人的人格,那么大家也不能忘记塞莱蒂,病人们的快速康复几乎都要归功于他。"[5] 塞莱蒂出现在弗洛伊德和雅内之间的那个时期,他开创了一个技术阶段,书写的是弥合负疚之人和匮乏之人两种模型的历史。当时,人们诠释病人主体时借助了诊断问题:抑郁综合征与哪些隐藏病理相连?回答这个问题意味着要将注意力转移到病因学和发病机制上,关注疾病的原因和机制。

从两次世界大战战间期末期到20世纪50年代初,"抑郁状态"被认为有两大特点。它的第一个特点与城市医学对精神痛苦的认识有关:当时,尽管很多对痛苦的叙述被明确记录,却无一被普通科医生纳入诊断考量——至少精神病学家是这么认为的。它的第二个特点属于精神病学领域:关键在于弄清楚情感在非忧郁性的抑郁状态中所起到的作用和占据的地位。这个问题的答案关系到治疗策略的选择:抑郁状态是否都能用电击治疗?这是当时的焦点论题。分析这个问题的关键在于考察**情感疾病的主体**本身具有的异质性。

普通医学：想象的疾病、无力治疗

现在，这个在过去被戏剧化地看作魔鬼附身的疾病已经与教士或妇科医生无关了，它们属于神经学家和精神病专家的领域。神经倦怠问题的浮现——无论是无声还是哀鸣，都有助于让意志缺乏、懒惰和不顺从的问题走出道德和哲学的领域。一个巨大的关于人类痛苦的领域，正在通过意识的去中心化和定义神经症的自我的碎片化变得清晰可见。

然而，在 20 世纪的前二十年里，神经衰弱症不再仅仅局限于文人、知识工作者和新闻人士——歇斯底里症也是如此。[6]那些发表于两次世界大战战间期和 20 世纪 40 年代的文献，尽管语焉不详，但都提到，普通科医生的诊室里存在着数目可观的、没有妄想症状的精神障碍患者。一位精神病学家在 1938 年写道："抑郁状态在普通医学实践里经常出现，在专业的精神病学实践里也是如此。"[7]绝大多数情况下，医生听到的都是病人的呻吟和抱怨，里面藏着偏执、怀疑和疲惫。当疲惫是由过度疲劳导致的，医生会用神经症的术语去解释。[8]当疲惫是由偏执导致的，医生会更加关注体质层面的虚弱，即体质造成的抑郁。按照神经学研究的说法，类似的主诉在普通医学里相当之多。不过，似乎这些抱怨并没有真正得到普通科医生们的重视，原因有三。

这些人真的生病了吗？

医生们遇到的第一个问题是很难辨别这些人得的是什么病，

从两个角度而言都是如此:一是医生很难下诊断,二是医生很难做到将抱怨全都看作真实的。之所以对这些抱怨的诊断十分复杂,是因为它们“涉及的不是具有明确发病机制、清楚症状定义和严格演变过程的疾病,后面的病有点太过于理论了”。病人们被自己的怀疑和偏执弄得疲惫不堪,他们觉得自己必须“完成一系列的工作……但在斗争和努力中却得不到喘息”[9]。这些病人没有发狂,医生们倾向于认为他们“在胡思乱想”,甚至认为他们有点过于以自我为中心了。如果说耐心倾听他们实属必要,那么有时候去将他们摇醒,也未尝不可。在歇斯底里症患者、梦游症患者、双重人格者、失忆症患者以及其他痉挛症患者里,有多少人的病是想象出来的,甚至是装出来的?精神病学的文献和教材都在试图说服普通科医生们相信这些精神类功能障碍是事实,但是,当摆在医生面前的仅仅是没有器质性病理做基础的一堆抱怨时,他们又能做什么呢?尤其在当时,社会还没有建立心理学方面的普遍文化,还没有完全承认不存在明确行为失常或精神失常的那些病。这种情况下,精神病学当然不厌其烦地强调:“神经衰弱者声称的一切都是真诚且真实的。”[10]然而,普通科医生们需要病变或病原体才能确信一种疾病的存在。

让我们打开保罗·萨维神父(Pr Paul Savy)于1948年出版的《临床治疗法》(*Traité de thérapeutique clinique*)一书。这本书是针对普通科医生写的,它是给不属于精神病学领域的人的指南。萨维在介绍脑部疾病的章节里,用乐观主义的口吻热情地写道:“精神的东西已经物质化了。”[11]但他的文字似乎并没有改善普通科医生对心理类病理学问题的看法。相反,他指出“精神疾病出现的频率极高,但诊断它们有困难”[12]。医生们必须将这些“状态”与精神病区分开来，因为它们只是功能障碍。在这些障碍中，精神系统的耗竭问题显然占主导地位，这些病人的推理能力和判断力都很完整。精神症状会以胃部、心脏、肌肉或生殖方面的症状作为掩护，暗藏其后。理解病人，就不能轻视他的精神痛苦。承认他的精神痛苦是事实，就已经是在帮助他了。[13]另一个帮助他的方式是向病人和他的家人说明他没有得痴呆症，也没有疯掉。

性格即命运

普通科医生碰到的第二种困难与体质概念有关。有些病人本身的性情或性格会让他更没有能力面对生活。“对于那些相信完全无法克服体质因素的人，以及那些认定病态行为和组织学病变之间一定存在固有联系的人而言，想要改变被认为是不可避免的先天倾向的情绪和心理上的不稳定，简直是痴人说梦。”[14]想要对抗本性，该怎么办？没有办法。尽管心理分析为检查脆弱体质且让它们更具力量提供了手段，但能做的事依然很少。医学对自然的顽固程度可谓印象深刻。凡是以体质原因为主的疾病，治愈的希望就很渺茫。医生们之所以很清楚如何诊断焦虑性神经症，是因为持续数分钟的惊恐发作就会让病人永远生活在恐惧中。诊断容易，治疗可就不易了，因为“先天倾向会让疾病部分地不受医学控制，它常与一些偶发原因相连，而偶发部分才是医学最容易发挥作用的地方”[15]。而且，这类疾病的预后也很差：我们知道有的病人会连续几个月都在发病，复发也在预料之中，这些病有时还会以慢性病的形式在病人的一生中都持续着。[16]精神病学家无法向普通科医生提供工具，让他们应对关于这类疾病的抱怨。

随意的药物和疗法

第三个困难来自药物。在20世纪30年代的普通医学中，人们在治疗神经症时开出的药物十分随机：矿物疗法，钙化疗法，像茶或咖啡、金鸡纳甚至马钱子碱这样的振奋剂，像巴比妥类药物这样抑制易感的镇静剂，治疗效果引发巨大争议的鸦片制剂，感应电疗法——与电击疗法无关的另一种电疗法，体育锻炼等。医学治疗"不能仅仅局限于开出药物和饮食处方。与衰弱和痉挛一同出现的极端易感性、无力感、强迫倾向、无法务实，这些都需要精神类药物的治疗。治疗体质性抑郁还必须做到有耐心和一直坚持心理治疗"[17]。

十年过去了，精神科的治疗手段依然没什么变化："有的处方是让身心休息，有的是建议多活动，有的是主张平静，有的是给予刺激[18]，这些处方都在用。"温泉疗法起到了效果，特别是当医生会在旁边值班时。鸦片"具有不可否认的镇静作用，但巴比妥类药物更易掌控"。在有躯体表现的情况下，细致的体检"是实施靠谱的心理治疗的基础"[19]。精神病学不厌其烦地强调着理解的态度、有意识的引导和对心理治疗的坚持，因为病人没有失去理智，他那失败的意志是有可能被更加坚定的医生意志取代的："在神经衰弱症的治疗里，药物治疗并非基本，也非必不可少。药物作为心理治疗的辅助手段，在避免多种药物混用的前提下，开一些补药……或镇静剂来平息激动的情绪或改善失眠，还是有用的。"[20]无论从哪个角度看，药物都被认为是更加折中的治疗方案。即便到了精神类药物问世的前夕，药学上，除了在20世纪初发明的巴比妥类药物，一直没什么进展。古老的鸦片依然被推荐使用，人们就它的镇静和滋补特性继续讨论了一个多世纪。[21]

没有任何一种治疗措施取得了令人信服的效果，即具有稳定且可重复的疗效。疾病被治愈，医生们却不知道是因为治疗起效果了，还是因为病程的自然发展[22]。药物在使用上的随意性使得治疗程序无法被标准化。

除了疯癫，精神痛苦整体显得晦暗不明。亨利·艾在1947年指出："在普通医学里……'精神'依然被排斥，被归为表象或虚无。"[23]功能障碍的观点缺乏能够证明其医学真实性的理论基础，体质论和性情论构成了绝对化的观点，药物是否有效完全靠运气，这些病症状繁杂且预后不明：这便是除疯癫外的精神类疾病给普通医学的印象。事实上，在当时的社会环境里，除了疯癫，一切私人生活都属于个人范畴。因此没有任何社会背景去鼓励人们关注普遍可见的轻微的精神失常者。

顺从的身体、可敬的家庭、适度的野心

在20世纪60年代之前，私人生活的失调，包括精神失常在内，只有在危害到公序良俗时，才是公共问题。那时，同性恋被认为是一种社会畸形（在精神病学和精神分析学看来，是一种变态）。自由恋爱和私人生活开放会成为丑闻。例如，维克多·玛格丽特（Victor Margueritte）在1969年出版了《不受管束的姑娘》（*La Garçonne*），内容是一个年轻的资产阶级女性决定自由体验性爱。这本书尽管在商业上相当成功，但在当时是一个大丑闻。米歇尔·莱里斯（Michel Leiris）在1939年写道："自传体小说、隐私日记、回忆录和忏悔录的数目是如此之多……在最近几年掀起

了一股巨大风潮。”[24]关注自己的内心——无论是性行为还是感情类的自我分析，当然不仅出现在了文学里。在资产阶级各阶层普遍流行的日记写作[25]便是其非文学的例子。不过，在那时，这个给予自己关注的人依然被局限在社会责任的框架内，他/她必须遵守禁令。社会机构（家庭、学校、公司）尽管对其成员并未拥有全部权力，但也具有绝对权威：纪律、顺从、服从被要求用来保证社会秩序。身体必须是顺从的[26]，家庭必须是值得尊敬的，野心必须是适度的。在这样的框架里，人要么服从纪律，要么反抗它；要么遵守禁令，要么违反它。如果不隐藏自己，就会成为丑闻。

如果说民众阶层的生活是一种社会命运——工厂或农场是他们唯一的世界，资产阶级的天地则是根据严格规则组织起来的另一种命运。法国在两次世界大战战间期的伟大民族梦想[27]是获得财产：当时的绝大多数法国人都怀揣这个梦想，他们认为法国是产业主的国家。在农民的世界中，小农家庭经济还是主导模式。尽管农民的处境得到了改善，生活水平也有所提高，但他们的生活几乎没什么舒适度可言，居住环境也往往简陋。再说工人，社会向上流动对他们而言并不存在：孤立和被贬低才是他们命运的关键词。在资产阶级的世界，尽管存在更多异质性，但他们都被同一个期待束缚着，所有人都在寻求社会升迁，希望保持或增加自己的财富。资产阶级的家庭模式是将一切权威都归于权力的唯一持有者——家庭里的父亲，这种家庭模式才是整个社会的参照模板。

在这样的社会里，私人生活被责任和命运填满：个人与社会的关系在于保护社会不受个人的过度行为或个人偏差的影响。其目的是将个人控制在严格框架内：个人和社会是对立的。弗洛伊德说，在内部，超我与自我之间对抗着，这种对抗导致了“内疚感”，它表现为“对惩罚的需求”。[28]从外部看，社会机构具有维持秩序和权威的功能，但它们也要保持每个人在权利和义务上的平衡。机构是“让个人聚合以便达成体制自身目的的必要的组织手段。……个人必须服从体制指定的规则，但又同时保有反对体制的权利，以便当机构在与实现其目标无直接关系的地方行使权力时，个人可以使用防卫权利”[29]。个人性只有在对一个“外部存在”负责时才稳固，他不被要求具有适应能力或追求个人发展，也不被要求拥有自己的动机，他只需要去实现一个根据机构目标而设定的社会角色。米歇尔・克罗泽（Michel Crozier）在 20 世纪 60 年代出版的一本书曾引起了轰动。这本书用夸张讽刺的手法描述了这种“官僚主义现象”（phénomène bureaucratique）。不过，反过来想想，这样的规则系统之所以能突然让人感到荒唐可笑，不正是因为当时的法国社会正在从专制主义的独裁中走出来，不也正是因为社会风俗开始经历大变革吗？

当时法国社会的政治文化有几个特点：个人与国家对峙、中间机构软弱无力，以及对公民性概念看法积极。在这样的共和政治文化中，公民是唯一的真实个人，因为他已经（将自己）从对一切私人关系的依赖里剥离了出来。公民属于公共领域，那是一个平等、自由的空间。个人属于私人领域，那是一个等级、依赖的空间。家庭是最能让我们看到私人与公共、家庭与政治如何泾渭分明的社会机构。它“是公民权的对立面，它体现的是并非出自人类自主选择但又不得不作为遗产接受的那部分。由于它与并非属于意志自主性的东西相连，它最终支撑了民主契约的根本意义”[30]。家庭是稳定且顺从之地。

个人被卷入纪律、禁令和严格服从的规矩里，在这样的一般性背景下，社会将私人生活视作私人事务，它属于个人秘密和家庭隐私。资产阶级家庭，比如最伟大的肖像画家之一弗朗索瓦·莫里亚克(François Mauriac)的家庭，是不会让外人看见家庭内部冲突的，精神病或打官司这类事都属于家丑不可外扬。布雷尔认为："对于女人们来说，床笫关系才是许多严重神经症的起因。"[31]那时，当私人生活变成一种痛苦或开始出现非正常行为时，病人最终会在医生的诊室或教士的忏悔室里讲述它。在这样的制度环境和思想背景下，私人生活的失常是无法被视为纯粹疾病的。按照弗洛伊德的说法："神经症患者也是精神患病的人，他们显然已经非常接近精神病人。"[32]但"精神患病"的概念在当时的社会情形下却无法获得意义。

对我们刚才提到的那些病症感兴趣的精神病学家们面临的问题是，如果想要扩大精神病的病理学范围，就需要让其他领域的医学专家承认非疯癫的精神疾病也需要被治疗。从 19 世纪末开始，精神病学里有很大一部分人开始同意正常人和病态者就本质而言并无不同。传统的"疾病"概念开始受到挑战，它正在被更灵活的"综合征"概念取代。[33]

这条通向个人绝对权力、成为"能够承诺且为自己负责的人"的道路在社会上具有一个缓慢的成熟过程。按照尼采的说法，它牵涉"风俗道德和社会束缚"[34]在身体上做的标记。如果想让正常和病态之间的分野成为道德论战的内容，就必须挑战遵守纪律且顺从的个人概念，这样才能让其他规范进入私人生活领域。[35]一方面，由纪律和旧有"允许—禁忌"分界线所维持的规则发生松动，另一方面，“正常—病态”问题向道德层面转移，这两个变化不是分离进行的。无论在社会层面还是在精神病领域，它们都是同时发生的。

在精神病学中，这个过程受到了生物医疗技术领域新发明的影响。首先就是，人们发现了一种旨在治疗精神分裂症的技术，而且事实证明它对忧郁症尤其有效：这个技术就是电击。对于其他抑郁状态，人们还没有就电击的有效性达成共识。不过，抑郁症已经开始了它的化身史。

最终治愈？

在亨利·艾[36]于 1947 年倡议创建一个国际精神病学组织后，第一次世界精神病学大会于 1950 年在巴黎举行。时任圣安妮医院精神病和脑科诊所负责人的让·德莱（1907—1987）代替了 1947 年去世的雅内，在索邦大学的演讲大厅为大会开幕致辞。他说：“如果说治愈一词因带给了人们希望而分量极重，如果我们在用这个词时仍需谨慎，那么，我们也不是完全不能用它。今天的精神病学从根本上以治疗病人为目的，在这点上，它与其他医学完全一样。所以，疯人院才会变成医院。同理，人们在 1900 年的大会上探讨的是‘照护’，而到了现在，在这次 1950 年的大会上，我们讨论的是‘**治疗**’。”[37]这句里面的引号和粗体都是德莱自己所加。

治疗乐观主义的原因

用回溯的眼光看，我们惊讶于德莱在当时表现出的乐观，原因有二。第一，疯人院是不是真的变成了医学意义上的医院，这点值得商榷。事实也的确与他设想的相反。当时，被送到疯人院的基本上是慢性病人、患有老年痴呆症的人、被视为祸害的“多动易怒的人”、被认为有自杀企图的忧郁症患者。1952 年，《精神》(*Esprit*)杂志发表了一篇专题文章，只是题目就足以点出疯人院的概况——“精神病学的凄惨之地”。在作为“民众阶级专属地”[38]的疯人院里，监视病人、避免他们破坏公共秩序的想法才是主导（比如滥用软禁）。精神病学家笔下的疯人院的日常[39]与让·德莱在战后想要塑造的现代精神病院的形象明显不符。

然而，在当时的精神病学圈子里的确洋溢着强调精神病学具有治疗作用、已经现代化的热烈气氛：许多精神病学家都在高谈阔论“精神病学的革命”。行政上，原先由内政部监管的精神收容系统被转交由刚在 20 世纪 20 年代成立的卫生部管理。按照 1937 年的政令，疯人院变成了精神病医院，疯病医生变成了精神病学家，看守人员变成了精神病护理人员。不过，还需要等到二十多年后的 1958 年，“疯子”(aliéné)一词才会正式被“精神病人”(malade mental)[40]替代。所以，让疯子们摆脱偏见是激励当时体制下精神病学家们行动的一大主题。

我们被德莱的乐观所震惊，还有第二个原因。在那场研讨会上发表的专门讨论生物治疗法的文献里，能看见的唯一疗法就是发明于两次世界大战战间期的休克疗法。即将在 1952 年问世的第一种神经抑制剂，在 1950 年的这次会议上显然不可能被提到。神经抑制剂会在后来获得巨大成功，1955 年还在巴黎举行过专门探讨神经抑制剂的国际研讨会。然而，1950 年时，精神病的治疗手段极端贫乏，这点在论述精神病学历史的文献中被反复提到。[41]

治疗手段里最出名的就是电击。但从本质上讲,它是让不幸的人不得不战栗着忍受的野蛮方法,难道不是吗?乌戈·塞莱蒂在1950年的大会上用下面的话结束了自己的演讲:“是的,先生们。使人不再遭受电击之苦,这是我在第一次对人实施电击时就抱有的想法。……我们正在努力,我希望有一天能对你们说:先生们,我们不再需要电击了。”[42]他的希望终会落空:因为直到今天,电击依然是治疗忧郁症最有效的方法。在因为抗药性而让抗抑郁药物的使用受阻的抑郁症中,电击依然是最后的手段。

精神病学所掌握的治疗手段,即便到了今天,也称不上成熟。何况在那个年代,维护公共秩序的想法依然主导着人们的思想,这让医院从本质上仍然是疯人院。那么,是什么让那个年代的德莱能用如此乐观的口气说话呢?他的乐观是否仅仅是他在面对所有学派的精神病学家、神经学家和精神分析学家[43]时,决定采用的一种美好说辞?那时的他毕竟身处聚集了来自49个国家的2000名专家的国际大会,再加上休克疗法也的确被大家看作一场革命。[44]

当时,心理疗法已经让人们可以治疗两种疾病:无力症和歇斯底里症。法国的专家在20世纪初认为,在正常和病态之间还存在许多中间态。对于病情最严重的病人而言,精神病的诊断被简化为确定预后。当时,精神病学还确定了两种疾病的定义:一是躁狂-抑郁性精神病,另一类是精神分裂症[45]或叫精神分裂症候群。

“躁狂-抑郁性精神病”的定义来自著名的德国精神病学家埃米尔·克雷佩林(1856—1926),其特点是躁狂(可以达到丧失理智的谵妄程度)和抑郁交替发作:其最温和的形式基本表现为精神抑制和情绪低落。克雷佩林写道:“特别引人注意的是**行动能力**的显著**减弱**。”[46]行动能力的降低,陷入悲伤和精神痛苦,这是抑郁症的两个主要表现形式。它的急性发作期,严格说来,其实是带有感觉障碍和妄想特征(因内疚而出现的妄想症状)的忧郁症,可以导致自杀。“精神分裂症”是克雷佩林重组早发性痴呆(早发,是因为它开始于病人的青年时期)的症状和定义后提出的新概念。精神分裂症体现为身体运动功能失常,情感功能紊乱,出现了一套制造幻想的思想机制。瑞士精神病学家欧根·布洛伊勒(1857—1939)重点论述了精神分裂症里的精神解离现象,其症状在于思想联结方面出现障碍,产生了所谓的“妄想”。精神分裂一词正是来自这种解离。

不过,从克雷佩林到布洛伊勒,精神病学的进展并非仅仅在于重新定义在认识上本就日益稳定的两个精神病大类。它们的症状之间固然存在关联,在病程上也的确各具特点(克雷佩林),但最重要的还是它们对应的是精神的两大功能,“它们都涉及病人在与之相关的环境现实里的整体存在方式”[47]。精神分裂症意味着病人丧失了情感接触能力,躁狂-抑郁性精神病患者在发病间歇期还是能够与人正常接触的。布洛伊勒认为,由此可以看出,人类生活的基本原则有可能构成了两种病理:躁狂-抑郁性精神病是人在“个人冲力”(élan personnel)方面出现的疾病,缺乏这种求生冲动,人就无法在世界中生存;精神分裂是人在脱离世界方面出现了疾病,没有这种脱离,人格就无法构成。如果两方面能够和谐,就会孕育出“最大程度的平衡,让人认为有权利去追求幸福和快乐”[48]。克雷佩林的杰出贡献在于他将多种多样的精神病归纳为两个大类,布洛伊勒的天才之处是在疾病与正常之间建立起连续性。即便布洛伊勒的这种工作不能解释疾病的原因[49]，也让精神病所属的主体类型变得可以理解。

所以,在针对精神病的第一批生物治疗手段问世的那个时期,精神病患者的主要特征被认为是身份认知的解离和与世界的情感断裂。在克雷佩林看来,这些特征让病人陷入无法治愈的困境;对布洛伊勒来说,它迫使精神科医生将自己的人格融入与病人的情感接触中,这种接触是病人们病情能够得到改善的前提。

休克疗法的重要性在于它开创了精神病的治疗道路。在治疗学历史上,精神病终于在疗法和治愈之间第一次建立了**稳定**关系。休克技术让精神病学得以投靠医学,成为一种现代科学——这就是德莱演讲的言下之意。休克疗法可以以**定期且持久**的方式发挥作用,让疾病能够通过“药理剖析法”(dissection pharmacologique)被定义。生物疗法在精神病分类学里变得基本,在通过寻找病因和疾病机制来为疾病命名方面也变得根本。精神病学从此有了一位可靠的证人:病人对治疗手段的反应是验证诊断是否准确的手段。于是,精神医学进入了药理剖析的时代。

情绪成了关键问题,因为到了此时,休克疗法可以为理解精神病病因提供**实验**基础,这是在精神疾病的躯体面和精神面的错综复杂背后出现的新的历史情况。事实上,休克疗法从治疗学层面确认了 19 世纪的临床结论:情感/心境的病态是一切疯癫的基础,妄想和幻觉只是其结果。因此,理性的错乱、思想的分裂和身份的解体都可以归咎于情绪问题。

情感性疾患的主体

休克最初被用于治疗精神分裂症，它会让病人昏迷或抽搐。根据不同情况，人们试图以此让患者获得宁静或受到刺激。具体方法包括疟疾发热疗法[malariathérapie，朱利叶斯·瓦格纳-饶雷格(Julius Wagner-Jauregg)因此在1927年获得了诺贝尔医学奖]、巴比妥类药物睡眠疗法(麻醉被认为能够使精神分裂症患者从非自主模式中解脱出来)、依靠戊四氮实施的痉挛疗法。然而，对本书最重要的疗法还是电击疗法。它本是用来治疗癫痫的，并在那方面取得了比治疗精神病更显著的成功。由于电击对“抑郁症”的产生发挥了影响，所以对我们的论述很重要。电击在“二战”期间得到了普及，在巴黎以外的地区也开始被广泛使用。[50]

电击技术使人们可以通过实验来检验精神病的发病原理假说。然而，让人昏迷或抽搐的机制是什么？为什么休克可以起到治疗效果？它的性质如何？简言之，到底是什么在被治疗？

三位关键人物：亨利·克劳德、让·德莱和亨利·艾

在法国，这方面的大部分研究是在圣安妮医院的亨利·克劳德(Henri Claude，1869—1945)的主持下进行的。这位神经精神病学家在机构层面上主导了两次世界大战战间期的法国精神病学。[51]作为雅内的朋友，他在20世纪初就因为内分泌方面的研究(肾上腺素对神经系统的作用)而出名。然后又在世界大战期间

因神经学方面的研究闻名[他与让·莱尔米特(Jean Lhermitte)一起展示了植物神经中心在调节新陈代谢和心理方面的作用]。1921年，他当选精神病和脑科诊所的负责人，在圣安妮医院开设了第一家精神病诊所，并要求所有医学生都必须进行精神病学实习。他还与其他人共同负责创立于1906年的《脑》杂志。大多数在战后变得重要的精神病学人物都曾从亨利·克劳德那里受益。比如亨利·艾曾在1931年到1933年间在这个精神病诊所当负责人。他在那里与拉康缔结了友谊。又比如作为社会精神病学的推动者之一的亨利·巴鲁克(Henri Baruk)也与这个诊所有联系。巴鲁克在战间期以精神药理学研究而声名鹊起，并在1962年创立了刊物《图尔·德·莫罗年鉴》(*Les Annales Moreau de Tours*)[52]。20世纪20年代，亨利·克劳德在他的科室里接待了巴黎精神分析协会(Société psychanalytique de Paris)的许多创始人，比如弗洛伊德。当时的弗洛伊德还未出名，他的思想也几乎不被其他医生理解，常常被人以为是"德国版"的雅内。

亨利·艾和让·德莱是继亨利·克劳德之后的新一代精神病学家。他们是"二战"后法国精神病学的两位大师。[53]他们都像克劳德在他自己的时代那样，成了精神病学领域思想交会的人物。

让·德莱是为数不多担任了大学教授职位的精神病学家之一，他靠本职研究就已经获得了国际声誉。他曾是吉兰(Guillant)教授诊所的主管。要知道，吉兰教授是夏尔科的后继者之一，也是第一个为夏尔科写传记的人(夏尔科则在被誉为"神经学家圣地"的萨尔佩特里耶尔工作)。让·德莱曾为爱德华·皮雄(Édouard Pichon)做过一次精神分析(据让·德莱说，那是一次教学分析)。爱德华·皮雄是将精神分析引入法国的人之一,同时也是雅内的女婿。德莱在20世纪30年代末到达圣安妮工作,这家医院"对精神病学的意义就像萨尔佩特里耶尔对神经病学的意义一样"[54]。他在1946年获得了精神病和脑科诊所负责人的职位。圣安妮在19世纪末曾是退化学派(école de la dégénérescence)①的圣地。后来,夏尔科和他学生们在萨尔佩特里耶尔取得了巨大成功,标志着退化学派在20世纪的全面衰落。不过,德莱对电击的诠释在40年代赢得了主流学说地位,他在1952年还进行了第一个神经抑制剂实验,这些都让圣安妮学派恢复了声望。圣安妮的声誉很快就与五十年前的萨尔佩特里耶尔旗鼓相当。法国的所有精神病学派都在这里交会和对抗:保罗·吉罗(Paul Guiraud,法国器学说的代表人物,艾的导师)和乔治·多梅松[Georges Daumézon,法国杂志《精神病学发展》(*L'Évolution psychiatrique*)的主编之一]都曾是这个诊所的负责人。拉康和艾也曾于20世纪50年代在这里举办过研讨会。

亨利·艾(1900—1977)的经历与让·德莱完全不同:他拥有与德莱一样的威望,却没有任何行政权力。他是博内瓦尔医院(Bonneval)的主任医师,没有走向职业学术人的道路,也没有任何职位能提供给他人。但是,他的重要性却是决定性的,原因有三。首先,他的一生都处于精神病学和精神分析学的交锋中。他

① 退化学派:欧洲在19世纪末围绕"退化学说"形成的一个精神病学流派,试图用人的退化来解释精神疾病和犯罪。其代表人物是法国精神病学家贝内迪克特·莫雷尔(Bénédict Morel),他认为如果父母沉溺于酒精、烟草或鸦片等物品,就会永久地破坏遗传基因,让孩子得诸如肺结核等无法治愈的疾病。同理,如果人发生了道德退化,就可能得精神病。这个学说的影响很大。比如性学研究创始人理查德·冯·克拉夫特-埃宾(Richard von Krafft-Ebing)就用这个逻辑将同性恋解释为一种"退化",让欧洲将同性恋病理化的恐同风潮有了精神病学依据。——译注

参与了“精神病学发展”组织及其同名附属刊物的创立。该团体是 1925 年由精神分析学家勒内·卡斯特罗(René Carstro)创立和领导的:精神病学和精神分析学之间主要的对峙和思想融合[55]都发生在这个团体里——两个学科在 20 世纪 60 年代开始联合。《精神病学发展》杂志的部分创立者在 1926 年又成立了巴黎精神分析协会,并创办了它的附属刊物《法国精神分析杂志》(*La Revue française de psychanalyse*)。亨利·艾从 1932 年开始担任《精神病学发展》杂志的负责人,直到 1977 年去世。对艾而言,“精神分析为精神疾病的机制提供了新理解,它的治疗效果令人印象深刻”[56]。与此同时,他还推动该杂志向神经学家开放。艾的毕生追求是将精神分析纳入精神病学,将神经病学纳入医学。

艾在体制上的重要性还在于他是医院成立精神科的主要倡导者,也是神经学和精神病学分离运动的主要推动者。他坚持自己的器学说立场,深信只有无拘无束的论点碰撞才能推动精神病学的进步,而不用寻求某种假想的共识。他 20 世纪 40 年代到 60 年代在博内瓦尔医院组织的那些研讨会因风气自由而闻名。亨利·艾是法国精神病学史上第二个思想交会式的人物。

病变让位给功能

亨利·克劳德在 1921 年就职后的第一堂课上阐述了他的精神病学概念:“在精神疾病里,最常见的就是躯体因素和精神因素交织,对这些因素的研究凸显了关注个体情况的重要性。个体情况是一个比精神体质更准确、灵活的概念。这是我们在圣安妮教学的目的,我们会坚持采用心理生物学的方法。”[57]精神病学的逻辑正在经历一场深刻变革:退化理论和遗传决定论从 20 世纪初开始衰落[58]，逐渐让位给了临床精神病学。[59]从 20 世纪 30 年代开始，心理治疗（包括机构心理治疗法[60]、劳动疗法等）就与外来的休克疗法同步发展。据记载，不同疗法经常被联合使用。慢性精神病人的数量减少了，人们开始离开疯人院[61]。“疗法革命”的发生时间显然早于 20 世纪 50 年代精神药物的问世时间。

既然要使用生物手段，那它具体怎样呢？解剖学的概念执着于确定病变位置，这种视角显然不完美。原因很简单：休克疗法无法修复病变[62]。所以，精神病学必须用其他机制来解释精神疾病。大量研究课题开始倒向克劳德在圣安妮提出的身心因素交织论，沙朗通和萨尔佩特里耶尔的专家们都在讨论这个理论。

休克疗法和麻醉药物的使用让实验性方法，尤其是人体实验得以进入临床实践。新兴的精神病药理学让人们了解到物质在中枢神经系统发挥作用的方式：疾病的源头不一定是大脑位置确定的某处发生了问题，也可以源于大脑某些区域的**动态**变化过程。换句话说，这时的人们开始真正了解大脑不同区域的功能（植物神经系统、大脑皮层等）。它们才是精神病症的生物学基础。一些人试图用可卡因解除紧张性抑制，另一些人还使用了非常大剂量的可卡因来人为制造精神分裂。这类操作，不一而足。第一个精神病药理学实验室由洛克菲勒基金会资助，创建于 1930 年，位于沙朗通（现在已搬至埃斯基罗尔）。在那里，人们用激素和其他化学介质（例如肾上腺素）做实验，以理解它们的作用机制。[63]克劳德与巴鲁克发表了关于紧张症（catatonie）的文章，又与艾进行了幻觉性精神病方面的研究。两个研究的结果都表明，情感是妄想的根源：妄想是心境的结果——心境是一个用来指代情感的技术性修饰词。到这时，精神病学已经有能力放弃解剖学概念，转而采用神经生物学概念了：**病变让位于功能**。精神疾病是情感方面的功能障碍引起的，它不是病变的结果。它体现的是动态变化，而非静态现象。动态意味着可以改变，甚至让疾病逆转，实现治愈。

对病人进行人格分析，疗法上勇于尝试，对中枢神经系统的研究取得进步，三方面并举，精神病学从 20 世纪 20 年代开始驱除精神病的解剖学概念，否定克雷佩林由此提出的“痴呆无法避免”的结论。[64]

所以，休克疗法让人们证明了精神疾病背后存在的生物机制，从而让病变说和病原体说同时被边缘化。此外，实验室里关于疗法的研究倍增，促进了有关大脑区域的更精确假说的发展，证实了化学过程对人们情绪反应的控制作用。[65]换句话说，这些努力都化作手段，让人们以经验的方式确定了精神活动取决于情感和表征之间的联结：“主宰智力活动的脑中枢与管理本能表达的脑中枢之间的分隔并非像某些人认为的那么绝对。”[66]妄想和思维反刍的发病机制因为有实验作为基础而变得可以理解。现在的问题是：这些联结的性质到底是什么？

高级功能和低级功能：伟大的共识

出现在两次世界大战战间期和 20 世纪 40 年代的伟大学说是功能的分级制。它是以英国神经学家约翰·休林斯·杰克逊在 1884 年概述的一个模型为蓝本的。精神疾病是高级脑中枢的解体：高级脑中枢是人类在进化中形成的，它比低级神经中枢更复杂、更具有意识、更少组织性。低级神经中枢更简单、更自动化、更有组织性。高级脑中枢的混乱会影响到它对低级神经中枢的控制，导致所谓的自动症，后者在19世纪末被新兴的科学心理学论述过。自动症分为两种：一种是妄想和幻觉，属于正面症状；另一种是意志缺失、运动僵硬等，属于负面症状，后来又被称为匮乏性症状。杰克逊是从全局的、功能的、进化的角度，而不是从病变的角度来看待精神病的。因此，精神疾病看起来是一种退化，像是"返祖或是回到了婴儿状态"[67]。杰克逊的理论后来成为学科的参考理论，它让人们不再将精神病看作特殊的临床实体——一种疾病[68]。整体而言，法国的精神病学都属于杰克逊派（皮埃尔·雅内、亨利·克劳德、亨利·艾、保罗·吉罗、让·德莱[69]等）。他们从中发展出了看待无意识的新视角。

器学说捍卫主体

亨利·艾在这一学说中看到了巨大利益："它允许将'雅内主义'扩展到'弗洛伊德主义'，但又避免了陷入后者的错误或变得像后者那样过激"[70]，即我们不会因此认为精神病症完全不存在心因性机制。艾以杰克逊式的口吻写道："任何高级精神力量的减少都会导致无意识或本能层面能量的释放。"[71]在这点上，雅内和艾的观点重合了，他们的结论都是：疾病是"能量匮乏"[72]的结果。心理能量的匮乏导致精神对器质性的东西失去了控制。

只有"正常和自由"的精神生活才体现了心因性（psychogenèse）："精神活动是将人的经历融入意识的意向性中。"然而，这种自由"植根于器质生命，它由器质生命滋养，整合了它，从而超越了它"[73]。自由和精神活动是完全重合的概念，心理（psychisme）"是确保个人适应现实的一整套功能"[74]。这就是为什么"精神疾病是侮辱和障碍，但它不是由精神的自由活动引起的，即它并非纯粹是心因意义上的”[75]。精神和疯癫之间的关系是外部的。疯癫并不是让人看不见真相，而是主体的隐没，是精神活动的瓦解：“毫无疑问，我们可以形容一个半身不遂的人说‘他**是**瘫痪的’或者‘他**有**瘫痪’。但我们无法理所当然地将一个精神分裂症患者说成‘他**有**精神分裂症’①。语言上的困难说明两者背后的实质性区别。这点需要十分严谨，我从不会说病人‘有精神分裂症’或病人‘有慢性妄想症’。我会说病人表现出以这个或那个结构为特征的精神疾病。”[76]可见在艾那里，主体依然是病人，受到幻觉侵袭的是病人的自由核心——意识。

1950年，另一位法国器学说的著名人物保罗·吉罗（1882—1974）在他的著作《普通精神病学》（*Psychiatrie générale*）专门分析精神分析学的那一章中指出：“一个人必须经历过精神分析学给予精神病学启示的那个历史时期，才能明白为什么精神分析学在我们的科学中掀起了一场真正的革命。”[77]在吉罗看来，弗洛伊德的贡献在于他“在实践层面找到了探索无意识的方法，尤其是证明了症状体现的是无意识的本能性冲突”[78]。他写道，精神分析促使精神病学家“发展出有关妄想的发病机制理论”。精神分析学让他们能够解释病人为何会选择呈现这样或那样的妄想，而古典精神病学在这个问题上止步于将病人当作植物的“植物学家”般的态度。精神分析学能帮助精神病学家们将病人看成特殊个体，“尽可能围绕植物性活动”寻找病人妄想的源头。生物学方法让精神分析学家们明白了“必须进入隐藏在‘自我’功能之下的那片区域”，而且不能把一切病因都看作与性有关。因为生物学方法认为整个生命功能都必须被考虑：“情感冲击、挫折感、内心冲

① 因为精神分裂症不像瘫痪一样被理所当然地看作外部事物。——译注

突,在这些东西受到反复强化或被不断重复时,它们会改变神经元功能,就像有毒物质或物理刺激起到的效果一样。”[79]精神分析学代表的是一种个性化病人的方法,它建议通过了解病人的个人历史来理解疾病。它与“生物精神”联合后,让精神病学得以成为一门有主体的医学。

如果说艾认为疯癫是身体对人类自由的一种侮辱,那么拉康的见解则不同:“真理问题从本质上制约了疯癫……疯癫与人的存在本身有关”,与构成人的内在冲突有关。他在1947年博内瓦尔的研讨会上回应了艾,他说:“疯癫远远不是对自由的侮辱,它是自由最忠实的伙伴,像影子一样随着自由运动。人的存在无法脱离疯癫被理解,人带着疯癫如同自由自有其局限。”[80]从艾到拉康,争论的焦点其实是对主体的定义。对艾而言,主体只在正常中存在。对拉康来说,我们从未离开过主体,因为即便是疯癫,那也是“主体在疯癫”。

德莱:情绪理论

在1946年出版的一本书中,让·德莱将情感置于精神病的中心位置:“正是从这个特殊角度出发,即从将精神病看作情绪疾病这点出发,我们可以将精神病分为两种”——精神分裂症和躁狂-抑郁性精神病。为什么情绪才是精神病的主要标志?“自从休克疗法被引入精神病学,对心境障碍的研究开始获得特别意义……这些方法对改善人的心境具有显著作用,因此对第一病因是情绪障碍的那些精神病也疗效显著。”[81]无论是精神分裂症还是躁狂-抑郁性精神病,我们要处理的都是一种情感疾病、一种情绪障碍。这些障碍构成了幻想和妄想的基础。

在精神分裂症中，治疗成功率“据我们统计，不超过30%，但在治疗忧郁症方面，我们已经取得了90%的成功率”[82]。在那个时代，还不存在任何标准化的统计工具，因此德莱的这些统计数字当然说不上精确。然而，所有的精神病学文献都证实了一点：电击是**那个**治疗忧郁症的方法。

忧郁症被定义为生命冲力崩溃导致的精神痛苦：不可治愈的绝望感和内疚感造成的妄想会让病人想要死亡，而且他们也的确经常自杀。德莱写道：“在忧郁症中，生的本能崩溃了，与此同时，拥有一切权力的精神意识取得了绝对胜利。”忧郁症按照律令的病态模式让自我意识变得绝对：内疚感变得如此强烈，以至于完全没有了生命冲力的存在空间。忧郁的人是卡夫卡式的：律令对他而言成为纯粹的惩罚。不过，德莱又写道：“这种为了痛苦、围绕痛苦生发的可悲意识能够**被电击**转化，电击通过打击它的**情感基础**来改变它。”[83]电击可以持续调节情绪：它是一种实验性疗法，使精神病学家能够在疾病实体中分辨出哪些是综合征（即反映了各种疾病的临床实体），哪些是病理（疾病分类学上的实体）。当电击只是暂时消除了某个病态，那么，它消除的必然是症状或综合征。只有当电击永久消除某个病态时，它消除的才是疾病。于是，电击被赋予了双重功能，它**既是**治疗方法，**也是**定义疾病的方法，既是治疗学的证据，又具有药理剖析的意义。德莱还说：“如果情绪是疾病，那么复发只可能是例外。”[84]

意识被解离，自我被分割，可见精神病学的分析逻辑指向的是处于身心融合下的“整体的人”。雅内的心理分析、弗洛伊德的精神分析、杰克逊的器学说、正在诞生的精神药理学以及休克疗法,它们彼此巩固,共同勾勒出患病主体的综合状况。于是,对精神失常的理解和处理都必须建立在下面两个基础上:一方面需要诊治低级功能的核心——情感,另一方面需要将人的高级功能整合到治疗中,即考察病人的生活史。所以,这个患病的主体是有情感的:他的情感生活是情感疾病和错误判断的交会点。在20世纪40年代,这种动态器学说让不同学派[85]之间的理论产生了联结。不同学派之间的交锋就发生在这样的大背景下。

所谓的“焦虑”“抑郁”和“无力”是不是都属于轻微忧郁症?

德莱对情绪的定义如下:“情绪是一种基本情感倾向,具有一切情感性和本能性,它为我们每个人的心境定下愉悦或不快的基调,让我们在痛苦和快乐这两个极端之间来回摆动。如果我们将精神生活里包含的情感心境面与包含表征的理智面对立起来,就会发现,情绪是最基础、最普遍的情感现象。”[86]如何用休克疗法对情感施加作用成了20世纪40年代精神病学家的共同研究方向。然而,情绪失常在很多疾病中都能观测到,比如在神经衰弱症里。那么,是不是只要有精神痛苦及其必然导致的无力感出现,就可以开出电击处方,还是说我们应该把电击仅局限于治疗忧郁症?换句话说,我们发现的是一个对所有抑郁症状都起作用的疗法,还是说它只对特定的疾病实体有效果?

精神病学家很容易就能识别忧郁症,因为病人的求生本能是否崩溃从神情就能看出来。德莱写道,他“双眼无神”[87],他不知道他的痛苦从何而来。一位年轻的精神病学家在1947年的博士论文里写道:“整个人都陷入崩溃,这体现在他行为的方方面面,而且似乎没有病因。……这种痛苦没有具体的心理原因,但病人能够感受到它,必须忍受它,却很难说清它。”[88]既然没有心理原因,那么就是外源性的。这说明电击的确能成功治疗忧郁症患者的情绪失常。

在当时的精神病学家里,混淆抑郁与忧郁症是相当常见的[89]。精神衰弱症、“神经性抑郁症”、反应性抑郁症等,这些病被认为没有忧郁症那么严重,但有相似性——比如生命力减少和陷入悲伤。那么这些疾病是不是也该用电击来治疗呢?

显然,这些临床上的反思是在精神病医院内进行的。位于圣安妮、于1922年开业的亨利-鲁塞尔医院(Henri-Rousselle)是第一家对所有人开放的精神病诊所。有很多非精神病患者前来咨询,这扩大了精神病医院的客户群[90]:精神病学至少在一定程度上是欢迎这些看着不像有精神病的就诊者的。那么,这些病人的状态是不是都要比着忧郁症去定义?“以轻微忧郁状态为例,我们面前的这个病人在被问询时,能够承认自己悲伤。……他也没有流露出任何想要自杀的意思,不存在任何因为内疚或蒙羞而产生的妄想思维。他在医生面前表现得像一个疲惫的人。”[91]这些人被视为轻微忧郁或反应性忧郁:可见,抑郁仍然处于忧郁症的范畴。不过,它有时也会被归在某些神经症的范畴里。第一种情况下,抑郁本身就是病。第二种情况下,它的性质就没那么明确了。

电击是一种特殊疗法吗?

有关抑郁症的战斗始于围绕电击疗法在忧郁症中的应用进行的争论。这是一场定义之争:是否应该根据病因来区分不同的抑郁?抑郁是否真的会因为与防御型精神神经症有关或与创伤性神经症有关而出现不同种类？还是说抑郁是统一的、一致的？面对这些问题，不同的学者给出了不同答案，完全没有达成共识。

让·德莱认为电击完全无效，因为“严重的神经衰弱症患者所陷入的悲伤与忧郁症患者的痛苦是不同的”[92]。后者的情绪低落与情感障碍并无关系：他的症状是由内在精神冲突或创伤引起的，因为他只有高级功能受到了损害。乔治·多梅松的观点与此相反，他认为，我们无法真正分辨反应性忧郁和外因性忧郁，因为它们都会在电击几次后被治愈[93]。保罗·吉罗从 1943 年就开始主张用电击治疗所有的抑郁。[94]两位加拿大精神病学家在 1950 年的大会上指出，电击在超过 2000 名病人那里“被证明是有效且相对无害的”[95]——电击带来的痊愈率和改善率以及其治疗的准确性在歇斯底里症、焦虑症、反应性抑郁等情况里都令人印象深刻。“就临床而言，电击对精神神经症的作用与对神经病的作用是一样的。因忧郁和焦虑而情绪激动的患者能迅速安静下来。他们的睡眠和饮食都得到了改善。病人变得更容易接受心理治疗。”[96]关于电击是否有效的争议，还体现在是否需要将它与心理疗法和化学疗法结合起来使用这点上，因为根据雅内—塞莱蒂—弗洛伊德的理论进路，“生物疗法和心理疗法远非相互对立，它们是互补的”[97]。

我想提醒读者注意，1954 年的研讨会是第一个专门讨论抑郁状态的研讨会，它勾勒的是在使用电击疗法十五年后精神病学界的状况。朱利安·鲁阿特在他的介绍性演讲里说：“不同的精神病学方法……都曾被选来作为对抗抑郁状态的方法。毋庸置疑，抑郁作为人们生活和经历的一个普遍特征不是封闭的空间。可以说与抑郁的斗争，是一个非常开放的领域。”[98]何出此言？

让·马莱(Jean Mallet)对电击在神经性抑郁状态上的有效性给予了十分负面的评价。他认为抑郁状态不能被看成局部忧郁症或轻微忧郁症。它们在大多数情况下实际上是潜在的神经症："它们本质上是歇斯底里。"[99] 所以，抑郁不是疾病，电击没有用。最常见的情况是，它是人对某个特定事件的歇斯底里反应：它源于失望。"这些失望被体验为一种自尊心的丧失，或是那些能够增强自信心的外部支持的丧失。"[100] 抑郁意味着丧失、衰退和跌落。它的打击目标很明确：自尊心。抑郁症患者用责备自己或他人的方式来应对失望。这种平庸的做法与忧郁症明显不同，"神经症患者会首先寻求隐藏失望，而在忧郁症里，失望会以十分吵嚷的方式，由或多或少带着妄想的自我指责表现出来"[101]。抑郁症患者以失望为耻，忧郁症患者则以丧失求生本能为代价来表达失望。至于自尊心，对于精神分析学家而言，它与一种"特殊的痛苦"有关。正如弗洛伊德所说，它不是焦虑，因为它没有预示任何危险，它是一种"在失去自我对象时的反应"。他将这种痛苦称为"自恋式痛苦"，"可以说它是通过清空自我来作用于自我"[102]。"自恋—自尊心"这对概念在弗洛伊德的时代还很边缘，至少在法国的精神分析学里还很少见。但它会在20世纪70年代成为精神分析学围绕抑郁发生争论的关键点。

如果我们像艾一样，也不认为神经症和精神病之间存在本质区别，那么认为休克疗法对所有类型的抑郁都有用就是符合逻辑的，因为在这种视角下，我们分析问题的思路不一样。神经性抑郁症患者的临床表现"给了医生一种错觉，让医生以为自己面对的是一种完全'可理解的'抑郁状态"[103]。但这是一种幻觉，因为医生没有看到，重点不在于区分忧郁症和抑郁状态，而是定义疾病：只要内源性是痛苦的源头，电击就是有效的。[104]忧郁症患者的“无法存在”对应着“存在的不安全感”，而存在的安全感才是让人得以处于其他状态的保障。

还有一个附加问题。事实上，对神经性抑郁和忧郁性抑郁的区分并无充分理由，因为还存在许多非典型的其他形式以及两者之间的过渡形式：“单纯性抑郁、歇斯底里性抑郁、强迫性抑郁；忧郁症的形式十分多样：激动型、混合型、妄想型、精神分裂型、幻想型、昏迷型。”[105]但对写出这些话的那位作者来说，林林总总的抑郁全都能用电击解决。

尽管精神病学在治疗方面的进步毋庸置疑，但在疾病分类学上的问题一直没有得到解决。治疗效果不能等价于药理学剖析：临床实体并没有因此得到更好的定义。观察的结果总是概括性的：“各种抑郁只在表面相似。”[106]“抑郁状态”这个术语的实用价值不大：它是识别疾病的手段，但总是流于疾病的表面相似性。正如勒·玛皮亚(Le Mappian)医生所说，它最终指向的是一个“路口一样”的实体，可以通向任何疾病。在1950年的世界精神病学大会和1954年的精神病学发展组织的研讨会上，这样的状况清晰可见。在这里，我们遭遇了从最早一批“有效”疗法发明以来精神病学就一直没解决的问题：或许精神病学在治疗上的确越做越好，但人们在到底在治疗什么和为什么会取得疗效这两件事上一直无法达成一致意见。

微妙之处在于对心境的理解和对神经症的外源性的看法。就这点而言，存在两种模式。第一种模式是将电击和忧郁症配对：认为疗法必须实施在具有明确定义的、非神经性的疾病实体上才会有效。第二种模式不讲究特定性：认为只有情绪障碍是唯一重要的，因为它就像艾认为的那样[107]，要么体现的是器质性病变，要么是在没有伤害低级功能即心境背景的情况下由某个事件引发。这两个模型将有助于我们去回答当抗抑郁药物被发明，我们不得不再次面对的那个问题：在神经症里，是否真的能区分内源性抑郁和外源性抑郁？

20 世纪 40 年代早期，休克治疗是针对忧郁症的特殊疗法，而且副作用明显。后来，它被驻院的精神病医生用来治疗一切精神疾病。至少在症状达到必须实施医学干预的程度时，休克疗法的使用已经完全脱离了疾病分类学的框架。诚然，在电击成为疗法的初期，它的确会将病人置于危险之中（骨折）。1943 年，德莱推荐在电击前先用箭毒（curare）放松病人肌肉，用巴比妥类药物实施麻醉，这些做法缓解了患者的焦虑，让电击疗法的危险性大大降低。德莱的方法也因此广为传播了。十年后，休克疗法已经被用于治疗各种各样的精神障碍。不过，它的疗效似乎随着病人接近正常状态程度的推进而不断减弱，或者说当痛苦的内源性特征变得不再明显时，它的疗效就会减弱。[108]在未来，同样的争论和同样的推广过程还会围绕抗抑郁药物重新上演。

第三章

无法定义的疾病的社会化过程

随着抗抑郁药和抗焦虑药的发明，抑郁症的医疗和社会场景已经大大扩展。用分子来改善痛苦情绪成为可能，这让越来越多的精神病学家得以从医院独立，开设了自己的诊所，也让普通科医生对客户们长期以来的痛苦抱怨有了回应的手段。只是普通科医生们还是得忍受精神病学工具的不确定性。制药工业进入了游戏场。[1]媒体也开始参与其中。从 20 世纪 50 年代末开始，期刊杂志抓住每一次机会重申观点：抑郁症也可能发生在拥有健康生活的人身上。媒体安慰着公众：抑郁既不是精神疾病，也不是虚构故事。这句话很关键[2]，说明人们不再怀疑抑郁是装出来的或是想象出来的。在 1965 年到 1970 年间，抑郁症在普通医学里成为一个日常现实。[3]抑郁实现了自身的社会化，精神生活也从模糊的光影下走到了台前。

疯癫既神秘又充满戏剧性，抑郁却是低调、微妙的；抑郁能被感觉到，但是悄声无息的，因为抑郁症患者并未丧失理智。精神病学在使用“抑郁症”一词时不分单复数，有时也用“抑郁状态”来表述。不同的抑郁症患者仅仅是看起来相似罢了，因为抑郁分属于几个疾病类别。如何识别抑郁背后的真正疾病？如何区分不同的抑郁状态，以便开出正确的处方？在病人的怀疑、偏执和疲惫后面，到底是哪种病在折磨他们？我们是应该拿他们的状态去比对创伤性神经症，还是应该将其看成由精神冲突引发的防御型精神神经症？此类问题还有很多。这些都是精神病学家们不断琢磨的问题。

只是，抑郁症似乎还揭露了一些更特殊的问题。首先，作为如同路口一样的疾病实体，抑郁症在定义方面遭遇了巨大困难。其次，抗抑郁药对不同的情感综合征的疗效不同，因此必须一直寻找病症之间的差异。最后，这些药物在调整情绪的同时，是否会改变认知、看事情的方式、对自我形象的看法等一切构成病人“人格”的要件？抗抑郁药物提出了一个新难题：神经症和抑郁症之间的关系到底为何？将人们**遭遇的**情绪障碍与他们**自身**生发的人格障碍区分开来，是解开这个问题的关键。如何将一个人的主体与他所患的疾病先区分开，再重新连接？这是抑郁症历史无法摆脱的困难课题。

症状消除之时，人格是否随之改变？如果人格已经改变，那它的改变方式与经历过精神分析后的改变是相同的吗？如果说所有人都有可能得抑郁症，那么精神病学家还告诉我们，每个人所得的抑郁症类型不会一样。那么，**谁**会得**怎样的**抑郁症？在我们将要反思的那些论点里，抑郁症的类型“选择”绝对是一个核心辩题。围绕“人格”概念，出现了抑郁症的三分法，它将在大约二十年时间里主宰抑郁症的病理学和诊断。抑郁症被分为内源性抑郁症、外源性抑郁症和心因性抑郁症。三分法让我们可以确定情感和主体之间不同的联系。这里需要具体说明一下，在外源性抑郁症和心因性抑郁症之间存在着明显的模糊地带。我们已经看到，在弗洛伊德那里，心因性类似于器质性——只是他用亲子之间的世代关系取代了遗传。心因性因此被越来越多地同化为外部原因。

无法定义

雅克·拉康写道："焦虑不会欺骗人。"[4] 相反，抑郁具有欺骗性。翻阅精神病学和医学典籍的研究者很快就会对一件事印象深刻，那就是：对抑郁症下定义是困难的。

1963年，《临床医生杂志》出版了第一期讨论抑郁状态的专刊。其中的文章警告普通科医生说："这是一种不具特殊性的病症。因为它是大多数精神病的共同点。"[5] 圣安妮医院的精神药理学"大师"皮埃尔·德尼科（Pierre Deniker）在1966年写道："我们在生活中常用的'抑郁'一词，常常涵盖着非常不同的事实。"[6] 这点直到今天依然没有改变。到了1978年，还有研究抑郁症的生物学专家提醒我们："抑郁是一个含义模糊的通用术语，它涵盖了很多不同的可以根据符号学、进化学、遗传学、生物化学分类的症状群，对应着十分多样的疗法。而且这些症状群还可以再被细分为互不干扰的许多小类。"[7] 1985年，人们依然承认"抑郁是……一个模糊的概念。但我们至少知道，它'能被抗抑郁药治疗'"。因此，"抑郁症的治疗主要靠的还是临床经验"[8]。1996年，还是同样的结论："抑郁症的概念依然模糊。"人们甚至说："我们越来越知道如何更好地治疗，但对在治疗什么知道得越来越少。"[9] 然而，如果连在治疗什么都不知道，真的能更好地治疗吗？我们按照什么标准来确定治愈？在抗抑郁药物被发明四十年后，对抑郁的定义依然模糊且众说纷纭，精神病学在创造抑郁症理论的路上走得很艰难。

1976 年，“在回顾当代抑郁状态分类混乱的问题时”，爱丁堡大学教授罗伯特·E. 肯德尔（Robert E. Kendell）评论说：“在过去五十年中，尤其是在过去二十年中（即自抗抑郁药物发明以来），有关抑郁疾病该如何分类的提议数不胜数……这是众所周知的，我就不再重复。但各种分类主张互相矛盾、莫衷一是，让对这一切不甚了解的人越来越难理解正在发生的事……几乎每一种在逻辑上说得通的分类法都在最近二十年里得到过支持，这恰恰说明目前的状况是多么复杂且荒谬。”当时，抑郁的分类涉及的主要是一个统一的抑郁症概念和九种抑郁类型。肯德尔认为，如果不同分类标准之间真有竞争，那么，抑郁也是在给“围绕整个精神病的性质和分类而进行的争论提供舞台”[10]。各种抑郁状态到底是疾病还是对情景的过度反应？它们是独立的实体还是任意的概念？我们应该根据症状分类，还是根据病因或发病机制分类？……此外，抑郁症这个概念的内涵本身就是分歧重生的。肯德尔又说：“在抑郁和悲伤之间，在抑郁和焦虑之间，在情感性精神病和精神分裂症之间，在复发性抑郁和人格障碍之间，存在着太多武断且定义不明的东西。”[11] 事实上，这位国际知名的英国精神病学家已经清楚陈述了我们的困境。只要我们试图用理性把握抑郁症，马上就会陷入困惑。

从肯德尔开始，精神疾病的分类（和概念）被美国的研究结果完全翻新。这些研究的目的是就诊断分歧整理出某种秩序。[12] 赫尔曼·范·普拉格(Herman van Praag)在荷兰被称为"生物精神病学大师",他是领导抑郁症研究的世界级专家之一。他在1990年写道:"三十年来,抑郁症的分类一片混乱。"他又说:"综合而言,现在的情况更糟。过去,精神病学家们至少还承认诊断上的一片混乱……现在,就连混乱都被编成了体系,导致混淆之处遭到了掩盖。"[13]这些可都是精神病学学科内部的专家自己做的评价。

因此,抑郁状态显得没有特殊性,对应的症状也是出奇地五花八门。"抑郁"一词的含义十分模糊。即便抑郁并不等同于悲伤情绪,至少它也指出了情绪的某种"不正常"变化:然而,我们迟迟无法找到这种变化的生物学标识,这便导致了怪事发生,即我们在不知道正在治疗什么的情况下却做到了更好地治疗抑郁。那么,抑郁到底是什么?它是不可见的幽灵,还是不可思议的集体幻觉?这类简单化的回答是无法令人满意的。

唯一一个具有强异质性和强普遍性的精神障碍

为什么会有这样的困难?要知道,异质性远非抑郁的专利。举例而言,歇斯底里症也充满了异质性,它的器质性的、心理的、行为的症状层出不穷。歇斯底里症绝对特别,曾经的它不是还被称为"令人难以捉摸的病"吗?[14]然而,歇斯底里症掀起的也只是在定义和诊断上的争论。人们对它是疾病这点,并没有异议。

抑郁症的第二个特别之处在于它的普遍性,在这方面,只有焦虑症和它不分伯仲。[15]但与抑郁症不同的是,焦虑症的异质性不大,而且容易诊断。由于焦虑症与抑郁症一样,也属于在大部分精神类疾病中能看到的症状,所以人们也曾就它是不是疾病进行过讨论。比如,世界上最著名的焦虑症专家之一唐纳德·克莱因(Donald Klein)提醒我们:“这是一种对可预见危险的适应性反应,而非学习性反应。生活会让我们经历大量的危险,所以不寻常的焦虑感无非是对不寻常的学习经历做出的反应罢了。”[16]有鉴于此,一些研究者反对焦虑症的医学化——克莱因也对这种医学化十分反对。[17]不过,焦虑症具有积极功能(发出危险信号或标记禁止)这点还是很容易就能看出。那么,抑郁症呢?海因茨·莱曼(Heinz Lehmann)曾在20世纪50年代将第一种神经安定剂介绍到北美,他认为“焦虑是一个如此普遍的现象,以至于无法估计它在普通人群里的确切患病率,我们只能用一些耳熟能详的标语式词汇谈论它,比如,感叹我们生活在一个焦虑的时代。此外,抑郁症在正常和病态之间有一个更清晰的分界点。它也比焦虑症更致命”[18]。我们看到,焦虑症很难被赋予恰当的病理边界,它也不会导致自杀,它比抑郁症更接近一种症状。

所以,抑郁症的分类混乱其实是因为它既具极端异质性(这点与歇斯底里症相似),又具极大普遍性(这点类似于焦虑症,它是如此普遍)。这是抑郁症不可能被准确定义的根源。

抑郁症和焦虑症体现的都是情感,是人与生俱来的情绪,即弗洛伊德所说的“自我感受”。它们是人的正常组成部分[19],只有当它们的强度超过某个临界值时,才会呈现病态。这点与歇斯底里症和精神分裂症不同,它们无论程度如何都是病。

单是情感强度这点是否就足以构成抑郁症的病理?抗抑郁药物在确定病理的药理剖析中也能发挥作用吗?

在20世纪60年代,法国被引用最多的著作是1961年出版的《精神病学中的药物治疗方法》(*Méthodes chimiothérapeutiques en psychiatrie*)，该书的作者是让·德莱和皮埃尔·德尼科。这本书可以作为指引我们分析的阿里阿德涅之线。两位作者将抑郁症分为"神经性抑郁症"(即简单抑郁症)和"内源性抑郁症"。他们说："让诊断变得困难的最棘手情况是，内源性抑郁症拥有的却是简单抑郁症的形式。"[20]等到抗抑郁药物问世后的第四年，困扰抑郁症分类和诊断的顽固问题才会被阐述。但在我们目前正在考察的这个历史时期，这个问题依然困扰着精神病理学家的思考，还催生了越来越多的精神分析学文献。

安德烈·格林(André Green)在发表于1961年《脑》杂志的一篇长文中，将精神分析学看作一门"能够澄清精神病理学基础的学科，是精神病疗法的试点科学"。他还说："几年前，这种生物疗法与和它平行发展的心理疗法在实践上几乎没有衔接之处。药物疗法的崛起很快就二者在实践中的联合应用提出了诸多问题。"[21]那么，精神类药物的问世提出了哪些问题？哪种精神病理学有可能解决这些问题？

舒缓躁狂的情绪，振作抑郁的心情

什么才是终止了精神障碍？异常紊乱的意识怎样才算被治愈？神经安定剂和抗抑郁药能让人在不入睡的情况下平息焦虑，能在不制造欣快感的情况下形成刺激，还不容易让人成瘾，它们带来了"革命"。[22]在精神疾病的历史上，人类第一次发明了真正的精神治疗药物。这些化学分子能让人在思想、情感和身体行动上重获自由，能让患者的行为接近正常。连精神病学家都不敢相信自己的眼睛。事实上，直到发明神经安定剂、抗焦虑药物和抗抑郁药物之前，他们只知道让人昏睡的镇静剂，比如巴比妥类药物，或者让人产生欣快感的兴奋剂，比如安非他命。最糟糕的是，这些药物含有的物质构成了极大的成瘾风险。

今日，距离精神类药物的发明已经过去四十多年。尽管它们已经成为社会日常生活的一部分，尽管人们已经习惯使用描述精神痛苦的语言，但人们依然担忧这些药物的化学本质是某种被社会接受的成瘾物。论战之所以激烈，是因为人们担心因此出现主体隐没的情况。这种担忧在精神类药物刚问世的年代并不存在，当时人的想法与现在相反，他们认为药物是恢复主体的一个条件。现在，我们需要重新回到当时的观念气氛，需要理解精神病学家们为什么会对这些药物感到惊愕：这些药物的效果问题一直是他们在诊断、病理学和疗法领域辩论的主线。

精神的安宁

如果说忧郁症已经有电击作为首选疗法，那么躁狂性的过度兴奋和焦虑症导致的妄想，还没有对应的药物。不过，对焦虑或抑郁情绪感兴趣的不光是精神病学家。比如在神经安定剂问世时，外科医生也对它很感兴趣，因为病人在手术前越焦虑，需要注射的麻醉剂用量就越大。而过多的麻醉有可能导致术后休克，最终让病人死亡。比如，当时在军队工作的外科医生兼麻醉师亨利·拉博里（Henri Laborit）面临的就是这个问题。[23]

当时，罗纳-普朗克公司（Rhône-Poulenc）的一个研究小组正在试图合成一种叫作吩噻嗪（phénothiazine）的分子衍生物，起初的目的是开发防治疟疾的药物。在这些衍生物中，人们发现有一种很特殊:它在镇静和催眠上的副作用更加显著。罗纳-普朗克公司于是决定寻找以发挥这些作用为主的分子。亨利·拉博里将这种衍生物用在了术前麻醉中,以减少手术中的麻醉剂用量,换句话说,它反向增强了麻醉的效果。与此同时,就保罗·吉罗的研究而言,他似乎已经在 24 名精神分裂症患者身上成功使用了这种分子[24]。

这就是氯丙嗪(chlorpromazine),它于 1950 年 12 月被合成。动物实验表明它有“去除精神影响”[25]的作用。1951 年 6 月,罗纳-普朗克公司将该产品提供给了拉博里。拉博里在 1952 年 2 月发表了相关研究成果:“它不会导致丧失意识,**不会导致心理扭曲**,仅仅会造成一定程度的嗜睡倾向,**关键是它能让病人对发生在自己周围的事情变得‘不感兴趣’**。……这些事让我们可以想象将这个产品用在精神病学中的情况。”[26]拉博里不仅注意到氯丙嗪在精神病学中的可能用途,他还主动开始在瓦尔-德-格朗斯医院(hôpital du Val-de-Grâce)对其进行测试,对象是一位 24 岁的年轻精神病患者。这位患者在之前已经接受过 2 次住院治疗,经历了 2 次电击治疗和大约 15 次胰岛素休克治疗。这些治疗全都徒劳无功。他在 1952 年 1 月 19 日被注射了 50 毫克的氯丙嗪,他立即平静了下来。在接受了不到三周的治疗后,他出院了。[27]部门负责人在几天后就这个案例发表了一篇说明;那是在 3 月。说明提及,病人很安静,而且没有丧失意识,所以,镇静作用和催眠作用是分开的,只是以前在使用巴比妥类药物的情况下,两种作用被混淆了,巴比妥类药物只能使人在入睡情况下平静。于是,让·德莱从 3 月开始使用氯丙嗪。经过反复使用,他确认获得了同样的戏剧性效果。[28]这种药物不但对兴奋状态有镇定作用,它还有一种神经心理学的效果，德莱将其定义为："对外界刺激漠不关心或反应迟钝，主动性和专注力下降，但不会改变智力功能，这些构成了这种药物造成的精神症状特征。"[29]

这种药物让人在不陷入睡眠或木僵的情况下获得了安宁。[30]它能镇定人的精神（ataraxia），降低神经躁动的强度（这是它的神经抑制作用），于是，意识重新找回了它的力量——它的警觉性、理智和情感都不再受到损害。它是一种恢复精神力量的药物，而非毒品。由于太过理想，当时的很多精神病学家都很难相信这是真的。因为他们迄今为止使用的物质——例如鸦片、巴比妥类药物或安非他命，尽管缓解了病人的病情，但也改变了病人的心理状态：过去那些物质无法让主体恢复到饱满的状态。海因茨·莱曼1953年在北美进行了第一次氯丙嗪实验，他记述了自己的惊讶："这样的事情从未在精神分裂症的治疗中发生过。我从来没有见过这样的事情，也没有教科书提到过这种可能性。"[31]他又说，尽管结果惊人，尽管他在慢性精神分裂症患者身上试验了这种药物，他还是花了两年时间才真正接受现实，即这个药物不仅对焦虑有镇定作用，对精神分裂症也有真实效果。

如果说氯丙嗪的抗躁狂作用在最初就被发现，那它在消除妄想上的作用在两年后才被业界接受。由于传统上医生习惯通过睡眠来安抚病人，加上氯丙嗪刚被发现时被用作麻醉剂，这两点都让人们在刚开始时偏向将它想成镇静剂，认为它在制造"人为冬眠"，从而对如何鉴定它的临床效果充满犹豫。刚开始，德莱称它为"神经精神综合征的安定剂"，那时他没有区分"神经安定剂"和"精神安定剂"（psycholepsie）。语言上的混用体现了当时的德莱还在犹豫是以神经系统还是以精神系统作为参照系。皮埃尔·德尼科在 1975 年写道："令人惊讶的是，为了描述难以定义的新鲜事物，人们竟发明了如此繁杂的术语。神经节阻断药(ganglioplégique)、协同增效剂(potentialisateur)、植物性稳定剂(stabilisateur végétatif)、神经溶解剂(neurolytique)、神经安定剂、精神安定剂、麻醉剂、安神剂(ataraxique)和镇静剂等，全都一一登场。"[32]"神经安定剂"一词在 1945 年被德莱和德尼科选来命名氯丙嗪，认为它的特色是对神经系统产生作用。德尼科解释说："在让药理学家和临床医生接受这个词的过程中并非没有阻力。"[33](在美国，人们先用了"镇静剂"一词，后来因为二氮䓬类药物的出现，又改称这个药物为"主要镇静剂"。)由此可见，因为在评估上没有传统可借鉴，确定一种精神类药物的作用是十分困难的。[34]这点对研究精神病理学历史而言很关键，因为它表明诸如"我们在治疗什么""我们该如何治疗"这类问题并不容易回答，特别是在我们不了解精神病学家的逻辑细节的时候。

1955 年在巴黎举办的关于神经安定剂的国际研讨会上，德莱在开场白中承认对药物的命名借鉴了过去的词汇："皮埃尔·雅内在研究心理张力时创造了'神经安定'这个词，用来表示心理张力的回落。我们遵照相似思路建议使用'神经安定'这个词来表示神经紧张度或植物神经紧张度的跌落，后者部分制约着心理张力的程度，同时也与在临床上能够让人放松的药物效果相吻合。"[35]可见，他用以描绘药物作用的理论直指疾病匮乏论(紧张程度下降、惊恐平息)。在这场研讨会的闭幕式上，德莱又说："从治疗角度看，无论这些药物有怎样的好处，我们都必须记住，在精神病学里，药物仅仅是治疗精神疾病的一部分，最根本的治疗还是心理疗法。"[36]从中我们可以看到心理疗法被赋予了重要地位。德莱说的是当时的现实。在当时，心理疗法还不是必然实施的预设疗法——它的地位还远远未到，能够使用精神类药物也不等于能靠摄入某个药物就确定一个独立的疗法。药物的作用是综合性的。[37]它可以改变病人的人格，但无法仅凭一己之力治疗精神上的疾病。

是情绪提升剂还是精神振奋剂？

瑞士的罗兰·库恩(Roland Kühn)和美国的内森·克莱恩(Nathan Kline)在1970年出版了一本论文集，专门讨论生物精神病学的发现。在其中，他们也介绍了自己的发明。库恩发现丙米嗪(imipramine)具有抗抑郁作用，它是三环类药物的主要成员。克莱恩发现了第一种单胺氧化酶抑制剂类抗抑郁剂——异丙嗪(iproniazid)的抗抑郁作用。最初，这两种药物都被称为心境安定剂(thymoanaleptique)。它们对情绪的提升作用后来才逐渐显露出来，最后成为主要作用。三环类药物一度成为世界上被用得最多的抗抑郁药。它们的使用量在最近才有所减少。这是因为市场上新近出现了名为“5-羟色胺再摄取抑制剂”(inhibiteur de la recapture de la sérotonine，缩写为ISRS)的新药，百忧解是这类药中的佼佼者。

罗兰·库恩和内森·克莱恩的两篇文章的出现表明，我们面对的是一种非常不同的抑郁症概念。抗抑郁药物并非必然会遭遇多年来持续不断的那些论战。

库恩的分析起点是忧郁症，他区分了“内源性-生物性抑郁症”和“外源性-心理遗传性抑郁症”。他声称自己追随的是现象学精神病学的传统。现象学精神病学在对忧郁症的理解方面起到过决定性作用，但它本身"并不来自……生物学或化学。它让人惊叹地来自哲学"[38]。先是卡尔·雅斯贝尔斯(Karl Jaspers)，后是库尔特·施耐德(Kurt Schneider)，他们区分了病人的客观行为和"只能从病人自己的描述中得知的"主观经验区。内源性和反应性的区分是"通过区分生命感觉(sentiment vital)和情绪感觉达成的。生命感觉是一种延伸到整个身体的内源性抑郁体验，它没有动机，也不属于精神性的。情绪感觉是一种类似的体验，但是性质不同。病人的抑郁有动机，原因也很明显"。他对其描述如下：生命型抑郁症是以"疲劳感、倦怠感、拘束感、压抑感和抑制为特征的，伴随着思维、行动和决策上的减慢"；情绪型抑郁症的特征是"无法感受到快乐，无法保持对事物的兴趣，甚至丧失产生情绪的能力"。生命型抑郁症更多是身体的，类似于忧郁症。它与忧郁症的区别在于，没有出现妄想。

库恩与当时的许多精神病学家一样，也曾在抑郁症患者身上试验吩噻嗪。他发现，它在病人焦虑时能起到镇定作用，但是"对缓解抑郁症的症状没有效果"[39]。1950 年，瑞士嘉基公司(Geigy)的一名经理建议库恩研究一种抗组胺药物，测试其催眠特性。实验结果并不理想，但库恩意外发现这些分子似乎"具备某种特殊的'抗精神病'作用"：的确很特殊，但就是很难具体界定。于是，嘉基公司又向他提供了另一种分子，这次是丙米嗪，其化学结构属于三环类，它与吩噻嗪的结构稍有不同。库恩用丙米嗪在不同的精神病案例身上做了一年实验，积累了 300 个病人的实验数据。

1956 年，他决定将该药物用在内源性抑郁症上，因为他相信"有可能借此找到治疗这类抑郁症的药物。这种信念不仅建立在对文献的阅读和在休克疗法方面的经验上，还因为在心理疗法上的积累”。库恩将实验限定在已被精准诊断的病人身上，即他只针对忧郁型抑郁症用药，而排除了具备抑郁症状的神经症。换言之，丙米嗪的临床作用并非在随意情况下被观察到的，而是在以对精神病理学的思考作为基础的实验设计中被发现的。库恩在1957年9月6日苏黎世的第二届世界精神病学大会上，介绍了第一期实验结果(40个案例)。他写道："我们的论文受到了一些关注，但也有很多人质疑。鉴于目前为止，药物手段在治疗抑郁症方面几乎无一成果，我们受到这样的对待也并不令人惊讶。"可见，库恩关注的问题并没有在同行们那里取得反响——难道因为这届精神病学大会的主题是精神分裂症？[40]

第一期实验报告指出："该物质对典型的内源性抑郁症特别有效，即它对明显表现出活力障碍的抑郁症有效。"丙米嗪或许对神经型抑郁症有效，但它的治疗特征首先针对的还是"对病人主观**体验**的现象学研究、活力和情感性的抑郁障碍"。所以，库恩发展出了一个专门针对抑郁症的疗法，它依循的是"电击配忧郁症模式"。事实上，直到20世纪70年代，欧洲的精神病学界都认为抗抑郁药物在以情感病态为标志的内源性抑郁症那里效果最大。[41]

库恩问自己：我们从丙米嗪的实验里明白了什么？对抑郁状态进行怎样的针对性治疗，其效果取决于精神病学家的临床经验：必须"承认存在一些特殊的病理情况，药物对它们是有效的……这些情况与关于抑郁状态的经典理论仅仅部分吻合"。为了在大多数情况下达到治疗效果，精神病学家必须根据自己的主观经验对病人进行极端细致的诊断且挑选用药的病人：不这么做的话,药物的治疗效果就会大幅度降低。当然,运气也起了作用。尽管库恩肯定了这点,但他还是觉得有必要"'发明'一个全新的类别,一个可以在治疗时被界定的类别,**换言之,一个新的疾病**"[42]。他是在创造疾病种类,而不满足于为一个模糊不清的病理实体带来奇迹般的疗效,所以库恩才会认为自己"已经成功地对抑郁状态实施了**特定的**治疗"(粗体为库恩自己所加)。库恩的所有思考都是关于"疾病如何以精神的方式存在":他认为对人类经验必须有一个细致入微的理解。按库恩的说法,他的发现并非偶然,也非源自科学:他说,是海德格尔的哲学和宾斯万格的心理病理学理论让他获得了这个发现。

不过,丙米嗪带来的启示还有另一点:库恩曾说它是抗抑郁剂,而非欣快剂。这点让它与令人上瘾的药物区分开来。它具有的是镇静作用,而非刺激作用。在内源性抑郁症案例里,患者使用它后,大量出现的症状是嗜睡。时任嘉基公司药物研究部门主任的艾伦·布罗德赫斯特(Alan Broadhurst)最近说:"当时,所有人都在期待抗抑郁药的出现,即便它问世,也会被认为是一种兴奋剂。"[43]库恩说它是镇静剂,这点与人们的直觉相悖。事实上,当时的人们用安非他命治疗忧郁症和抑郁症,后来的事实证明它既无效又不安全。库恩的临床智慧在于发现了一种具有镇定作用的情绪提升剂。让·古约塔特(Jean Guyotat)——除了圣安妮医院的领导外,为数不多的在20世纪60年代就已获得国际声誉的法国精神病学家之一——曾在1963年记录了丙米嗪的反强迫症作用。他说,它让人能够更好地承受挫败感,这"可能解释了库恩曾经的发现,即没有发现病人对丙米嗪上瘾的现象"[44]。

内森·克莱恩从单胺氧化酶抑制剂的实验中得到了与库恩相反的结论[45]:他认为单胺氧化酶抑制剂不是针对内源性抑郁症的特效药,而是对所有抑郁症有效的广谱药,与其说单胺氧化酶抑制剂是情绪提升剂,不如说它是欣快剂。他在 1953 年负责了对蛇根草(Rauwolfia serpentina)、利血平[réserpine,汽巴(Ciba)公司刚刚分离出的生物碱之一]和安慰剂的比较实验。团队对 710 名病人进行了研究,克莱恩成为第一个在 1954 年证明利血平抗躁狂作用的美国人,也是第二个证明它是安定剂的人。后来,利血平被发现会在精神病患者身上引发严重的抑郁症。尽管在面世数年后被放弃使用,但这个临床观察还是精神障碍生化假说的起点。

这项研究让克莱恩推测,"一些兴奋剂也能起到抗抑郁剂的作用(或者用我的话来讲,就是**精神活力剂**)"。他的一位同事在 1956 年 4 月告诉他有一个动物实验,研究者在实验中发现名为"异丙肼"(一种抗结核药)的分子能让动物变得"异常警觉和过度兴奋":"这让我想到,我们一直寻找的会不会其实是一种精神能量剂。"当时,已经存在很多对异丙肼分子的研究,不过,这些研究都是在与氯丙嗪的镇静作用进行比较的思路下做出的。除此之外,当时已有数据表明异丙肼在治疗结核病人时出现了令人欣欢的副作用,但它的抗抑郁效果还没有引起研究人员的注意。1956 年 5 月,克莱恩的团队接待了霍夫曼-罗氏公司(Hoffmann-La Roche)的医疗总监,后者前来访问研究室。这位总监"对鸦片的抗抑郁作用印象深刻,正在研究是否有可能开发出一种具有抗抑郁作用但不会让人上瘾的鸦片制剂",但"对他们的想法特别不以为然"。克莱恩想说服霍夫曼-罗氏公司支持自己团队的研究。

但霍夫曼-罗氏的实验室对他们的兴趣不大:"这是一个独特的景象!一群临床研究者试图说服一个制药公司相信他们有一个好产品。"克莱恩在 1956 年 11 月启动了一项对住院的早发性痴呆病人的研究,而后又从自己的私人诊所里找到一些抑郁症患者——9 个人,加入自 1957 年 1 月开始的研究。他在 1957 年 5 月和 6 月的两个学术研讨会上分别发表了一篇学术演讲:抗结核疗法从此以后开始被标注为适用于抑郁症。

对内森·克莱恩而言,"对单胺氧化酶抑制剂的探秘并非只与抑郁症的治疗有关,它还是理解抑郁症的原因及其预防的钥匙。这扇门一旦打开,在它的背后,不仅有我们已经发现的精神分裂症的机制,或许其他一些神经症的机制也会变得清晰,那些神经症也会变得能被治疗"。克莱恩把所有希望都寄托在关于情绪的生物学上:他寻求的不是针对某个具体病症的特殊治疗方法。库恩发现的是一种情绪提升剂,克莱恩发现的则是一种活力剂,有时候这种活力剂表现得类似兴奋剂。难道不是他在 1965 年写到病人看起来似乎"状态过分地好"[46]吗?这样的句子直到今天依然反复出现,单胺氧化酶抑制剂一直被怀疑刺激作用过大而会让人上瘾。

一方面是建立在临床经验上的心理病理学,另一方面是神经系统功能障碍需要有生物学基础的观点。这两种观点是不同的:前者在尽可能地界定综合征对应的病症(这是电击配忧郁症模式),后者把注意力集中在寻找综合征的生物学原因上。[47]库恩认为自己找到了一种特效药,克莱恩则认为自己发现的是非特定的广谱药:类似的分歧,我们也曾在处于完全不同的科学背景下的电击争论里看到过。未来的发展说明,"胜利"属于克莱恩,而非库恩。时至今日，抑郁症综合征已经不再需要对应的病理学，不再需要诊断就能被治疗。而且，今天的抗抑郁药物能对如此广泛的综合征起作用，以至于连“抗抑郁药”这个词本身都开始受到精神病学家和药理学家的质疑。[48]接踵而至的是精神病学放弃对主体和疾病之间关系的问询。克莱恩对库恩的胜利是雅内对弗洛伊德迟到的报复。当代的病态之人将不同于其在20世纪60年代的面貌，人们对正常的定义也在未来同步改变。

不过，在精神药物刚被发明的那些年份里，至少在法国，上述两种观点还属于互相依赖，共同围绕下面这个问题引发人们的思考：这些化学分子是否足以治愈抑郁症？

在人格和情绪的边界上

1955年，制药业的竞赛开始了：各种精神药理学和神经生物学的研究、研讨会以及精神药理学组织[49]的数量迅速增加。精神药理学成为类似于“衣架的存在，它是一个兴趣中心，吸引着临床医生、统计学家、动物心理专家以及其他专业的人，来自不同学科的人聚集起来，一起评估新药在治疗上的可能性”[50]。化学家用药理测试，特别是在动物身上开展的批量实验，来分析合成分子的效果。一本出版于1959年的著作提及，一位药理学家“收集了1952年到1957年之间问世的参考文献，目录就达240页之多”[51]。这些文献从药理学、生物化学和新陈代谢等方面说明了精神类药物的作用。1955年到1960年间举办了12场左右有关“精神类药物”的大型研讨会。这些研讨会“生产了大量文献，如果真想全部读完,连最敬业的研究者也会累垮”[52]。1952 年到 1965 年间,百余种药物问世——只有很少最终进入市场。医学界需要时间去消化这一切。

这些发现[53]调动了多个职业。德莱在国际神经精神药理学会 1966 年于华盛顿举行的研讨会开幕式上说:“精神药理学……让很多专业人士都很感兴趣,包括化学家和药理学家、生理学家和医生、心理学家和社会学家。由于药物的目的是通过化学物质来改变人类行为,这让精神类药物处于生物科学和道德科学的交叉点上。”[54]对德莱而言,这不是玄学。他持这种立场的原因有二。第一,安定剂仅仅对综合征有作用,而抗抑郁药“从本质上起到的是**悬停**的作用,也就是说服药必须坚持所需的时长,治疗是一个更加长期的过程”[55]。换言之,化学作用改变了疾病的机制,但没有消除发病的原因;药物是发病机理性质的,而不是病理学性质的。

第二,抗抑郁药不但对内源性抑郁症有效,对神经症即通常所说的“简单抑郁症”或“外源性抑郁症”也有效。据德莱和德尼科的说法,这点是“最有趣但最不为人所知的收获之一”。神经安定剂扩展的是已知疾病的治疗可能性,抗抑郁药是比此更加深刻的一个革新:据这两位作者估计,“抗抑郁药在治疗带有**体质性因素**的神经症方面似乎也有一定前景”[56]。换句话说,雅内定义的那些神经症因此变得可以被治疗,而且这些分子似乎对防御型精神神经症也有效。让·古约塔特在 1963 年给出了一个病理说明,他的案例是一位有七年患病史的强迫症患者。丙米嗪消除了她的习惯性动作。古约塔特评论说:“面对这种情况,我们已经不能用传统意义上的症状概念来理解了。”[57]有更多变化发生在我们**内在**人格和**外在**症状的边界上。抗抑郁药重新塑造了“人格”。古约塔特接着说：“令人震惊的是，许多因素都让心理疗法与药物疗法相互靠近。必须强调的是，病人对精神药物的反应不像是在承受一枚炸弹，他不会因此觉得自己会从此消失。我们观察到的总是……他的整个人格全部都改变了。”因此，必须“避免两分法，不能将心理疗法看作自然的，而将药物疗法看作人工的”[58]。

新疗法的持续时间长，这点与休克技术不同，更近似于精神分析的长时特征。病人在精神分析治疗期间，人格会因为冲突被解决而逐渐改变。对比时间是重构疾病主体的新思路。就时间而言，电击的快捷迅速与化学分子的缓慢浸润实在无法等同。药物的不同疗效层次会随时间推移显现，就像在话语治疗里发生的一样。情绪的变化和病态思维的转变在抗抑郁药的使用中表现得如此明显，以至于一位精神病学家甚至在 1972 年宣布：“所有在 1957 年看过有关丙米嗪治疗抑郁症的论文和参加过相关研讨会的人，所有在自己病人身上尝试过丙米嗪的人，都会像我一样，在谈及抑郁症的治疗时，变得不太情愿采用心理疗法。”[59]

德莱和德尼科建议我们理解“化学作用的心理动力学”[60]，这的确必要。皮埃尔・A. 兰伯特（Pierre A. Lambert）和让・古约塔特把工作重点放在了这个问题上：比如，他们会对抗抑郁分子的机制进行拆解分析，试图理解它为什么能像精神分析一样，起到让强迫症患者远离强迫性动作的效果。他们认为，化学作用必须放到病人的“整体人格”层面去理解和解释。他们以忧郁症的弗洛伊德模型为基础，分析了药物的抗抑郁作用：病人之所以抑郁，是因为他无法完成对投注客体的哀悼，他将客体内化，并将攻击性返回自身。抗抑郁药重塑了客体关系，让心理治疗开始能够解决以往无法触及的那些精神冲突。[61]在这里，他们提出了一个理想："能够根据药物疗效而非症状建立标识，能够根据疾病结构去建立分类，而不根据通常意义上的症状去建立分类。"[62]这个理想后来并没有实现。

一个强烈但含糊的想法

在临床争论进行的同时，更加形而上学的讨论也在围绕药物能全面改变人格这点如火如荼地进行。克劳德·布朗（Claude Blanc）在1965年宣布，"'精神病学的领域'已经从5-羟色胺的代谢学问题拓展到了对人类积累的精神病理学知识的哲学思考"[63]。因为神经生物学已经不再满足于中枢神经系统功能的不完全假说，它"迫使精神病学家开始从生理学角度思考"[64]，德莱如是说。它开始以非常具体的方式侵入哲学领地，就精神病学而言，就是侵入现象学和精神分析的领域。药物恢复了个人的力量。克劳德·布朗在1960年于博内瓦尔举行的关于无意识的研讨会上，谈到药理学进步带给研究人类的科学的影响：这些进步"将主体重新引入对大脑功能的研究中"[65]。怎样的精神病理学才能整合新的药理学发展？这是关键所在。

事实上，"仅仅依赖镇定、嗜睡、兴奋和欣欢等概念是完全不够的，因为它们太粗糙了，病人们的经验不止于这种概念分类"[66]。正如安德烈·格林[67]所说，这些概念来自对活物的观察，属于"动物的精神病学"。它们能让我们察觉人的情感变化，却无法反映人的内心生活，所以，一些在动物实验里取得成效的药物才会在人身上毫无效果。因此，我们还需要能够解释药物作用的心理病理学，因为精神药理学没有能力“解析专属于人类的那些意义”[68]。它不能将人类简化为活物，活物也不是神经系统的简单投射：“这些（神经生理学的）新发明带来的最具启发性的启示是意义现象具有必然性。在激活警觉的过程中，对信号的预选需要区分意义符号和非意义符号。”[69]塞尔日·莱博维奇（Serge Lebovici）和勒内·迪亚特金（René Diatkine）提醒我们，无意识使人的生物面和精神面发生联结，在弗洛伊德那里，其反应模式是以能量分配的数量概念为基础建立的。[70]还有一些精神分析学家强调说，我们不应该错误地将“精神分析说成纯粹的心理发生”[71]，因为器质性因素在其中从未被完全剔除过。

然而，这些争论仍然停留在理论层面。精神病理学的问题之所以如此重要，主要是因为药物在应用中自有局限性：病人对服药的抗拒会让用药效果降低。在一些情况下，服药后，症状依然存在，又或者产品对病人只有一时作用，病情一复发就不再有效果。怎么解释参差不齐的效果？如何将药物对情绪的作用和对人格的作用联结起来？在情感与理智、在“身体”与“心灵”之间，到底发生了什么？回答这些问题有助于我们探究“到底在治疗什么疾病”的问题。

直到1966年，德莱还在提醒我们，“精神病学不能被简化为化学精神病学”[72]，这是当时很多人的共识，因为在精神病学里，考察关系是必需的。艾更加精准地概括了新药物带来的临床问题和职业问题。从生理学的角度思考，药物对一位精神病学家而言意味着什么？它会导向怎样的精神病学？艾写道：“几乎总有……一个强烈但含糊的想法萦绕着生物方法的应用，即我们总希望它能为心理治疗铺平道路，有利于心理治疗。”[73]之所以说这个想法很强烈，是因为药物并没有被放到机械论中思考，而是被放到了关系里——被放到了医药关系和医患关系里考察。之所以说这个想法很含糊，是因为这种双重关系在精神病学里不断受到质疑，主要疑问是：药物在怎样的情况下才是引起变化的要因？又在什么时候仅仅是治疗体系中的一环而已？

心理治疗的增效剂？

如果不考察药物使用的环境，就无法对药物效果做出真正公允的评价：医疗服务环境、病人病史、医患关系等，这些都需要考察。病人与药物的接触和医患关系就像人的双足，缺一不可。药物治疗——无论是过去用的麻醉剂还是新发现的药物分子，都属于“化学性质的精神分析”[74]：治疗的过程是让患者的内在冲突浮现，这是解决这些冲突的前提。专业人士们认为，药物分子能作用于整个人格。例如，一位与巴鲁克关系密切的专家说：“它能全面触及人格，人格受到震动，不仅仅在心境层面如此，在理智和直觉层面也是如此。”[75]但药物的作用还不够完全治愈疾病。这才是最常见的情况。

精神疾病是无法仅仅通过治疗大脑治愈的，精神药物治疗精神的效果也不能与治疗躯体的药物的效果同日而语。这样的观点在那个年代的精神分析学界很普遍。我们在精神病学发展协会[76]、在圣安妮学派[77]、在里昂研究团队（兰伯特、古约塔特）或在亨利·巴鲁克的追随者那里[78]都看到了这种论调。只有持精神因果论的人才会将药物看成化学解药。事实上，药物是一种关系型物质，它们能使病人触及自己的内心冲突，而医生才是解决问题的关键。

这种想法让当时的人们认为，某些休克疗法能够使病人对心理治疗的抗拒情绪降低：在开始心理治疗前，先对病人已经完全恶化的心境和情绪加以处理，能让病人与现实重新产生联结。让病人在治疗期间得到关注和照顾，也能提供一个好的“心理治疗氛围”[79]。体力劳动疗法、体质疗法、休克疗法都为病人和医生之间提供了新的联系途径，它们有利于强化医患关系，让双方关系更紧密。这些方法还能赋予看护人员以辅助治疗的角色，增进护士和精神科医生之间的交流。[80]治疗方法应该是整体且全面的。[81]德莱在 1950 年的研讨会上说：“生物疗法和心理疗法远远不是对立关系，它们互为补充。”[82]得益于休克疗法，病人可以用超越的眼光看待自己的症状，精神科医生也能成功与病人建立起治疗关系。

因此，在精神病药物顺理成章地介入治疗过程之前，其实大量的准备工作已经完成了。吉兰在 1955 年的研讨会上说，如果安定剂这种“‘药物强化了’什么东西，那被强化的一定是心理疗法”[83]。精神病学家很快就注意到，药物的效果非常不稳定，病人在处方实施时的整体医疗状况发挥着关键作用。医疗状况还能用来解释很大一部分的失败和成功的不稳定性。药物是先它存在的一个动态治疗过程的一部分，它只是被作为精神病学的现代标志得到了推广。实验室数量增加、精神病学家接受关联学科培训等，这些做法让精神病学更加进入了医学现代化阶段[84]。

精神类药物确实拥有一切优点。它们增加了疗法种类，还使各种治疗技术之间建立起关联且互相增强。这一切似乎指向的都是药物和心理两种疗法之间的坚固结合，现在剩下的重要问题是如何将它们联合使用。在里昂举办的研讨会上，所有人都注意到“一个值得强调的积极点：现在，大家都赞同心理治疗从此成为精神病学整个学科的一部分。我们都能很敏感地察觉到这样一个事实：我们可以宽容地说心理疗法是一个新近疗法，而且今天的我们很乐意看到它被增强”[85]。

面对异质性如此强的病症和甚至连病因都不清楚的局面，为了缓解和治愈它们，各种生物技术和心理技术已经组成了一个复杂的治疗过程。为了把握这样的复杂过程，除了精神病学之外，还有哪个医学分支能够声称具有如此高超的技术？毕竟精神病学宣称能让患者从整体上得到治愈。就凭这点，精神病学就能当之无愧地获得医学合法性。无论是在精神类药物发明之前还是之后，精神病学依赖的真正疗法都是心理的：药物是心理疗法的铺垫，心理疗法才是精神病学的通用疗法。在 1950 年和 1955 年的世界精神病学大会上，精神病学的所有学派都在不厌其烦地重复这点。无论在 1964 年里昂的关于药物疗法中医患关系的研讨会上，还是在精神病学发展组织于同一年在巴黎举办的精神药理学和心理疗法的关系的研讨会上，它都是中心议题。

所以，历史上存在着一个短暂的乐观期，当时的人们期待最终治愈疯癫。这个时期之后，精神病学便陷入一个与长期性有关的旋涡：大多数精神分裂症患者都不得不终生服药，只有这样，才能或多或少维持他们状况的稳定。而且精神类药物还被发现具有显著副作用（尤其是迟发性运动失调——导致身体僵直、智力衰退等）。被收入精神病医院住院的人数渐渐减少了，尤其是在 1968 年长效精神安定剂问世之后，病人只需要每个月或每周去医疗机构注射一次即可。病人在门诊就能接受药物治疗。他们被假设全都可以定期去日间医院看自己的家庭医生，一直可以接受心理治疗。他们被设想能在社保的帮助下，在疯人院之外生存和生活。需要注意的是，没人会怀疑精神病患者是真的病人，但抑郁症患者则不同，人们会质疑他们的病人身份。这是抑郁症患者不得不面对的问题。

就“健康人的精神障碍”[86]这部分而言，内源性、精神性和外源性的三分法是看待主体和疾病关系的主要方式。药理学的发展恰恰说明，我们再也无法在不参照生物学的情况下谈论主体，难道不是吗？此外，为什么某种药物能对这样的病人起作用，而对那样的病人却不行？难道不正是对这个问题的探索让临床医生开始对人格感兴趣，让他们想要理解到底是什么“结构”让药物效果如此变化无常吗？当时的人们普遍认为，抗抑郁药在疾病攻击的是生命活力部分的时候才是最有效的，即药物对忧郁症模型中的内源性疾病才是最有效的。然而，所谓的“内源性”只是一个理论标准。我们如何在实践中具体区分三种类型的抑郁症呢？德莱和德尼科告诉我们：它们看起来十分相似。那我们该如何识别它们呢？为了做出准确诊断、开出有效的处方，医生们具备了哪些诊疗手段？对于那些站在医治这些疾病的第一线的人——普通科医生们而言，弄清这些问题显然至关重要。

普通科医生：诊断混乱

抑郁症是一种具有欺骗性的疾病。诚然，对精神病患者的诊断也面临着巨大问题，但抑郁症的情况还更特殊。因为它既具异质性，又具普遍性。一方面，对抑郁状态而言，药物效果评估更加棘手，因为比起谵妄、幻觉和躁动而言，抑郁症的表面症状更加复杂。另一方面，抑郁症的社会规模呈增长趋势，无论是发虚无力、焦虑、沮丧、过度怀疑的人，还是犯歇斯底里症或强迫症的人，都统统跑来看普通科医生。

如果说准确描述神经抑制剂的作用已经是件很困难的事的话，那么描述抗抑郁药的作用就更困难。首先，我们还没有弄清楚药物能够缓解病情的原因。通常情况下，评估会遵循瑞士的保罗·基尔霍兹(Paul Kielholz)在 1962 年提出的逻辑："如果一种抑郁症既没有被电击治愈，也没有被 X 药物治愈，但最终被发现在使用 Y 药物后症状消散，那么人们有可能会错误地得出结论，认为 Y 药物更有效果。"[87]然而，真正的原因很有可能仅仅是抑郁时期的自然结束时间，与服用 Y 抗抑郁药物的时间刚好重合。查尔斯·布里塞(Charles Brisset)在 1965 年发表的一篇综述评估方法的文章中认为，这种孤立某个行为看效果的方法"对于一般行为(譬如多动症)而言，还是足够准确的"。但他又补充说，面对更加复杂的症状，譬如对"抑郁倾向"[88]而言，这个逻辑的判断力比较差。乔纳森·科尔(Jonathan Cole)在 20 世纪 60 年代担任美国国家心理健康研究所精神药理学部门负责人，他是该领域最著名的美国科学家之一。1970 年，他发表了很严厉的批评："抗焦虑药和抗抑郁药都被过度宣传了。……很多抑郁症，特别是神经性抑郁症，无论如何都是能被改善的。而对于严重的抑制型内源性抑郁症，最好的治疗方法依然是电击。……综合而言，这些药物并没有取得比安慰剂更令人印象深刻的效果。"[89]他接着说，如果没有神经抑制剂，那我们的确少了一种治疗手段，但抗抑郁药是可以用电击和一些经过精心挑选的巴比妥类药物来代替的。由于对抗抑郁药物的效果始终没有定论，抑郁症在分类方面也很快变得混乱不堪。克莱恩和库恩发表研究成果五年后，基尔霍兹描绘了这种糟糕状况："在药物治疗方面，目前的状况算得上完全混乱。不同文献里列举的改善案例和治愈数据差异很大，譬如丙米嗪的有效率能从25%摇摆到80%。某些单胺氧化酶抑制剂的有效率则更是能从0变动到65%。"[90]

如何才能结束这种混乱？需要选定一个治疗策略，开出"正确的"抗抑郁药物，或许还要让病人接受心理疗法，甚至精神分析。不仅如此，还需要帮助医疗机构更好地认识抑郁症类型，将抑郁症与那些其他类似疾病区别开来。精神病学的逻辑核心是病因学。下面这个问题必须被弄清楚：被观察到的症状所对应的病理到底是什么？

不断增长的需求、不断变化的医疗环境

1960年，生活环境观察与调查研究中心（CREDOC）的一项调查表明，继季节性疾病（比如流感等）和消化道疾病之后，"最重要的疾病类别是……由看似互相没有关联的疾病组成的一个组合，里面包含了精神障碍、失眠、偏头痛、头痛、神经痛和一些原因不明的疼痛"[91]。功能性疾病占药品消费的11.8%。这篇调查报告的作者强调说，受到研究方法限制，他们无法区分哪些是自主性精神障碍，哪些是由器质性疾病引起的心理障碍。但他们又说，这种困难可以归咎于"在医学概念和诊断方面存在的同样问题"。

1963年，《临床医生杂志》出版了第一份专门讨论抑郁综合征

的特刊。在前言里,拉普莱恩(Laplane)博士写道:“抑郁状态在医学实践中十分重要,无论是从它发生的频率来说,还是从因忽视它和对抗它的方法有限所引发的风险来看,都是如此。”与同时期的其他作者一样,拉普莱恩也强调说,抑郁“在普通科医生的所有病例里,数量巨大”[92]。1965年的一项私人诊所情况调查估计,普通科医生接待的病人里有80%患有“功能性疾病”[93]。克劳德·布朗在1966年确认了这点:“在私人诊所里接受治疗的抑郁症患者和神经症患者数量”[94]看起来有了明显增加。

个人对心理治疗的需求在20世纪60年代明显增加:所有资料都显示了这点。1967年时,估计有1600名精神科医生在私人诊所执业:“可以肯定的是,他们绝对不会失业,诊所的新客人源源不断,这也诠释了他们的快速成功。”[95]

所有医生都至少需要了解临床心理学,起码需要具备最低限度的精神病学知识。艾在1965年说:“要做的事情还很多,在医学院引进心理生物学绝对是其中的一个重大举措。”[96]三年之后,让·古约塔特说了同样的话:“从那天开始,我们可以说,精神病学运动日益呈现出的一个新特点,那就是精神病学和精神病学机构日益渗透到社会的方方面面。”[97]这段话指的是精神病学行业本身,但它也适用于普通医学,因为“超过30%的就诊者”所面临的问题都要求医生具备一定的精神病学素养才能处理。因此,精神病理学的培训变得必不可少。许多研讨会都将这个问题列入日程加以讨论:1966年在马德里举办的世界精神病学大会,1967年在第戎举办的法语精神病学和神经病学大会,1967年在巴黎举行的心身医学研讨会,1968年医学心理学会在雷恩举行的研讨会等,都是这么做的。然而,即便如此,普通科医生接受精神病学培训不足的问题依然屡屡被提及：这些医生无法超越自身习惯，总想扮演“药物给予者”的角色，他们倾向于滥用刺激剂和兴奋剂，同时还会将这些药和镇静剂混合着用。[98]一项关于精神病学在法国的运用的调研显示，绝大多数被采访的精神科医生都强调了与普通科医生密切合作的必要性，“他们对普通科医生的不满溢于言表”[99]：普通科医生要么过快下结论，认为病人是神经症，会在病人没要求的情况下将受惊的病人送到精神科医生那里；要么就是只关注症状，不考虑精神因素。

如果药物疗法让心理治疗变得必要，那么，心理治疗究竟是什么？它的定义“很广泛，也不精确”，它的“内容不但包括简单倾听、给出好建议、抱理解的态度，也包括试图了解和掌控医患关系”。[100]此外，这个词还用来指代需要经过培训才能掌握的各种技术：不但包括弗洛伊德的精神分析，也包括荣格的精神分析、白日梦、自生训练（training autogène）、放松、治疗小组等。普通科医生应该接受所有这些培训吗？又该被如何培训？“我们知道，精神病学在医学教育中仅仅是神经学的一个小分支而已。”[101]

从 20 世纪 50 年代末开始，医院的精神病学家们开始越来越关注心理治疗，尤其是精神分析[102]。精神分析开始在精神病学中占据重要位置。亨利・艾于 1960 年在博内瓦尔组织的一次有关无意识的研讨会引起了精神病学界的巨大反响，这次研讨会的成果在 1966 年被出版。这次研讨会让精神病学界对精神分析的兴趣有所增加。[103]在 1960 年的巴黎地区，还没有任何精神病科室的负责人接受过精神分析培训；但到了 1965 年，在 33 位负责人里，有 10 位已经接受了相关培训。[104]在塞纳省的神经精神病学家中，有三分之一是精神分析师——比例之高在整个法国都独一无二。[105]艾在1965年也说,精神分析流派“变得越来越强大”。与之同时期发展起来的,还有团体心理治疗和心身医学。[106]第一次就培训医生召开的国际研讨会于1962年在伦敦的塔维斯托克诊所举行,第二次于1964年在巴黎举行:这两次研讨会“就对医生而言必不可少的心理学培训里可能出现的所有问题提供了广泛讨论的机会”[107]。皮埃尔·皮肖(Pierre Pichot)当选为巴黎医学院的第一位医学心理学教授。一些针对医学生和医生的教材也得以出版。[108]这些出版物体现了心理技术的多样性(催眠、自生训练等都被提及)。第一批巴林特小组出现在1959年,巴林特医学协会成立于1967年:这些组织的目的是教医生们在日常实践中建立具有心理治疗性质的医患关系。[109]不过,这些团体的影响总体而言还是十分有限。比如,卡默勒(Kammerer)医生过后说:“十年前,我们中只有很少人曾被精神分析,还有一些处于最前沿研究的同行都不知道什么是心理疗法。那时真的是什么都不知道。”[110]到了20世纪60年代末,精神分析已经在精神病学领域熠熠发光。大量的住院实习医生开始实践心理疗法,他们中的一些人还会在未来变成法国精神病界的赞助人。

困难的诊断、棘手的疗法或普通科医生的教育

第一篇关于抗抑郁药的文章出现在1958年的《临床医生杂志》上:“精神类药物依然……是治疗界新闻的头条。”当时,丙米嗪在法国还未被商业化,它“对抑郁状态有作用。它既不会使人安静,也不会令人兴奋”[111]。文章的作者显然还在惊喜于抗抑郁药物的这种特性。当时的医学文献已经相当丰富,但“临床医生的困惑”[112]也同样很多,因为关于疗法的指导性文章还很少。所

以,针对普通科医生的诊断指导和处方指引是绝对必要的。而且,正如《临床医生杂志》不厌其烦地强调的那样,普通科医生才是面对大部分日常就诊的病人的人。普通科医生的关键步骤在于正确诊断这些"无法适应自身(职业的、家庭的)生活环境的人"[113]到底得了什么病:药物的使用"**在任何情况下**都绝不能脱离心理治疗;**绝不能**忘记药物对焦虑、情绪紧张或失眠的效果只是头痛医头、脚痛医脚,疾病的深层次原因是生物的或心理的,这些原因必须被仔细寻找且得到认真处理"[114]。这本杂志的所有文章都在强调辨明症状。然而,医生们如何才能从繁杂的临床表现诊断出一个病因不明的病呢?何况正如一位精神病学家在1962年指出的那样,对于这个病症,很快就会出现"越来越多的药物,这些新药都宣称自己优于老药,说自己对有机体的整体毒性作用越来越小"[115]。

事实上,抑郁症"过于频繁地被下了诊断,同时又太少地被下了诊断"。之所以说过于频繁,是因为普通科医生会将焦虑症、急性歇斯底里症和妄想症全都诊断为抑郁。之所以说太少,是因为抑郁状态,"包括那些最典型的抑郁状态,都有可能仅仅被诊断为身体虚弱或劳累过度。医生们会建议患者去乡间休息,这将导致病人脱离熟悉的环境,有时候甚至出现悲剧后果"[116]。我们看到,基尔霍兹笔下的混乱是真实存在的。自20世纪60年代开始,抑郁症接管了一系列的微小精神病症:它重新定义了它们。

存在有效的药物,这点被看作"一个相当重要的事件……它们现在,不,是从一开始,就凭借使用方便和成功率高的特点,让最挑剔的人满意,让最顽固的人被说服"[117]。抗抑郁药作为新产品与安非他命一起出现在活力剂表单里。[118] 20世纪60年代中期,市场上大约有十几种抗抑郁药,而且新药在不断涌现。然而,普通科医生能靠什么标准来选择药物呢?何况,他们还经常混淆精神类药物的类型,不熟悉抗抑郁药物的使用规则。面对如此不同的配方、作用方式和特性,药物说明书应该是怎样的呢?医生必须考虑到多种因素(社会的、心理的和组织器官的),这些因素都会引起各种病理反应(焦虑、失眠等)。

普通科医生无法替代精神科医生,因为治疗只是看起来简单而已,“症状是如此特殊,陷阱又是如此频繁”[119]。这些病症在普通医学里涵盖的范围广阔,症状五花八门,这些都让诊断变得困难,治疗变得棘手。这些观察在文献里反复出现。不要忘记,不造成伤害是医生的重要准则。医生被要求准确辨别“具备典型形态的忧郁型抑郁症”[120],它具有遗传性和复发性,它与反应性的简单抑郁症或神经性抑郁症不同。治疗的过程也必须受到严格监督,一方面是因为医生必须跟踪各种具有欺骗性的症状的演变,另一方面是因为忧郁症患者和内源性抑郁症患者的自杀风险很高。[121]医生们最怕服药导致病人自杀,因为抑制的消失会先于情绪改善出现。这类药物适应症“必须被仔细考察和权衡:在严重的病例那里,等待抗抑郁药起作用的时间过长以及它引起的某些重大不良反应,都有可能让普通科医生更倾向于采用其他疗法,尤其是转向电击;在轻度病例中,则需要注意不要让病人承受与其病况不相称的风险”[122]。至少在症状消失后的一两个月里,治疗还需要继续,这是巩固疗效的时间。

悲伤和精神痛苦是抑郁情绪的核心。“抑制和精神痛苦……都给人以悲伤的总体印象”[123],它们是抑郁的底色,“没有这个底色,抑郁症就无从谈起”[124]。抑郁症会让人“产生一种自我贬低的感受，这种感受会影响所有其他方面，包括思维减少且迟缓、行动动力缺乏”：是悲伤在引起迟缓，所以迟缓其实是次要表现。尤其不要将抑郁状态与焦虑状态混淆，由于普通科医生总是很难分清两者，所以他们更需要注意这点。[125]

当医生确诊出抑郁症状后，下一步就是明确自己面前的是哪一种抑郁：是忧郁-内源性抑郁，还是神经性抑郁、反应性抑郁，又或是（由器质性疾病引发的）症状性抑郁[126]？神经性抑郁本身还囊括了多种形式。所以医生目前唯一能够肯定的是，患者得的不是精神病，而是“在精神病人或貌似正常的人身上都有可能观察到的一种综合征”[127]。焦虑症和抑郁症之间的关系尤其难以厘清：尽管抑郁症不是焦虑症，但的确存在着焦虑性抑郁症。幸运的是，市场上售卖的药物让人们开始注意到它们之间的区别：一些药物更多对焦虑有用，另一些则相反，起到的是兴奋作用。到了 1967 年，焦虑症和抑郁症的区分问题似乎已经得到了妥善解决。[128]

还存在另一个问题让治疗过程变得复杂。由于精神类药物的出现，精神疾病不再遵循自然过程，它有可能变成慢性病，也有可能被治愈。于是，一个关键问题出现了：精神类药物是否改变了精神病学家面对的临床局面，让他们处理的情况已经不同于药物被发明之前？医疗征候学因药物的发明开始迅速改变[129]，药物作用下呈现的症状有可能让诊断更加混乱。同样的问题已经出现在电击里，而药物疗法更是加剧了这种混乱。一是因为药物种类繁多，二是因为即便同一种药物也可能出现不同的效力。“疾病的形态……似乎充满了异质性。”[130]用什么方法能让它们同质化呢？

抗抑郁药的使用因为上述这些棘手问题而受到了限制。它们有副作用(口干、记忆问题、便秘、身体颤抖、体重增加等)和毒性(心血管问题,有时候到了致命程度),而且起效慢。它们在操作性方面也很复杂,因为药物剂量会因病人情况不同而千差万别。如果一种药不起作用,就必须改用另一种。这种情况下,我们完全可以理解为什么抗抑郁药在当时很少被使用。在1965年到1970年间,精神药物的消费量从排名第九上升到了第五,这是因为催眠药物和抗焦虑药物的使用有所增加。[131]

在这样的背景下,抗抑郁药物也没有引发大的争议。一本针对大众的科普读物解释说,在我们这个注重舒适的社会中,“我们正在从为病人提供药物转变成为遇到困难的正常人提供药物,接着又开始为想让生活变得更简单轻松的正常人提供药物”[132]。这本书告知读者存在一些新研究,相关人员正在尝试开发“没有毒性的化合物……这些物质将在未来成为真正为人带来舒适的药物”[133]。这样的叙述完全没有想要讨论生活的不幸是否应该成为治疗对象的意思。认为未来将会出现无毒药物的幻觉,似乎早在氯丙嗪上市时就出现了。德莱在1955年说:“我的朋友亨利·艾批评了‘精神类阿司匹林’的说法,这么做固然正确。但我还是想指出,阿司匹林是一种伟大的药物,我们都期待着有朝一日,精神病学领域能拥有自己的‘阿司匹林’。”[134]既然按照当时的观念,病人理应对自己的心理冲突感兴趣,那么,如果存在能够提高病人内心舒适度的药物,的确算是好消息:在当时,没人会去问药物针对的到底是不是疾病。相反,从这点可以看到,社会开始允许人的精神生病。这是人的内在问题开始进入社会公序良俗的起点之一。

讨论现代生活的文章也经历了同样的转变。《临床医生杂志》1958年发表的第一篇讨论抗抑郁药物的文章体现了这点。现代人“有太多的野心和矛盾;西方文明并非处处有优势,说到底,换取这些优势的代价很沉重”,它们是以“神经心理方面的不舒适状态”为代价的。“精神类药物”所起的作用是“让病人重拾生活的快乐,现代生活和技术进步正在不断破坏这种快乐”[135]。“现代生活”没有让医生怀疑精神类疾病的存在,而是恰好相反。“我们难道不是每天都能看到这样的病人吗?无论他们的症状是不是器质性的,他们的生活都被精神色调所影响。抑郁似乎主导了现代人的生活。这是一个令人不安的事实。”[136]

重重困难让普通科医生很难发展出连贯、规范的抑郁症诊疗实践。区分焦虑和抑郁,辨别不同类型的抑郁,将不同的抑郁状态归为某个神经症种类或精神病种类,这些对普通科医生而言都是不可能完成的任务。内源性抑郁症是模仿忧郁症建立的疾病类型:它的发作迹象不源于外因或家族史原因,病人也不一定有躁狂症或抑郁症的病史。比如,当一个人感觉自己对他人而言是负担且无用时,就可能心生死志。在外源性抑郁症的情况下——这是数目最多的抑郁症,必须根据人格特征和诱发事件存在的联系来区分案例。当抑郁症的发作与某个诱发事件相关时,它就不属于精神神经症的防御反应。相反,如果发作与诱发事件关系不大,它就属于精神神经症的防御反应。因为这个时候发病动机是精神性的,抑郁症其实是存在于无意识中的精神冲突的外显症状。

一方面,仅仅心境患病就能导致心理疗法必然失败,另一方面,药物疗法再不济也能对神经症有效。如果连疾病分类都处于混乱状态，诊断也必然混乱，难道不是吗？那么，就只能靠疗法来测出病人得的到底是什么病了。疗法测试成为应对诊断不确定性的神奇手段："在实践中，一般用观察抗抑郁药是否起效的办法来判断疑似病例。"[137]归根结底，抗抑郁药的主要作用还是向医生证明了抑郁症并不是一种想象中的疾病。路易斯·贝尔塔格纳(Louis Bertagna)自20世纪50年代以来一直是《临床医生杂志》"精神病学"栏目的负责人。他说："抑郁症……显现出真实面目，它是一个与生理紊乱有关的真实疾病，它依靠特有的心理表现与其他类型的医学症状区分开来。"[138] 1970年，900万人被诊断为神经症或人格障碍。[139]

药理学是一种关注内心生活的方式

如果说每个人得的抑郁症都不一样，那么，病例与病例之间的差别是如此细微，病例之间的大致相似之处和矛盾之处是如此之多，以至于将特定人格类型与特定抑郁症类型对应的做法完全行不通。因此，精神病学界存在一个最基本的共识：药物通过化学作用影响心理症状，它帮助病人准备好面对自己的精神冲突。药物旨在将病人转变成他自己疾病的治疗者。即便是在这样的诊疗混乱中，心境匮乏理论和精神冲突理论也还在互相强化：尽管它们在对病态主体的思考方面引发了很多困难，但依然在帮助识别症状和综合征。先是情绪生物学的诞生，后有神经安定剂、抗焦虑剂和抗抑郁药的发明，这些创新都让普通科医生重新获得了关注情绪、感觉和人的情感世界的动力。

抑郁症从20世纪60年代后半段开始成为普通医学的一部分。在1972年举行的专门讨论抑郁状态的地方医学会议上，数名与会者指出“抑郁症”一词存在滥用。发生这种事的原因有二：一是抑郁症的诊断范围得以扩展；二是医生习惯用“抑郁”一词来安抚病人家属，以此来避免在出示给雇主的医疗证明中给精神病人留下污名，又或者避免让病人陡然面对精神分裂症这样的严重诊断。“正因如此，公众、医生和精神病学家都不约而同地将这个词滥用在各种心理障碍上，其中的大多数其实并不属于抑郁症范畴。”[140]抑郁症因此成为能被社会接受的疾病，但作为交换，这个词本身却失去了医学意义。[141]它成为一个磁铁，吸引着不同的语义。

在整个20世纪60年代，医学服务和医疗语言都在增多，人们开始能够根据自身情况提出治疗要求。我们将在后面的历史中看到，大众杂志和心理学畅销书回应了这种要求。它们创造出一个社会空间，里面充斥着能被每个人随意挪用语义的日常词汇及其表述——读者们具体会如何挪用则属于另一个问题。这些杂志和书为那些**每个人**都会有的模糊感觉贴上一些**共同的**标签。所有这些元素结合起来，让人的内心世界开始占据一个社会位置，属于精神的特有语言得以建立。为了治愈疾病——包括服药治愈的情况，病人必须关注自己的内心。病人不能被缩减为自己的疾病，他必须作为自己内心冲突的主体。

无论将抑郁症归入哪个大类，都很困难，这是诊断不确定性的症结所在。由于同时具有异质性和普遍性，抑郁症很具误导性，但这点反而成了促使抑郁症在社会上崛起的动因。正因为无法定义，抑郁症的综合征才能层层叠叠、不断累积，旧的被分解，新的又被添加。当时，社会舒适度、消费状况和社会流动的变迁已经悄然重塑了人的概念，精神病学的内部转变是人的概念的转变所产生的巨大现实结果。现代生活的多变性被引入了医护领域，精神类药物开始变得普遍，一切都在形成一个动态体系，最终建立起一种关于人的内心生活的特殊社会语言。它促进了精神的社会化。与此同时，它还参与到了社会的心理学化中。那些构成人的概念的纪律框架和禁令开始被动摇。

第二部分
神经症的黄昏

我无法再忍受命定哪怕一秒。我想要的并非传统要求的那种好，而是走出自己的路。然而，如何做到这点呢？我可以做点什么？……这种焦虑开始侵蚀我。

——V. S. 奈波尔(V. S. Naipaul)

《河流的曲线》，1982 年

性解放用对规范的关注取代了对错误行为的恐惧。

——奥古斯丁·耶诺(Augustin Jeanneau)

《一个时代的风险或外部的自恋》，1986 年

神经性抑郁症的危机与主体面目的改变

20 世纪 60 年代末，人们已经做到将抑郁症合理地划分为三大类型：内源性抑郁症、神经性抑郁症[1]和必然源于外部的反应性抑郁症。内源性抑郁症有着最深的躯体根源，其机制属于生物性质，身体的变化影响了感觉、情绪和情感——简短而言，就是影响了人的精神和主观体验。神经性抑郁症是与人格概念最相关的一种抑郁症：它是最接近精神病理学障碍的一种抑郁症。反应性抑郁症则强调外部事件是抑郁的原因：这种抑郁症是最有可能被调节到良好平衡状态的。

如果说人们对抗抑郁药的治疗作用一直争议不断，那么，在我们所说的那个年代，没有任何人会认为心理疗法不是治疗的主要方法。无论心理疗法有多大的局限，神经症和忧郁症这两个类别一结合，就足以"撑起"抑郁综合征的概念。德莱在定义精神类药物的作用类别时是以雅内的理论作为参照的；各种心理疗法的定义则是以弗洛伊德的理论为基础的，因为它为理解精神病的精神源头提供了理解要素——从拉康到吉罗，很多精神病学家都从中受益过。不过，人们对各种抑郁症类型包含的内容及它们之间的界限还没有达成一致。争论甚至一度陷入僵局，分类上的混乱和普通医学给出的五花八门的处方都体现了这点。

抑郁症是各种疾病交会的十字路口，无论专业人士持有怎样的具体观点，所有人都赞同这点。皮埃尔·皮肖与皮埃尔·德尼科都是圣安妮医院的著名专家。前者在1980年的一个关于抑郁症的欧洲专题讨论会的闭幕发言中说："我们面对的是如何细分抑郁症的问题。不同类型因为有相同的底色，所以都属于抑郁症。但它们因为各自表现不同，出现条件和发病机制有差异，所以又具备多重性。"[2]我们看到，明确细分外源性抑郁症和内源性抑郁症很困难，将不同的外源性抑郁症区分开也同样困难。普通科医生尽管举步维艰，却也必须面对这种诊断混乱。应该如何克服呢？

在围绕病因、诊断或某个疗法和产品的有效性的讨论中，出现频率最低但被诊断得最多的就是神经性抑郁症。"神经"一词在这里很重要：内在冲突表现为外在抑郁症状，治疗处理的是这个冲突。在这个疾病类别中，主体的概念和冲突的概念交织在一起，它们如此密不可分，以至于可以视为等同：主体是处于自身冲突中的主体。

精神病学找到了两个分类解决方案，让诊断的连贯性得到了略微多一些的保障。只是尽管两个解决方案并不相同，却都导致了神经症概念这种表达精神冲突的方式的衰落。

第一个解决方案是由偏向精神分析的精神病学家提出的。它强调的是抑郁人格这个概念：抑郁综合征既非心理性的也非神经性的，它是一种"临界状态"。神经症患者是陷入冲突的人，因为他"放任了无意识层面冲突的显现"[3]。"抑郁人格"则属于缺乏发泄自身冲突的能力，它没有能力呈现冲突。抑郁人格是空洞的、脆弱的，缺乏承受挫折的能力。因此，抑郁人格倾向于上瘾和注重感觉。如果用精神分析的语言来说，抑郁人格更多不是处于冲突的语境，而是处于“剥离”的语境。“剥离”是以内部撕裂为特征的，其中的元素互相之间既不产生冲突，也没有建立关系：这样的人会被匮乏感淹没。这时，对自我的表述发生了变化：内心的裂缝转变成内心的差距。

第二种解决方案用一个被称为“新克雷佩林法”（néo-kraepelinien）的模型取消了人格的概念以及精神病学治疗人格的临床能力：既然精神病学家没有办法在病因方面达成一致，而且还因此导致诊断相关综合征上的种种困难，那么，只要绕开病因不明带来的概念问题就行。换句话说，就是避免去问下面这种问题：症状指向的是何种潜在病因？在不问病因的情况下，可以采用统计技术手段得到一个**标准化**诊断依据，这个标准需要清晰描绘综合征且可以成为好的诊断指南。我们将跨过大西洋去描述这个解决方案，因为它的主要实施地在美国：在美国，精神病学的面貌随着一份文件的推出而大大改变，这份文件代表了精神病学的第二次革命。这就是《精神障碍诊断与统计手册（第三版）》。专业人士将这份文件简称为“DSM－Ⅲ”。从此以后，生物、精神和社会这三角开始构成20世纪70年代精神病学的新主流。我们进入了在精神病学业内被称为“生物—精神—社会”的时代。

上述两种解决方案搁置了匮乏模型和冲突模型之间的分歧。在医学视野中，匮乏的人首先是被自身疾病攻击的对象。病人之所以是一个客体，是因为他是依据受苦模式定义的（无论他的苦楚是源自小时候缺乏母爱，还是源于5－羟色胺水平不足）：抑郁症患者完全不需要面对自己的冲突，因为他**得的**是一个疾病，疾病是可以被移除的。在精神分析的视野里，抑郁症患者没有能力成为自身冲突的主体。这里的“主体”必须放在“行动主体”即“行动者”的含义里被理解，他具备自主呈现自身冲突的结构，并因此在重新“获得下决定的自由”[4]方面具备更多能力——正如弗洛伊德在谈到治疗时所说的那样。在本书的第二部分，我会描述以冲突和内疚感为参照系的理论如何式微，以及它们如何被关注匮乏和舒适的语言所替代。

抑郁症概念的这种转变发生在原有社会规范在20世纪60年代遭遇挑战的大背景下。那时候，有关个人行为的传统规范变得令人无法接受，个人有选择自己生活的权利这点开始或已经成为个人与社会关系的准则，至少这种想法已经完全进入社会风俗层面。公私关系也发生了显著变化：公共领域开始被看作私人领域的延伸。纪律和服从被超越社会约束的独立自主观念和自我支持代替了；“一切皆有可能”的想法代替了被迫接受限制和命运；担忧自己无法胜任和因此产生的空虚感及无力感（自恋），代替了过去资产阶级性质的内疚感和对抗父亲法则所做的斗争（俄狄浦斯）。主体的面目发生了巨大改变：从此以后，人们追求的是活得像自己。从人们认为“**一切皆有可能**”的那一刻起，匮乏的疾病就开始侵蚀人的内心，那些撕扯的痕迹是在提醒人们“**并非一切都被允许**”。

心理病理学的讨论与社会规范的变迁交织进行，抑郁症在其中被定义成了新形成的主体的反面形态。抑郁症将古典时代的忧郁症和民主时代的追求平等结合了起来——在民主时代里，正如安迪·沃霍尔（Andy Warhol）所言，每个人都有权利获得“自己那一刻钟的隆重”。抑郁症体现了新的常态，而后者本身又是一种新的规范性(本书第四章)。

就医学方面而言(本书第五章),数据表明在普通医学中,围绕各种个人问题寻求治疗的情况发生得相当频繁。此外,精神病专业人士开始依靠普通医学提供的使用方案克服诊断混乱的问题。这些专业操作凸显了匮乏模型的有效性。抑郁症概念摆脱了想要寻找潜在病因的努力。如果疗法已经能够帮助病人弥补匮乏感,为什么还要推动他们去面对自己的内在冲突?于是,抑郁症从十字路口般的疾病实体变成了包罗万象的万金油。在这个过程中,精神类药物的治疗性质开始受到质疑:我们是在让人滥用药物还是真正在治疗人?匮乏模式和冲突模式之间开始脱节,禁令的调节功能被削弱,这些都让人们开始质疑正常和病态之间的原有界限。强调“允许”让位给了讲求“可能”。

第四章

心理阵线：没有指令的内疚

1970 年 10 月在纽约举行的一个关于抑郁症的国际研讨会上，海因茨·莱曼说出了一个将在未来被长期引用的数字：在目前的世界人口中，抑郁症发病率占到了 3%，即全球有几千万人受到此病的折磨[1]。抑郁症刚刚成为世界最普遍的精神疾病[2]。巴塞尔(Bâle)精神病院的院长——瑞士人保罗·基尔霍兹于 1972 年和 1973 年在圣莫里茨(Saint-Moritz)组织了两次关于抑郁症的研讨会，在 1975 年又成立抑郁症国际预防和治疗委员会，以便为普通科医生提供相关培训。在医学杂志里，抑郁症被说成时髦病："非医疗媒体对'抑郁现象'十分重视，病人及其家属能相对轻松地谈论'他们的抑郁症'，这些都让人觉得抑郁症变得流行。……话题都是冲着抱怨时代去的：我们的时代充斥着明星、过度劳累、嗑药(有时候抑郁症会被错误地认为是嗑药导致的后果)，这些主题相互掺杂、混淆，并且频繁地成为大报纸的'头条新闻'。……'抑郁症'这个词无疑或多或少被误用和滥用了。"[3]抑郁症的主题变得盛行，无论是在精神病学杂志上，还是在普通医学刊物上，都能看到它的身影。1977 年，拉戈特(Ragot)医生在法国历史最悠久的精神病学刊物——《精神病学年鉴》(*Annales médicopsychologiques*)上写道:“文明尤其令人抑郁。”[4] 精神分析方面的杂志也充斥着抑郁症主题。精神病学家兼精神分析师让·贝热雷(Jean Bergeret)在 1976 年强调:“如果说抑郁症已经成为时髦病,那么,我们必须承认,其部分原因是俄狄浦斯在集体共识中遭到贬值。”[5]

精神的解放和身份的不安全感

抑郁症“位于贯穿了医学性质的民间传说和死亡的这根叙事线上。在线的一端……抑郁症是如此‘滋味多样’,以至于现在的人已经将抑郁与心情不愉快完全混淆,抑郁的个人就像应该被重新打气的旧轮胎。在线的另一端:抑郁症是为人生即死亡赋予了意义的一个事件”[6]。这是一位精神病学家在 1973 年总结的抑郁症的状况,这个说法令人惊讶,但也恰如其分。抑郁症拥有如此多样的面目,可以从人生真理到日常小沮丧,这让它看起来比 19 世纪的神经衰弱症涵盖更广。

抑郁症一词为何会变得如此烂大街?俄狄浦斯的贬值为何有利于抑郁症概念的诞生?为什么说文明是令人抑郁的?时代没有带来乐观吗?有关私人生活和内在问题的那些东西在那个年代经历的转变是否令人更加幸福了?人们有权过上自己选择的生活,这是否已经成为现实?

一切转变开始的那个年代具备一个特点:**精神的解放**和**身份的不安全感**互相作用。我们在台面上看到的是,大众解放时代开启了:自 20 世纪 60 年代开始,媒体鼓励人们重新关注内心生活,与此同时,被美国社会学家菲利普·里夫(Philip Rieff)称为“解放疗法”[7] 的技术开始流行。这类技术声称能帮助个人建立不受约束的独立自我。在幕后即在法国精神病学领域发生的事件是，新的争议出现了。由于自我身份变得多元，人们产生了身份的不安全感，其主要临床表现是抑郁性质的空虚感和成瘾性质的弥补行为。新的社会规范鼓励着个人成为自己，然而，这个热情之后是否还存在着一个反面——抑郁症和成瘾症的结合体？它们分别是围绕倦怠和刺激形成的两个主要疾病。

既不疯狂也不懒惰：内心生活不是一个心理学问题

当抑郁症在普通医学和社会中扩大影响之时，法国正在经历一次社会大转型：社会正在摆脱显贵和农民的两极世界，打破阶级的僵化命运。经济的增长、社会保障系统的发展、教育体系的变化（小学与中学教育分离改革结束，至少在官面上给予了平民子女读完中学的权利）、社会向上流动的新可能、新的住房政策（新政策缓解了过度拥挤问题，增加了个人生活空间）以及公共设施的建设，这些都在影响着个人和社会的关系。物质生活水平的提高让舒适不再是一个遥远的梦想，而是成为民众阶级也可以触及的现实：在过去，民众只有在生命结束时才能获得些许舒适，现在，“年轻夫妇……从一开始就能获得一定保障，获得他们父母需要一辈子才能赢得的资源”[8]。每个人都可以走自己的路，这种想法变得普遍，平民纷纷亲身实践。当然，这也激发了新的惶恐和不安。

流行病学：源于变化的病症

流行病学告诉我们，抑郁症在我们的社会是一种由过度变化引发的疾病，而不是由低下的经济和社会条件造成的：抑郁症流行的背景是第二次世界大战后整个社会机制的变化。它由富足而起，而非源于经济危机。抑郁症在黄金三十年①大幅度蔓延，那是一个经济进步、福利增长、普遍乐观的时代。抑郁症的发病频率之高、范围之广、对人们健康状况的影响之大，让它一跃成为公共健康问题。

1967 年，世界卫生组织的一位专家根据第一批人口普查结果估计，非精神病的精神障碍发病率在十五年内几乎翻了一番[9]。1975 年，世界卫生组织精神疾病办公室负责人在一份流行病报告里，重新引用了抑郁症患者上亿的说法，并认为基于四个理由，这个数字还会继续增长：预期寿命增长会导致抑郁症增加（这与老龄化的疾病有关）；不断变化的社会心理环境会制造紧张，压力有可能会转化且体现为抑郁症（譬如家庭解体、孤独等）；心血管疾病、脑血管疾病和胃肠道疾病的患者增加，这些疾病在五分之一的患者身上会引发抑郁反应；抑郁症因其他药物使用频繁而增多（譬如降压药、荷尔蒙或口服避孕药的使用）[10]。

美国医药协会在 1989 年发表了一篇基于全国人口的代表性样本所做的流行病学综合报告[11]，根据它的说法，抑郁症在“二战”后出生的人口中的发病概率更大，这是不争的事实。不仅所有年龄段的人都可能患抑郁症，而且男性的抑郁症发病率高于女性[12]，未成年人和青年对抑郁症的抵抗力更低，更容易暴露在抑郁症风险下。酗酒和嗑药与抑郁症呈正相关。自杀率上升，这点在白人青年那里尤为明显。而杀人问题则在黑人青年那里更严峻。然

---

① 指 1945—1975 年。“二战”结束后，法国在 1945—1975 年间经济快速增长，工资大幅上升，城市化进程加快，建立了高度发达的社会福利体系。——译注

而，1945 年以后出生的人在当时不但拥有现代历史上最好的身体素质，还在一个空前繁荣的时期长大。许多因素都在增加社会中的抑郁含量，譬如城市化、地域流动以及它们导致的情感断裂，又比如社会反常现象的加剧、家庭结构的变迁、传统性别角色的弱化等。在 1989 年的综合报告出炉之后，一些研究小组开始致力于消除统计误差，比较不同国家的抑郁症调查结果。他们得出了与上述报告相似的结论。这些研究证实，“二战”之后抑郁症发病率增大，抑郁症的发作次数“在 40 岁以下人群里是 40 岁以上人群的三倍”[13]。

这些统计结果是否真就表明抑郁症患者数量在增加？还是说现在有更多人愿意找医生咨询心理问题？又或者是因为诊断方法发生了变化？无论如何，流行病学文献和统计分析文章都一致强调了社会的巨大变化。

自我意识的新语言

物质条件大大改善之后，对穷人社会权利的剥夺和新的自我意识**同时**出现了。各种杂志和大众心理学书籍让自我意识的新语言得以形成。之所以说它是新意识，是因为生活中的等级观念消退，尤其是在家庭中，原有的制度性角色（母亲、妻子等）正在慢慢被关于个人充分发展的话语所取代，尤其在关注儿童成长方面。道德或宗教里的服从要求也在渐渐变弱，逐步被能为个人解决内在问题和超越自身提供解释性工具的模型所取代。媒体和舆论让受众不再像以往那么充满内疚（人有权拥有不好的心理感受），它们通过提供语言促进了新需求的形成。媒体开辟了一个容纳精神现实的公共空间，为大众塑造出了一种心理学风格。因为内在性并不只在某个人的头脑中，它不是某个个人用自己的语言发明出来的。它存在于世界里，是所有人共有的：内在性假设了存在着塑造共同意义的行动者们，每个人都可以用自己的方式理解和占有这些共同意义，以便表达自己的内在感受。如果这种内在性的共同机制不存在，那么，从社会角度讲，就不存在所谓的内在性。内在性源自集体创造，后者为它的存在提供了社会框架。现在，人们对内在性的看法改变了。它不再仅仅是私密的、内敛的东西，也不是意识的自由，而是允许**个人从命运中解脱出来**，自由选择生活。遵守单一规范逐渐被多元化的价值观和生活方式的异质性所取代。

如果说在精神病学文献和针对普通科医生的一般文章中，悲伤和精神痛苦是抑郁症的主要表现，那么，在大众杂志里，抑郁症是被以作为其后果的其他症状呈现出来的[14]，比如焦虑、失眠和过度劳累等。疲劳，不仅与现代生活相关，还与个人心理问题相关，因此成为提供有关抑郁症观点信息的那根红线。在法国社会，抑郁症的语言是围绕疲劳展开且传播的。

大众性年鉴类工具书和女性杂志一直有给予人们生活建议的古老传统。它们的表达方式有三个特点。首先，它们习惯用权威的语言：精神导师知道自己要教给无知的读者什么。其次，它们的风格是规定性质的：看，这就是你的问题，现在你必须这么做。最后，它们推荐的是一种集体命运性质的人生观，人们必须适应既定命运：读者被告知必须和如何扮演某个制度角色（成为贤妻良母等），这些书刊不会告诉读者，他们可以凭借自身意愿撼动命运。对私人生活的类似约束并不鼓励个人去询问自己的内心：重要的是维护家庭生活的稳定，因为幸福来源于个人对自身职责的履行。这依然是家庭纪律盛行的年代。

《玛丽-克莱尔》(Marie - Claire)杂志专栏作家马塞尔·奥克莱尔(Marcelle Auclair)是持这种言论的典型。比如,她在1963年2月的一篇名为《镇静剂的滥用》的文章中写道:“如今,‘倾听自己’已经不再是一种过错,甚至连缺点都算不上了。人们乐于聆听自己……哪怕是最轻微的不喜欢都和那些冲动一样属于神圣不可侵犯。……‘自己承担’与‘倾听自己’一样,在我看来,是把人都变成了金丝雀或卷尾猴,导致他们完全没有了思想。”因为这样的精神状态会促使人们去消费镇静剂,而这种行为“用我的话来说,就是在自我面前退缩,在生活面前变得懦弱”[15]。作者提及了过错和内疚引发的精神问题,但她的用意不是鼓励读者了解自己,走出自我困境,而是告诉读者不应该自己承担一切,并将目光投向别处。1963年10月,奥克莱尔写了一篇推荐用海洋疗法治疗“压垮我们的现代生活”的文章。在其中,她承认有时候“无论我们怎么想要‘自己承担’,都还是需要外界的协助”。不过,协助的目的主要是让自己暂时休息一下,摆脱过度工作,重新找回自己。我们“不能让自己投入精神科医生的怀抱:在求助这个最后手段之前,必须……首先利用大自然提供给我们的一切资源”[16]。显然,这类针对灵魂的传统治疗方法完全没有给予关注内心世界任何空间。

1970年,在同一本杂志上,梅妮·格雷戈里(Menie Grégoire)使用了另一套完全不同的说辞。她向读者解释说,女人的平衡是“她与自己及周围世界建立良好关系”的结果。精神分析,还有心理剧或团体互动等,能让人重温自己和自己以及自己和他人建立关系结构时的最初场景:“于是,我们能够以旁观者的角度去观察自己的反应是如何与别人的反应交织在一起的。这让我们可以渐渐从自我和私密的牢笼中走出来。这样我们才能摸索着进入其他样式的关系,我们会看着自己的生活发生变化。"[17] 20 世纪 60 年代初期,崇尚命运的说辞在《她》杂志上就很少见了,在 70 年代更是急速衰退,逐渐取而代之的是崇尚内心的生活方式。内心的一切又都与自己和自己的关系及自己和他人的关系有关,杂志的腔调变成了邀请读者探究自己的精神冲突。就这样,报刊开辟了一个公共空间,让私人生活的困境得以被描述和获得意义,它们促进了精神的社会化进程。

大众内心生活的语法

O. P. 医生曾在《她》杂志上开办过名为"医生,回答我"的专栏[18]。他写道:"直到最近,医生们才开始强调'精神'的重要性,他们承认……必须关注病人的日常生活,注意他们的过去、个性、职业、忧虑和困难。"[19] 因为精神生活无处不在:它会导致数之不尽的器质性毛病(妇科的、皮肤科的等)。抑郁症,作为"紧张生活的代价",在稍晚时候即 1957 年时出现在了这本杂志里。不过,它被认为"与其他精神疾病没有共通之处",而且是可以"被治愈的"。"最健康、最平衡的人"也可能抑郁。抑郁不被看作一种性格缺陷("抑郁症不是游手好闲导致的"[20])。但抑郁症患者仍然必须承认自己有病,才能得到治疗[21]。

1960 年,一位名为玛丽安·科勒(Marianne Kohler)的记者继任了《她》杂志的主编,上述类型的文章数量急剧上升。其中有六期[22]专门针对焦虑症做了一项大型调查,这项调查"回答了您在面对这个被誉为'灵魂癌症'的奇怪疾病时提出的一切疑问"。作者讲述了他像在穿越隧道般的疾病经历、他的失眠、他如何看医生以及他如何服用振奋剂和安定剂。一位精神分析师将他诊断为歇斯底里症（“这让我有些气恼”），并让他明白了一个根本道理：“解药出于自身。”“为了战胜这种孤独的痛苦，每个经历这种痛苦的人都可以借鉴其他人的经验。”除了关于自我控制的文章、用体育锻炼来对抗焦虑症的文章、讲解如何在激烈情绪后自我修复的文章外，杂志还针对失眠的人、抑郁的人和“超级神经质的人”不断提出建议[23]。

第一篇关于抑郁症的“深度”文章发表在 1965 年的《她》杂志上[24]，文章名为《神经抑郁症波及所有社会阶层：勤劳的人、懒散的人、穷人、富人》。疲劳是抑郁症在**示警**：它会让人变得易怒或开始自我封闭，人们无法依靠自己识别抑郁。抑郁可能在一夜间突然出现，也可能“悄然”降临：抑郁的人尤其需要听从自己医生（“一个懂抑郁症且有能力通过施加轻微压力让抑郁者渐渐扭转自我偏执的人”）的建议。“理想状况是每年去看两次精神科医生，就像每年定期看牙医一样。”这篇文章从两个角度安慰着读者，它告诉人们：精神痛苦不等于精神病；疲劳不是懒惰，也不是性格弱点，是一种疾病。从 1966 年开始，这样的文章成倍增加[25]。尤其是 1966 年的 2—3 月间，《她》杂志用了五周时间介绍皮埃尔·达尼诺斯（Pierre Daninos）即将出版的新书《下面的第 36 个》（*Le 36ᵉ Dessous*）。这本书的成功离不开作者的幽默（副标题是“由顶级幽默作者讲述的神经性抑郁症”）。主人翁在经历了多次实验和重重磨难后，被一种抗抑郁药物治愈，从而感到自己就是世界的主人。“抑郁症患者的信件如雪片般飞到”《快报》，这些信都是向达尼诺斯询问建议的。一些医生也写信给杂志，还有“一些精神科医生会向自己的病人推荐这本书，并认为买书的开销应该由社保报销"[26]。还有一本书也取得了巨大的商业成功，那是在一些年后的1972年，是杰奎琳·米歇尔（Jacqueline Michel）写的《抑郁》（*La Déprime*）：在七年的漫长就医经历后，她终于借助抗抑郁药重拾了生活的乐趣。"这就是幸福，大写的那种，它是活力，是稳定。赞美您的成果！（因为这是她与自己心理医生的对话。）不用我告诉您，您也能看出来，我就是在推广这种蓝色药片。"[27]《她》杂志是在1965年首次提到抗抑郁药的，但它的文章并不鼓励人们去服用这些药物[28]。

1974年，一本探讨紧张、疲劳和焦虑三者关系的集体著作问世：这本书概述了这三种现代疾病之间的关联[29]。作者们指出，现在，神经症和防御型精神神经症里都出现了衰弱症状。在防御型精神神经症里，"神经症不能被简化为心理上的软弱状态，它表现的是驱动力和心理冲突"[30]。1970年，阿尔文·托夫勒（Alvin Toffler）在美国出版了《未来的冲击》（*Le Choc du futur*），这本书一年后在法国出版，并且取得了世界性成功。在它描绘的社会里，灵活性、临时性和过度选择[31]有可能导致一种广泛的疲劳，抑郁症是其主要后果之一。那时的文章普遍强调个人能力和社会的变化无常：在1972年的省级抑郁症研讨会和在1973年由保罗·基尔霍兹组织的有关隐性抑郁症的国际研讨会上，这两点都被一些学者论述过[32]。1981年1月，《快报》用焦虑症做了杂志封面。在这期的专题文章中，刚刚发明了焦虑症概念且出版了著作的汉斯·塞尔耶（Hans Selye）医生说："越来越快的节奏变化迫使我们不断加速适应。为了生存，20世纪的人被迫适应不断变化的社会，一切都在他眼前不停改变着。……在前来看病的十位病人中，有七位因为无法适应而直接遭受了精神障碍。……紧张源自心理。”[33]抑郁症显然是主要体现之一：它被认为是免疫防御系统下降的结果。

在1965年的一期《她》杂志里，有作者写道，疲劳是“我们对事物的反应”。这样的论调反复出现：在四年后的《快报》上，一位在圣安妮医院负责诊治“疲劳”的医生说，“疲劳是一种拒绝看清自己的方式”[34]。《玛丽-克莱尔》杂志在1976年补充道：“疲劳问题也是一个个人问题。”因此，杂志建议人们敢于承担自己的生活[35]。《快报》在1969年发表了一系列针对现代生活的调查。皮埃尔·德尼科简洁评论说：“标准已经提高了。”[36]大致而言，这些杂志对待药物的态度都十分谨慎，它们提出的主要建议是让读者关注自己的生活，思考自己的精神冲突[37]：它们倾向于引导读者不再为内在问题感到愧疚，强调说在这样一个繁忙的社会里遇到一些困难是自然的。如果情绪问题既不是疯狂也不是缺陷，那么，关心自己的内心世界不是最该做的事情吗？而且，很多日常生活中的不适（疲劳、腰痛等）也的确可以用心理问题来解释。因此，媒体教导公众的两大主题更多是如何在自己身上（和在身边人身上）看出抑郁的征兆和关心自己的精神冲突问题。痛苦的身体越来越被看作内在痛苦的延伸，身体痛苦有其精神上的根源。

积极翻译那些被心理疗法影响的美国著作，心灵杂志在说辞上发生了变化，广播等媒体上讨论精神问题的频率有所增高，所有这些都为内在语言创造出一个新公共空间[38]。1967年，梅妮·格雷戈里在RTL频道播出了第一档以此为主题的节目（紧随其后的是X医生与弗朗索瓦·多尔托在欧洲一台做的节目）。媒体让内心问题成为每个人日常环境的一部分：《亲爱的梅妮》这档节目取得了热烈反响,引起了大讨论。接着,类似的节目成倍增长,与它竞争。报刊和广播也采用了同样的风格。于是,关于内在的新语言运作起来:您并非独自面对自己的私人问题(无论是失眠还是伴侣关系问题),因为它们是大家共有的问题。

过去,当媒体就生活提出建议时,读者们提出的问题是:那该怎么办?过去,对这个问题的答案也是无休止地重复一句话:顺应自己的义务能让我们得到幸福。然而,新的修辞让人们不得不改换提问方式。现在,人们无法在不询问"我是谁"的情况下问"怎么办"。对此的回答自然也相应改变:顺应自己的欲望能让我们得到幸福。这样的建议针对的目标显然是提高个人对自己的评价。内在生活的语法变得可为大众所用:它为哪怕最无知的家庭主妇提供反思无意识的工具,让她能够关注自己的内心生活。它之所以能做到这点,是因为个人能像家庭主妇那样在公共空间里拥有表达自己的语言,直面舆论。媒体减少了人们在谈论个人问题时的羞耻感和内疚感(抑郁症也可能发生在最健康的人身上):媒体给予了这些叙事社会合法性。而且,这样的叙事也在让人安心[39]。我们正在目睹的是一种新的主体形态的扩散,在这种形态下,个人有权选择自己的生活这点已经是既定事实:个人与自己的关系(诸如,不要拒绝您的内心冲突,因为解药就在您自己身上,等等)以及个人与他人的关系成为关键。围绕内在平衡开始演变出一个巨大且异质的市场:提高自我评价的需求催生了一个名副其实的关系类服务业,它拥有自己的语言(帮助人们生活)、自己的技术(药物的或心理的)、自己的从业者(性学家、团体治疗师等)和自己的文学。

日常生活中的这些变化也进入了精神病学和临床心理学的

领域：精神障碍开始脱离疯癫范畴，扩展到了千变万化的日常问题。医学和媒体都在鼓励人们寻求治疗（“有必要认真对待引发了如此多折磨的问题”[40]）。相关病理学问题参与了内心生活进入公共空间的过程，它也属于内心生活制度化的一部分：**内心生活不再是一个私人问题**。

选择自己的生活

20 世纪 70 年代是一个关键时期，“每个人都应该拥有自己的生活”的观点开始在社会上流行。普罗大众正在成为自己的主人。他们关注自我管理。禁忌概念开始衰退。20 世纪 60 年代时规范遭到的挑战现在在社会习俗层面上拉开了序幕[41]：个人与社会对立的观念被树立，个人为了社会化必须进入讲究纪律的规范里，但个人也需要保护自己不受社会的过度侵害。1968 年的五月风暴对法国而言是一个极具象征意义的里程碑事件。这场运动加速了法国社会旧有道德秩序的崩溃，让对旧规范的质疑进入政治讨论的视野中。旧有道德秩序在公共空间里开始引发冲突，各种以反对旧习俗、发出新诉求为特征的社会运动风起云涌：男女平等、堕胎权、协议离婚、同居、避孕。赞成避孕药合法化的《诺伊维尔特法》(La loi Neuwirth)在 1967 年被通过。人们踊跃走上街头要求私人生活的自由，左右两派在这个主题上发生冲突和拉锯，它也成为议会讨论的主题（几年后，它又成为电视节目的辩论主题）。私人生活的权利属于个人选择的范畴，但在当时，这是社会争议的热点，也是政治的焦点。对左派而言，律法形同支配，解放自己就是要让自我从律法中解放出来[42]。

尼采预言的主宰者个人，那个与自我比肩的个人，正在成为大众的现实：没有任何其他存在能够告诉一个人他应该是谁，因为他宣称自己是自己唯一的主人。无论是为了追求道德多元性而反对某个单一标准，还是为了制定自己的标准而不接受强加的规则，这些都在说明，自我的发展在集体层面已经成为一件社会必须赞许的私事。这是一种新的主体类型，它没有那么多的纪律性和顺从性，它是"精神的"，即个人被要求解析自己，哪怕因此负担过重。

"心理文化"——一种对抗抑郁症的防御机制？

一种来自美国的新型疗法开始在法国传播，它对人们许诺了以下疗效：它旨在提高内心舒适感，能减轻外部带来的内心压力，它将禁止与社会压抑看作一回事。一位精神分析师在 1976 年写道："有些人倾向于否认某些精神状态属于疾病，这或许是受到了这种心态的影响，即他们不愿意谈论'疾病'和个人缺陷，所以将所有责任都归罪到社会身上。"[43] 新疗法承诺让人摆脱这类束缚，它的普及体现了这种心态的传播：如何能够摆脱社会约束，实现只做自己的愿望？这是人们现在关注的问题。

1966 年，美国社会学家菲利普·里夫在一本书中将这一现象看作心理疗法的胜利。他的这本书引起了巨大反响。他宣布"心理意义上的人"即将到来，其特点不再是克己。弗洛伊德思想的重要继承人——荣格和赖希（Reich）曾经倡导过释放疗法（releasing）。后弗洛伊德的治疗纪元是以"超我的文化失败"[44] 为标志的。弗洛伊德说，超我驻扎在每个人的心中，激起人们的罪恶感。

按照里夫的说法,后弗洛伊德时代的显著特征是“私人对传统教条的反叛,人们通过认同集体目标来拯救自我”[45]。后弗洛伊德时代的疗法“关注心理资本的积累”[46],它揭示了我们社会大规模脱胎换骨的过程:这些新疗法“开始在经济和文化上参与到自我充分发展的福音事业中”[47]。论述20世纪80年代个人主义的作品都满足于重申存在的个体化和自我实现的双重主题,个人主义已经成为社会信条。作者之间的观点区别仅仅在于,是对这样的变化做出正面还是负面的评价。

治疗担负的社会使命是在实践中巩固社会是个人追求自身目标的手段这一理念。秉承这类实践的头面人物都在声称,他们的奋斗目标是实现个人解放,所以在解决精神冲突方面,不用抱有新期待,也没有什么值得进一步理解的。因为现在的目标已经不是在禁忌内部创造回旋余地,而是以一种非常具体的方式去解放个人。人们关注的问题是:如何充分地生活?新疗法通过探究个人与群体的关系,为人们提供了一系列规范性的替代物[48]。一方面,人要为了自己生活;另一方面,也要不断寻求他人即别人的认可。

关系的福音

20世纪70年代,心理疗法的世界处于动荡状态。首先,源自美国的团体治疗技术得到广泛传播。其中最著名的是亚瑟·雅诺夫(Arthur Janov)的原始呐喊法、亚历山大·洛温(Alexander Lowen)的生物能量学和人类潜能运动(Mouvements du potentiel humain)。到了20世纪80年代初,新时代团体(groupes New Age)开始占据主导地位。目的何在?是为了实现一种内在舒适感，促进个人与他人的关系。其次，宗教复兴取得了飞跃发展，比如基督教和天主教都是如此。现代宗教开始整合现代人遇到的心理困难，延续且翻新了通过宗教来治病的传统。目的何在？它们通过心理治疗方法向个人注入宗教观念和改善人与上帝的关系，最终旨在让个人得到充分发展。可见，宗教也回应了世俗需求，上帝成为自我实现的远景，带有治疗性质的耶稣能让人们进入冥想。就上面这两个方面而言，这些治疗技术秉持的原则与冲突性主体的概念正好相反。它们关注的是：如何能让遇到生活困难的人拥有更好的心理舒适度？它们希望至少做到促进人们以最充分和最"真实"的方式生活。这些疗法是解放后的个人的后勤保障，因为它们的目的不是让个人能以最低心理成本去践行禁忌，而是想抹除他们的一切痛苦。既然让人产生内疚感的教育，加上社会对情感的压抑，构成了疾病的根源，那么，治疗的目的就是通过作用于身体的疗法来解决情感问题。换句话说，通过发现存在于人类体内的动物性来让人们发现自己的人类性。最根本的改变不是发生在语言里，而是在情感中，在文化里，在对身体的重新自然化之中。也就是说，是将人视作动物的观念在支撑着这种心理疗法的范式。就这点而言，它类似于在相同时期同样取得飞跃发展的生物精神病学[49]。

《原始呐喊》(*Le Cri primal*)一书于 1970 年在美国出版，它获得了巨大的成功。这本书在 1975 年被翻译成法语。[50]对作者雅诺夫来说，神经症仅仅是一种带有疾病性质的痛苦，而不是什么文明的动力。神经症是社会压抑的结果，而压抑阻碍了人的正常发展。社会压抑囊括了一切社会禁忌，它们阻止个人找回"真正的自我"。治疗会以团体形式开展，具体方法是使用一些能够让病人回溯且自我表达的心理技术，让病人重温对事件的初始体验。所谓的“自我表达”是指表达对自己父母的、对让自己失望和沮丧的事物的（被压抑的）恨。这种回溯并非通过语言，而是通过身体进行，旨在将个人的隐藏情绪宣泄出来。这就是抹除痛苦，释放被教育和社会禁忌所压抑的能量，让人没有阻碍地完全享受生活。清除负面、肯定正面、就真实自我想要的东西发出诉求，构成了治疗的三个阶段。1973 年，一位信奉雅诺夫学说的精神分析师在《她》杂志上揭示说：“对雅诺夫而言，每一次挫折都值得注意，从妈妈拒绝给我们奶瓶开始，从我们哭闹着想被妈妈抱在怀里开始，都值得注意。”雅诺夫的疗法传播的是爱的信息：“当我们重新找回表达爱的自由后，我们便有能力全然享受自己和他人。我们将重拾生活的乐趣。我们被治愈了。没有什么比这更值得追求的了。”[51]就这样，基督教的讯息以世俗方式完美呈现了出来。它不再具有神学的影子，取而代之的是关系的福音。

生物能量学的推动者亚历山大·洛温是威廉·赖希的弟子。他曾出版过一本关于抑郁症和身体的著作，这本书在 1975 年被翻译成法语[52]。生物能量学是一种作用于情感和身体的团体治疗技术，目的是让人更好地感受和表达自己的情绪及感受：释放被文明压抑的能量。洛温和雅诺夫一样，他也认为治疗需要通过身体和感觉来进行：正是在身体里，而非在理性中，人类的真正灵性得以存在。他写道：“所有真正的精神性都有其身体和生物基础。……信仰植根于身体最深层的生物基础。”他的学说将精神性建立在身体性基石上，是一种秉持神秘论的生物学[53]。治疗的目的是帮助人们重新找到对自己的信仰，如同基督徒对上帝的信仰一样。这里，同样存在一个世俗化的过程：信仰自己，信任他人，对重获生活意义抱有信心，这就是每个人都能从自己身上找到的东西。洛温还说："'爱的给予者们'永不抑郁。爱就是学会表达自己、肯定自己的存在、认同自己的身份。"

灵恩复兴运动（Renouveau charismatique）于 20 世纪 70 年代初期在法国诞生，它的基调与上述学说一致。它下属的团体和推崇的观点十分多样——最具宗教性的那派首要关注的是灵魂救赎问题，最世俗化的那派首要关注的是如何治愈成员。无论团体之间差异多大，心理治疗在灵恩复兴运动中的地位都十分重要，有时候甚至构成了其主要方面。譬如，真福会（communauté des Béatitudes）1977 年就在一所修道院内开设了"心理—灵性接待项目"。这个项目用宾斯万格的存在主义精神病学和神经语言程序学（NLP）作为技术，"开展具有治疗性（疗愈）和宗教性（拯救）的活动"[54]。在这些团体中我们观察到，治疗被用来施加宗教影响[55]。与一些治疗小组和新时代团体一样，灵恩复兴运动的关键也是将个人转变为社会转型的载体。

经常出入这类团体的顾客们怀有怎样的需求？一份在 20 世纪 70 年代末开展的针对生物能量学培训的调研显示，"最主要的需要之一是处理个人与当下的关系：这个当下由经验和感情组成，是基于对'关系'而非对社会角色的情感投资。……最重要的一点是，努力的目标是让我们成为自主的人，摆脱压在个人关系上的重重束缚，让我们能够作为真实的自己去生活"[56]。调查报告的作者指出，类似团体吸引了一群心理孤独的客户。这些团体能给他们"提供一个没有禁忌的实验框架：人们在那里测试自己，将自己的欲望置于考验之中，从而体验到与情感投资一致的关系"[57]。通过这些团体，个人重新找到了属于自己的个人性——他的“真实自我”。这些团体提供了他人对自己的认可，还展示了如何才能实现这点。

这些带有治疗性质的宗教感情全都聚焦于身体，传播着爱的信息，将治愈看成一种信仰。这些就是主要成分了。背后的病理学概念表面上让人耳目一新，但其实只是重复了旧有匮乏模型和功能障碍模型。只不过，它们没有去修补灵魂的漏洞，它们瞄准的是增强自我的力量。如果说精神分析是为了让禁忌变得可行，从而表现得像一种自我分离术，那么，以上这些技术都是以消除冲突为目的的，它们延续的是修复的技艺。精神冲突在这些团体的眼中毫无价值，它只不过是文明的腐烂果实而已。治疗师必须补偿生活带给病人的挫折感，将病人从阻碍他们成为自己的人为框架中解放出来。正因如此，我们才会看到，这些技术都将关注重心放在了情感上，这也说明秉持匮乏论并不说明心理疗法和药物疗法之间必然对立。冲突模型和匮乏模型可以用于所有治疗方法，让每一种疗法都充满着幻想和想象。事实上，此处需要重复一点，即一直以来的对立都不是在心理疗法和药物疗法之间，而是在匮乏论和冲突论之间。

非个人的新规则：个性化

上述疗法的大获成功让社会对规范的看法发生了改变：社会对顺从和服从某个先在单一规范的要求有所降低。因此社会对“与众不同的权利”（这种表达将在未来很多年内盛行）有了新的包容度。从现在起，无论一个人有多不同，他都属于正常人：重要变化不光在于现在的个人拥有了表达权（表达的场景越来越多样），还在于个人能够担负这种不同（承担的方式在实践中也越来越多样）。多元性允许个人在不被污名化的情况下选择自己的生活，这是社会学意义上“纯粹个人”出现的结果。“纯粹个人”的出现被视为那个时代最令人喜悦的事。所谓的“纯粹个人”是指个人是自己的主宰者。由于没有任何外在规范来告诉个人应该怎么做，这样的个人需要自己为自己制定规则，因此他充满了不确定性。个人制定的规则不仅仅是对旧有规则的“修修补补”，因为规则的社会性质已经发生变化。新的社会规范要求个人做自己，就同它过去要求个人遵从纪律和安分守己是一个道理。不过，我们没有任何理由因此认为，现在的个人会在遭受纪律约束方面比在个人发展方面获得更少的主观体验。因为所谓“个人的”规则不过是一个具有规范性的人造物；它与其他规范一样，也是非个人化的。

新疗法揭示的是规范和疾病概念所经历的重组[58]。它们都是不再将内疚感和纪律性紧密联结的新规范的临床体现。从社会角度来讲，治疗让个人为自己制定规则变得可能。从临床角度来讲，比起让个人恢复平衡状态，治疗的落脚点更多是去抑制，增加个人实现做自己的可能性。

按照菲利普·里夫的说法，新的治疗时代带来的是一个集体意愿，即“不要让个人为了组织社会付出高昂代价”[59]。不想再付出代价？可惜，伴随辉煌的私人生活而生的是人们表达内心担忧的方式的改变。在20世纪60年代的法国，那些并非内在冲突引发的精神疾病和那些被丧失自我价值的感觉主导的精神疾病都不存在。时至今日，它们却成了焦点。无论是自我评估低下还是自卑感，它们怎么看都像匮乏。如果说内心冲突更多与内疚相连，那么匮乏更多与自恋有关。这便是抑郁症将要带给自以为成了自身立法者的人们的巨大教训。

大争论:神经症还是抑郁症?

雅诺夫和洛温在各自的书中介绍了很多病态案例,尤其是抑郁症患者。除了疾病治疗的疗法探讨,这些论述还呈现出将舒适与治疗**等同**的趋势。而这种趋势是冲突模型和匮乏模型的**分离**导致的。如果说以冲突模型为主的精神分析学家之间存在一个绝对共识,那它必定是:治疗“是从放弃舒适安逸的自我那一刻开始的”[60]。现在,匮乏模型与老对手兼盟友的冲突模型分道扬镳,开始只专注于提高舒适度。对抑郁症的治疗不再追求让人意识到现实强加给整个生活的那些限制。在过去,只有承认这点,治愈才可能发生。新的心理文化如同面对抑郁时做出的防御反应,并以此为基础提出了“抑郁症”的概念。让·贝热雷认为,“这类疗法集合说明了……抗抑郁反应正在形成”[61]。精神分析学家们认为,这类疗法鼓励个人自恋,只不过用的是药物的形式:它用药物填补贪得无厌的自我、没有限度的自我。就这样,一种新的看待抑郁症的方式开始在精神分析界蔓延。它定义的那种绝望风格是前几代人没有见过的。

当精神分析遇见情绪

从 20 世纪 70 年代开始,法国的精神分析文献就对一种客户群特别关注,因为精神分析师发现相关病例急剧增长。新的病人似乎已经自己躺上了精神分析的长椅。这些病人让精神分析师们吃尽苦头，因为他们与神经症患者不同，他们无法意识到自己的内在冲突，也无法将冲突表述出来。他们缺乏让治疗能够顺利开始的基本要素，那就是内疚感。尽管这些病人有时候会感到焦虑，但更多时候感受到的是长久的空虚；他们根本无力面对自己的痛苦情感，因为他们无法将痛苦情感精神化。他们的表达能力很差，无法将自己的痛苦用象征的方式表达出来：他们是自己情绪的囚徒。这个新物种有自己的名字：边缘状态或边缘型人格障碍[62]。抑郁症在它的临床表现里占主导地位。

我们应该明白，精神分析疗法的基础在于它需要让无意识的心理冲突显现，因为正是这些冲突构成了一切症状的根源。防御型症状，与其他症状一样，分析师首先要找到的是它们的含义：它们本身并非治疗的目标。而且，进入抑郁状态有可能是治愈过程中不可避免的一步，因为病人必须颠覆为自己带来附加好处的想象性认同[63]：病人由于丧失了自己珍视的东西，所以会抑郁。更普遍而言，"抑郁状态"是儿童自我发展的不可或缺的重要步骤，因为它是个人走向成熟的阶段。抑郁构成了"个人"形成过程的一部分。从病症角度来看，抑郁症似乎是"精神分析必须应对的状态，人们对抑郁症理论提出批评当然也不是什么新鲜事"[64]。简言之，精神分析师对情绪不怎么感兴趣。1985 年的一期《精神分析新刊》(*Nouvelle Revue de psychanalyse*)专门讨论了情绪。在序言里，作者提醒说，"我们被告知，情绪不是一个精神分析的概念"，因为精神分析师"在它里面看到的是无法通向意识的、表象的身体回应，它是混乱、扭曲的，具有情感压抑性质，是被困住的表现"。[65]事实上，精神分析师的治疗必须经过"变得有意识"这一步。

然而，十分突然地，情绪开始引起法国精神分析师们的兴趣。在20世纪70年代，神经性抑郁症是精神分析界的激辩主题。许多临床医生都注意到此间抑郁症话题热度的重新上升。让·贝热雷是第一个就边缘状态写文章的法国人。1970年，他在《医学百科全书》(*Encyplopédie médicochirurgicale*)上发表了一篇相关文章[66]。两年之后，在一篇针对普通科医生的文章中，作者指出，多个针对门诊的系统性研究表明，20%的病人具有神经症的心理结构特征，30%的病人具有精神病的特征(即其中绝大部分病人不会陷入代偿机制)，还有50%的人属于中间结构，他们的症状“主要是抑郁”[67]。

不管抑郁状态被分在了哪一类，所有的精神分析学家都注意到，关注“抑郁”的文献数目显著增加[68]，又或者说“目前的精神分析领域出现了抑郁症主题回归的现象”[69]。于1976年6月召开的第三十六次罗曼语精神分析学家大会的主题是抑郁症。这次大会的成果被发表在《法国精神分析杂志》的两期特刊上。其中不光有安德烈·海纳尔(André Haynal)和让·贝热雷的两篇长篇报告，还包含了随后进行的诸多讨论。罗兰·库恩用厌倦的语气说：“神经症和抑郁症的主题真是没完没了。”[70]神经症和抑郁症，在两者之间似乎还存在着诊断方面的微妙问题，如何分辨两者与情绪在精神分析治疗中的地位有关。事实上，精神分析学也的确曾因此提出了“情绪性抑郁症”的分类。

介于认同的疾病和身份的疾病之间的抑郁症

在理解为什么情感障碍会引起新关注和针对它们的疗法关键之前，我们首先需要谈谈精神分析的传统是如何看待抑郁症的，更确切地说，抑郁症和焦虑及恐慌之间的关系是怎样的[71]。当一个病人出现抑郁情绪，精神分析师首先感兴趣的是病人的心理问题，这是为了理解为什么病人会有这样的反应。于是，我们就看到在本书前面一章讨论过的精神病学的一般问题：哪种类型的人格对应哪种类型的抑郁症？在精神分析的语言中，无论导致抑郁的动机是什么，又或者抑郁症被怎么分类（忧郁性精神病或带有抑郁表现的神经症），其诊断过程都表现为判断这些疾病的自我组成方式。

正如我们在上一章讲到的，精神分析学家们将弗洛伊德所说的“不快”分为两个情感类别：一是焦虑症或恐慌症（在精神病学和精神分析学里，这两个词常常混用），二是被称为“痛苦”的抑郁症。这两种情感所指的并非同一种东西。焦虑或恐慌通常是某种危险或跨越禁忌所引起的，抑郁情感则因丧失而产生。弗洛伊德从哀悼入手，对忧郁进行了临床分析：“处于哀悼中时，世界变得贫瘠且空虚。在忧郁中，自我就是其本身。疾病会让人将自我描绘得毫无价值、一无是处，而且是在道德上应该接受谴责的。”[72]丧失心爱之物会引发一种“特殊的痛苦”，我们对它“知之甚少”[73]。这种痛苦在德文中有一个专门的单词“Hilflosigkeit”，根据情况，它被翻译成“悲伤”或“无力感”[74]。弗洛伊德解释说，这是一种内在的痛，与身体的痛很相似：“在身体疼痛中具备针对疼痛部位进行的、能被看作自恋的高度关注力，这种关注不断增加，就会以掏空自我的方式作用于自我。”[75]忧郁症患者失去了对自己的尊重。他的自我是分裂的，即一部分自我在系统性地贬低另一部分自我。

除了忧郁，还可能出现另外两种情况。第一种情况是悲伤和精神痛苦,它们与强迫症和歇斯底里性瘫痪一样,都属于神经症的症状。除此之外,还存在第二种以抑郁情感为主的情况,精神分析学更难区分它:它不是一个症状,而是以丧失目标为特征的疾病机制,它与禁令概念的关系更加松散。在这种情况里,冲突是前俄狄浦斯性质的。这意味着病人依然停留在将自己认同为父母的那个早期阶段。要知道,父母的形象是孩子认识到的第一个形象,而病人停留在了将自己与母亲混淆的那个阶段。如果说神经症是一种**认同的疾病**,那么边缘状态就是一种**身份的疾病**,因为在边缘状态下,主体没有能力发展出客体关系。更确切地说,病人在自我识别方面面临着巨大困难。换句话说,他无法成为自己的主人——正因如此,他会毫无意外地出现"自己渺小的错觉"。

因此,抑郁症并非神经症症状,因为它的人格结构是不同于神经症的另一种。精神分析学家将其称为"抑郁型人格"。安德烈·海纳尔写道:"在我看来,抑郁型人格无力从丧失的问题中解脱出来,但神经症患者能够使用其他防御方式试图控制正在发生的糟糕的内心状态。……对于神经症患者来说,他用抑郁标记丧失……而拥有抑郁人格结构的人长期生活在无法解决的丧失问题里,一直经历着作为失败者和失望者的基本感觉。"[76]因此,边缘状态不是一个模糊的、可以塞进一切的状态,它与神经症、精神病或倒错一样,具备自己的特殊结构。拥有抑郁表现的神经症和作为独立疾病的抑郁症之间的最大区别在于:在神经症情况下,病人能够成功建立起稳定的防御机制;在抑郁症情况下,病人时刻处于身份的不安全感中,这种不安全感会让抑郁变成慢性病。

所以,精神分析在此处面对的是一个不同于忧郁症的抑郁疾病，它无法仅仅依赖曾有效发挥过作用的神经症经验来处理，因为神经症还是忧郁冲突无法得到解决而导致的主体疾病。这种抑郁类型的病人在20世纪30年代被英国的精神分析师记录，并且在50—60年代成为北美精神分析师思考的中心点。就精神病学而言，这类病人出现在19世纪末，即精神病和神经症的界限正在形成的时期：这些病人因为自身体质出现性格问题，但还没有走上精神错乱的歧路。20世纪的法国精神病学对这类病人非常熟悉。亨利·克劳德说这是分裂性躁狂症，欧仁·明科夫斯基说这是没有出现精神分裂症惯有身份解离特征的精神分裂性格，而亨利·艾说这是分裂性神经症。这些病人生活在永久的精神的不平衡状态中[77]。

这些病症都被称为"自恋型的"[78]。病人的自恋不是作为生活快乐源泉的自爱，而是将他们困在了某个理想形象里，从而损害了现实里的自己。它会让人变得无力，病人需要不停地从他人身上获取安慰，这种寻求会成为一种瘾——我们从这里可以想见，团体心理技术是从哪个角度弥补了这种脆弱。精神分析学家们拥有一个能够定义这种病的工具，即"理想自我"(idéal du Moi)。在弗洛伊德的理论里，这个概念的定义不太稳定，但我们可以粗略概括说，理想自我与自恋相关联，就像超我与禁忌相关联一样：自卑对前者的意义，就像内疚对后者的意义[79]。事实上，如果超我是在监督我们"不要做"，理想自我就是在相反地催促我们"去做"[80]。

自恋型病症会导致过度关注自我，从而让任何挫折都变得难以承受。病人的冲动永远得不到满足，这会让人感到空虚，作为反应，他会攻击，产生更多冲动或将冲动付诸行动。如果说神经症患者的特点是心理冲突，那么边缘型人格就是无法实现冲突化，因为他是空的。治疗这种类型的病人有一个特殊问题，因为他不但难以自己产生心理冲突，而且还很难对治疗师建立起移情，从而让治疗无法顺利进行。这些病人不受精神分析的“影响”，因为他们在幼年时期没有完成自我身份识别的过程。这种抑郁症的预后是很差的[81]。

许多精神分析学家都说：“我们正在越来越频繁地遇到抑郁型人格的问题。……我们今天面对的临床案例与弗洛伊德时代的病例已经不完全一样了，因为连抑郁的说法都变成了**老生常谈**。”[82]经典的神经症是否正在被某个新疾病取代？关于如何区分抑郁症结构和神经症结构，精神分析学家们没有达成一致。对卢西恩·伊斯拉尔（Lucien Israël）而言，抑郁症患者首先都有歇斯底里症：“这种状态下发出的抱怨通常都与歇斯底里症没什么不同：各种疼痛、头晕、神经衰弱和疲惫。”[83]我们知道歇斯底里症会从社会提供给它的东西里攫取素材形成症状，因此，歇斯底里的反应很多时候会跟着社会规范的变化而变化，比如在仍有宗教信仰的文化中出现精神恍惚的症状，在对自我意识极度敏感的文化里出现抑郁症状。抑郁症正是在后面这种社会规范开始生效的时候成为一种时髦病的。另一位精神分析学家说：“我们已经发现，在我们的时代，属于歇斯底里综合征的人数减少了。与此同时，患有抑郁综合征的人数却增加了。我们是否应该将其归因于社会文化的变迁呢——尤其考虑到现在社会对歇斯底里症患者给予的重视和关怀都大不如前？”[84]按照乔伊斯·麦克杜格尔（Joyce MacDougall）的说法，症状和说辞的确发生了改变，但藏在这些变化后的病并没有变：“说到性，作为一个精神分析师，我看到的是，性规范发生了变化——但阉割焦虑仍在。它只是找到了新伪装。”[85]

另一种更加社会学的说法也很有道理，即认为随着精神分析学在法国社会的传播，它的客户群发生了变化。这是丹尼尔·维德洛切(Daniel Widlöche)在一篇专门讨论分类学和类别对精神分析师的意义的文章中提到的观点。他指出，当代的分类学“开发了古典分类下的无人区，于是有了有关性格和生活困难的病理分类。精神分析治疗在神经症的框架之外拓展的领域主要是依据病人前来咨询的生活困难进行的，这些病人的症状不符合某个明确的精神疾病”[86]。另一些精神分析学家则注意到，精神分析学所治疗的疾病不断扩展，尤其是拓展到了抑郁障碍的领域[87]。精神分析学越来越多地遇到了传统上不属于精神分析处理的案例，“在这些案例中，空虚、缺失、缺乏象征或无法进行内部时间化等问题尤为突出”[88]。抑郁症的增长速度似乎与表现精神冲突的能力下降程度成正比。此外，一些精神病学家还在20世纪70年代发现，精神病学已经不再满足于处理精神疾病，它开始向“帮助人们生活”和“处理有关幸福的病症”拓展[89]。

神经症患者的力量和抑郁症患者的脆弱

就我们讨论的抑郁症问题而言，这些关于分类的辩论的有趣之处在于，它们指出神经症是人们因为内疚而发生的精神冲突的结果(其中包括以抑郁症状为主的那些神经症)，而抑郁症则被体验为一种令人羞愧的缺陷。自恋使禁令这摊水被搅得更混了：神经质人格属于法则病，抑郁人格则属于匮乏病。抑郁人格似乎缺少一个发展良好的超我，让其很少感受到强烈的内在冲突。弗洛伊德写道:“所以,强大的主体容易得神经症,无力的主体会被忧郁症侵扰。”[90]抑郁症患者就处于被低下感主宰的情况中。神经症患者遵循的则是越轨的机制——正如弗洛伊德所说,他们希望成为超越自身情况所允许的更高贵的人,因此才得病。那么,如果去除禁令的规训力量和顺从要求,是否就等于打开了一条通往抑郁的高速路?抑郁型人格是永远停留在青春期状态的人格,它无法接受生活带来的挫折,从而无法成为一个成年人[91]。这会导致脆弱,让人永久陷入没有坚实基础、无法稳定的感觉中。抑郁型人格缺乏内疚感,即被拉康这位“法国的弗洛伊德”称为“象征性”的那个东西,内疚是人与律法之间的关系。这种关系无疑会引发焦虑,然而,如果少了它,人就无法形成稳固的身份,也就无法形成对自我的稳定且恒定的感受。其结果就是人会在应对和承受痛苦方面遭遇特别的困难,从而一直寻求舒适状态。

匮乏是抑郁症患者们所拥有的“自我”的特征,他们总会低估自己的经历的价值:“人们常常用‘疲惫’来表达无力感,当感觉自己受到的刺激不够时,也会用这个词。”[92]这就是为什么这种类型的抑郁症不会表现为内疚,而是表现为羞耻。它“是自恋在情感领域的卓越体现。……更重要的是,它意味着主体认为自己是负有责任的……他认为自己就像上帝一样创造了自己。抑郁症患者很经常地感到羞愧,因为在作为底色的自大的影响下,他无法接受自己的缺陷和匮乏;他不允许自己感到被现实限制,尤其是无法接受出于他个人原因或父母原因而遭遇的那些限制”[93]。内疚涉及的是人与律法的关系,羞耻则与“社会眼光”[94]相连。团体疗法的成功无疑基于它带来的社会的“去耻感”。当人们的参照标准不再是某个固定的规则,当非个人的法则不再重要,他人反倒变成了唯一能够评判个人选择的人。这种对他人认可的可悲寻求，在最极端的情况下，会变成一种瘾，一种贪得无厌的需要。

让自己呈现出神经症的形态，能够允许冲突浮现，这是对抑郁症患者的治疗取得成效的表现：一个人如果能够承认自己的所谓全能有局限，并且放弃对自己无能的无休止抱怨，那么他就可以被治愈。治疗必须能令患者摆脱屈服情绪的状态，让他表达出隐藏的内心冲突[95]。冲突为他提供了一本指南，让他有了回旋的余地，能够重新行动起来。

对于抑郁型人格数量增多的现象，精神分析学家倾向于这样解释："禁忌力量的过度增强无疑会引发病态的内在冲突，但当人在俄狄浦斯的现实层面无力进行任何具有客体性的斗争时，他享受快乐的机会很可能大大减少，从而将自己困在抑郁—反抑郁的辩证法里。"[96]在精神分析学家眼中，当代社会造成了俄狄浦斯的集体贬值，即在孩子和母亲的分离过程中，父亲的象征功能减弱。人需要这种分离，才能成为为自己存在的主体。人可以自以为是上帝，但由于人只是人，所以疾病会成为人当上帝的代价。在这类疾病中，内在的脆弱表现为痛苦的情感和贫瘠的表达。贝热雷写道："我们最终使青年陷入了抑郁境地……甚至不再有可能对任何事情感到内疚。"[97]

当无力感与防御型精神神经症（比如歇斯底里症）结合时，冲突依然能被看见；但当它与边缘状态结合时，冲突就隐身了。我们正在进入抑郁症的现代性时代：因内在冲突而生病的主体正在让位于被无力感冻结的个人。解放代替了限制，但显然无法废除限制。它改变的是我们内在不快乐的文化。

强迫的人:成瘾的爆发

在精神分析学家眼里,对上瘾物的贪婪与选择团体治疗的动机是一样的:两者都是抵抗抑郁的方式。安德烈·海纳尔在他关于抑郁症的报告中指出:"由抑郁症转向各种形式的毒物成瘾,这个现象越来越频繁地出现。"[98] 抑郁症患者的确无法承受挫折,对酒精上瘾、对麻醉品或药物上瘾是一种弥补空虚的方式,因此可以看作针对抑郁症进行的一种自我治疗[99]。用成瘾填充自身似乎是抑郁性空虚的另一个面目。

成瘾,一种病态关系

传统意义上的成瘾概念,从医学角度说,是以生理依赖性和耐受性为特征(使用者必须增加剂量,以便使该产品能够维持他想要的生理效果)形成的产品对人的生理控制,这种控制属于物质药学属性带来的物理控制:成瘾表现为一种强迫行为。如果情况不满足依赖性和耐受性这两个生理标准,我们就不能使用成瘾这个词。也就是说,必须有明确证据表明存在生理依赖性,才能谈成瘾[100]。这个概念从 20 世纪 60 年代中期开始覆盖迷幻剂(LSD)和大麻。这两种毒品在当时的美国大量传播,成了一个政治问题。换句话说,以前不被认为会造成生理依赖的药物,现在也开始变成成瘾物。于是,"心理上瘾"概念形成,它成为理解这种变化的工具。这个概念使一些在过去没有被医学、社会和传统观念归为上瘾物的精神活力剂也被污名化[101]。

心理成瘾的概念让人们对海洛因生理成瘾性的理解不再绝对:海洛因吸食者不是动物,他们依然是人类。心理成瘾的概念按照皮内尔为疯癫引入主体的方法引入了成瘾的主体:这个主体摇摆不定,但的确在那里。事实上,这种对依赖性的新看法假设人与成瘾物之间存在独立于药物属性的**关系**:心理成瘾的人可以对大麻上瘾,也可能偶尔吸食海洛因,甚至注射海洛因[102]。除此之外,心理成瘾还会导致另一个后果:由于对产品对人的药理控制方面的理解变得相对化,心理成瘾指向了一种**病态关系**——不论它涉及的是一种产品、一种活动还是一个人。上瘾是一种病态消费行为——无论其目的如何。最早对成瘾概念进行重新审视的著作之一是斯坦顿·皮尔(Stanton Peele)和阿奇·布罗茨基(Archie Brodsky)在1975年出版的《爱与瘾》(*Love and Addiction*)一书。他们认为,爱情关系也可能成为强迫性的、具有破坏性的,就像对海洛因上瘾的后果一样,它同样可能导致个人的自毁。成瘾因此囊括了数量巨大的各种行为[103]。强迫性是这些行为的共通点:实际上,丧失自我控制能力是让人在食物、海洛因或香烟等一切方面出现不规则行为的关键因素。就这样,成瘾成为一个内容广泛的概念、一个行为类别。在皮尔和布罗茨基的书出版二十年后,他们的看法成为整个精神病学的共识。

从20世纪70年代开始,精神病学家将成瘾重新定义为病态关系,他们因此也观察到了越来越多的成瘾现象:饮食失调症、性瘾等。“用疾病概念去阐述与酒精和药物的关联问题,这种研究角度在近几十年来越来越常见。与此同时,健康从业者们也找到了用以描述食物障碍、破坏型性行为、赌博强迫症、对妻儿性虐待等行为的疾病模型,它与恐怖症、焦虑症和抑郁症一样,是一个独立的疾病类别。”[104]而当成瘾这种自我治疗被成功掌握时，成瘾者在一般行为上会表现得非常正常。从 20 世纪 70 年代的暴食症到 90 年代的网瘾症，这点都是一致的[105]。

精神分析著作强调边缘型人格障碍患者在关系方面的问题：他们难以投入关系里，难以建立稳定的情感关系，会有肤浅的引诱行为，整体上不稳定，容易冲动。这些都源于他们的内心空虚和自我评价低下，患者被迫不断改变“对象”来让自己获得安全感。这种病态常常被隐藏在患者营造的职业成功或家庭美满的良好社会形象下。病人的人格有可能是一个“假自我”、一个“类我”。成瘾行为体现了这种病态个人的矛盾性，即“他们所拥有的膨胀的自我观念（过度的自我指责，不断需要被崇拜）和他们各式各样的成瘾之间自相矛盾”[106]。

病态反应代替精神冲突

如果成瘾是在行为上丧失自控力，那么在心理病理学上，它是什么呢？精神病学家经常指出，“依赖”概念来源于罗马法，即债务人如果无法偿还债务，就必须以人身自由相抵——这是一种债务奴役或曰债务奴隶制的形式。不属于神经症的思想上的病态依赖属于抑郁型人格的一部分：“主体疾病不像神经症那样会自己构造出一个症状，也不会像精神病那样让人产生谵妄（精神病已经意味着人的高度精神化[107]），它会对冲突**做出反应**”，而且是通过行为来做出反应，如上瘾、自杀冲动、行为失控。这些“行为举止”填充着抑郁性空虚，它们是一种填补方式。

毒物成瘾和抑郁症之间的关系对精神分析学家而言不是一个陌生话题。桑多·拉多（Sandor Rado）是哥伦比亚大学精神分析研究所的第一任所长，他在 1933 年发表了一篇关于这个议题的文章。这篇文章后来成了业内经典，它的题目是《情绪性药物的精神分析》（“La psychanalyse des pharmacothymies”）。他在文章中描述了“这样一类人，他们用一种特殊的改变情绪的方式来应对生活挫折，这种方式被我们称为‘焦虑性抑郁’”。拉多的文章揭示了在这些对欣快感需求十分强烈的人身上，自我是如何通过人工技术来维持自我评价的。[108]欣快感通过喂养让抑郁者感到无懈可击的自恋，击退了他的抑郁表现。在某些情况下，停止用药会导致自杀或精神病。拉多在文章结尾处强调说，也存在一些不太严重的病例，“一般而言，这类病人能够维持现实的生活体系，他们只是把情绪性药物作为辅助治疗或纠正措施。病人希望以这种方式弥补他们在现实体系里的不安全感，希望用人为技术来弥补匮乏。沿着敏感梯度再向下，我们看到的是那些每天用咖啡、烟草等兴奋剂维持生活的正常人格”[109]。1945 年，奥托·费尼谢尔（Otto Fenichel）详细分析了抑郁症和毒物成瘾之间的关系，他论述了“满足自恋对抑郁症患者的重要性，他将抑郁症患者与倒错症或吸毒者的情况做了对比”[110]。他创造了“没有毒品的毒物成瘾”这一说法，精神病学家后来用这个理念定义了新的成瘾症。毒物成瘾的风险在于药物只对抑郁情绪有作用。药物无法解开内在精神冲突的结，反而让冲突更尖锐。所以，病人会陷入恶性循环，一直无法在遇到生活困难时用自然的方式保护自己。

代替焦虑的是抑郁性空虚。用对外界事物的不断诉求来填充抑郁症患者的内在世界，就如同妄想填满达娜伊特的酒桶①，一

① 这个典故来自希腊神话。达娜伊特是希腊神话中埃及国王达纳奥斯的五十个女儿的总称，她们因为在婚礼之夜杀死了自己的丈夫，被罚不断朝着无底桶倒酒。这个词语意为“做劳而无功的事”。——译注

切只是无用功。因此，抗抑郁药物有可能会“因为只是在人为制造表面的欣欢感而非真正的幸福，迅速变成真正成瘾物”[111]。

在这点上，精神病学界和精神分析学界达成了不容置疑的共识：成瘾行为从某个角度而言总与抑郁相关。成瘾要么表现为抑郁性行为，要么直接就是抑郁症的一个症状。1974 年在美国发表的第一批经验研究表明，在海洛因成瘾中，抑郁症是主要的情绪障碍[112]。1984 年，一位瑞士精神病学家指出：“现在，抑郁症成了导致药物依赖愈演愈烈的一个主要原因。成瘾问题对抑郁症治疗造成了相当大的阻力，这解释了为什么会出现如此多的复发病例。所以，为了避免在处理毒物成瘾问题上遭遇滑铁卢，重要的是了解如何识别抑郁状态且给予恰如其分的治疗。”[113]抑郁可以是毒物成瘾问题的原因，因为后者是自我治疗的形式。抑郁也可以是毒物成瘾的结果，因为物质本身会造成神经化学功能的紊乱。抑郁还可以是毒物成瘾的伴生物，因为可卡因瘾君子的生活方式本身就是令人抑郁的（每天都沉浸在寻找成瘾品、负债等事情里）。毒物成瘾者处于焦虑性抑郁状态，人格里的自恋结构推波助澜了这种状态：“哪怕面对最轻微的情绪冲击，他们都有可能出现严重的抑郁反应。”[114]为了弥补海洛因的空缺，使用抗抑郁剂是有效的，因为它们有利于心理疗法的进行。十年之后，当时间推进到 1993 年，一位法国的成瘾物专家指出，“抑郁症与饮食失调、酗酒和毒瘾之间的联系是成立的。……就年轻人而言，存在饮食失调、酗酒或毒瘾等行为障碍的人中，抑郁症的占比是 30%到 50 %”[115]。

现在，抑郁的内部爆发和成瘾的外部爆发相连了：“空虚—无力感”和“空虚—强迫感”是抑郁症双面神的两个面。在抑郁的那面，主导画风不是悲伤，而是无力感——行动困难和无力承受挫折(做选择,不就代表有力量放弃吗?)。无力感又引出了抑郁症的另一个面——成瘾,即缺乏自控而导致的失控行为。

主宰者个人的反面对应物

19世纪末的主体陷入了一种双重外部性,这种外部性既构成了主体,又抑制了主体。一方面是禁令,它既存在于主体之前也存在于主体之外;另一方面是身体的纪律,它从外约束了主体。随着生活条件的改善,旧有等级模型丧失了合法性,对社会流动的希望普遍萌生,个人性因此走出了禁令和纪律的双重规训。无论我们把抑郁症看作歇斯底里症的新面孔,还是将它看作一种边缘型障碍,它都对现在人们的存在经验有着启发性。因为抑郁症体现了个人一心想要成为自己却难以成为自己之间的张力。

从疗法领域的新进展来看,总体给人的是愉悦的印象,新疗法似乎能让每个人在不需要付出任何代价的情况下有力量征服自己:治疗师依靠匮乏模型来发掘"人的潜力",他们的理想是让人获得一个完整主体,没有任何裂缝能将他撕裂——我们可以说这是在用修复术。就心理疾病领域而言,支持边缘型障碍说的人认为,精神的能量经济已经发生了变化:空虚代替了内在精神冲突,它使人对自己的身份产生了怀疑。"人们的深层需求"既与冲突无关,也与禁忌无关,而是"一种对存在的需要"[116]。这里,涉及的是主体重建问题,是如何把人重新融入冲突,将人从自恋的那喀索斯状态拉回俄狄浦斯状态——我们可以说这需要用分离术。

这样的抑郁症看起来不像是冲突性的分裂,因为在那种分裂中,规则的地位十分显赫——规则可能受到挑战,但规则需要反抗的存在,这本身就说明了规则的重要性。抑郁症更像是一种缺陷,是一个既没有冲突也没有关系的空洞。纪律的规训和等级性权威双双衰落,这点深深颠覆了社会,伴随发生的是一个去象征性的过程。当这一切刚开始发生时,人们并没有察觉这点,当时的人们将去象征性的颠覆与颠覆支配权的行为混淆了。之所以说这场颠覆其实是去象征性的,是因为从神经症到抑郁症,身份的疾病是随着认同疾病的出现紧跟而来的。

如果说精神障碍不仅由症状构成,也由人在世界的存在方式构成,那么,抑郁症可以被看作人迫切想要成为自己(一个无法再认同自我的自己)这种奇怪激情的反面对应物。想要成为自己的趋势从 20 世纪 60 年代开始笼罩了我们的社会。抑郁症之所以能成为一个普遍词语——一个通用词语,是为了形容这种新规范性所带来的问题。个人主宰权并没有因外部约束的减少而轻松,它制造了内部负担,每个人都自承其重。抑郁症是在为解放制造的全能虚幻踩下刹车。

在精神分析领域,尤其是在法国精神分析学中,抑郁症被表述为一种象征性的崩溃:人在体验冲突方面出现困难,导致身份识别机制遭到削弱,但这个机制对于个人建立一个能与冲突共存的身份而言至关重要。绝望的风格开始与希望的风格同步演进。成为自己的焦虑转变成了做自己的疲惫。这是内在约束根据现代人勾勒出的个人新时代发展出的一种形式。

这个新困境在 20 世纪 70 年代尚不明显。它只被精神分析学关注到了,当时的精神分析学正在因为其他心理疗法的崛起而丧失旧有威望[117]。如果说从心理学来看，人们关心的是标志着长期自我匮乏感的那些象征符号的崩溃，即**主体重建问题**，那么，我们将在后文看到，在医学领域，人们越来越专注于将抑郁症**作为疾病来治疗**。

第五章

医学前沿:处理抑郁情绪的新方法

一种新的心理学文化在 20 世纪 70 年代开始传播,同时,**新的生物学文化**也开始萌生,并且打破了 20 世纪 40 年代以来形成的局面。

精神病学对待精神类药物的观点一直基于"雅内—塞莱蒂—弗洛伊德理论轴心"。塞莱蒂调和了雅内的匮乏模型与弗洛伊德的冲突模型。就精神病的医学阵线而言,神经症这个分类因为与上述模型都脱节而面临消失。

当增强自我的技术与新疗法结合后,抑郁的主题在精神病理学中兴起,诊断学和治疗学领域关于神经症和抑郁症、内疚和不足、冲突和匮乏之间关系的讨论都在让抑郁问题引起关注。对自我的看法处于精神解放和身份不安全感的交叉点,后面两者在平行壮大。至于医学方面,它正将注意力完全集中在患者的躯体上,逐步做到在不关注内心冲突的情况下也能用药。上述两个变化都是摆脱旧有冲突模型的方式。

20 世纪 70 年代后半期,精神病学的抑郁症理论已经进入了新的发展阶段。[1]在精神分析界,生物和生物化学之争也同样至关重要。在精神分析理论里,最被弱化的疾病种类还是神经性抑郁症。不过，在这一时期，它却是流传最广的病症，也是普通科医生接诊人数最多的种类。“鉴于这种情况，想要总结一个抑郁症的统一‘理论’是不可能的”，一位发言者在 1979 年的一场关于“情绪障碍新论”[2]的研讨会上如是说。“情绪障碍”的概念是重组精神疾病诊断的关键点。其中的两个主要障碍就是焦虑和抑郁，即两种主要心境。焦虑即便伪装，也比较容易识别；抑郁却不然，它可以表现为各种症状，如悲伤、疲劳、各种睡眠问题、抑制，当然还有焦虑。

我们需要从两个方面来描述医学方面的相关变化。一是普通医学方面的变化：流行病学在确定病人叙述和就诊动机方面做得比以前更好；新的抗抑郁药物更加方便使用，与过去投入市场的那些药的效果有了明显区别；焦虑和抑制这两种临床表现逐渐重新定义了抑郁症。二是诊断模型方面的变化：基于病因的抑郁三分诊断法（内源性、精神性、外源性）逐渐被放弃。它被一种拥有同样细致度且能标准化、能区分抑郁亚型和综合征实体的新的描述方式所取代。

抑郁症范式的改变导致的后果是：神经症的分类变得不再有用。过去，人们提出的问题里囊括了疾病主体：这种或那种症状对应的是怎样的病理疾病？现在，替代旧思路的新问题是：面对这样或那样的抑郁症，医生应该开怎样的抗抑郁药？精神病学的文献越来越不鼓励医生根据症状寻根溯源，它在引导医生把患者仅仅看作一具躯体。心理疗法逐渐失去基本疗法的地位，精神病理学也在精神病学中遭遇了边缘化。

给轮胎充气，让焦虑的人安静下来

"抑郁症的确是时下的热门病。但这并不代表我们对它了如指掌，也不意味着这个耳熟能详的名词代表了什么确切的东西。正是这种不确切才让病人和医生有了这个实用的标签，病人用它来证明自己得了病，医生用它来正当化自己的医疗行为。"[3]抑郁症是一个方便的标签，这点毋庸置疑，它已经是一个通用词，甚至是入门术语。医生们已经无法满足市场需求，各色治疗师开始进入自我评价的市场。他们都在力图说服病人及其周围人相信抑郁症既非出自想象，也不属于小众病。[4]抑郁症在现代生活里地位稳固。我们看见，媒体不断鼓励人们关注自己的内心。因此人们向医学发起的需求也变得频繁，普通科医生发挥着第一线的作用。

尽管症状千差万别，我们还是可以用三点来概括普通科医生面对的抑郁症情况。[5]首先，非心理性质的精神障碍基本上是由普通科医生治疗的：普通科医生们治疗的抑郁症与精神科医生治疗的抑郁症并不相同。其次，我们看到药物领域不断创新：1975 年起，有了更适合普通科医生使用的新型抗抑郁药。最后，上述两个因素导致医生们对悲伤和精神痛苦病症的诊断率下降，对疲劳的诊断率上升。

衰弱、失眠、焦虑三联症

朱莉娅·克里斯蒂娃（Julia Kristeva）1987 年在一篇关于抑

郁症的文章中写道:“悲伤是抑郁症的基本情绪。”[6]然而,这样的论断在20世纪70年代就迎来了黄昏。因为那时的抑郁症患者已经主要表现得像需要被刺激的无力之人、需要被安抚的焦虑之人和无法入睡的失眠症患者。衰弱、失眠和焦虑三联症,是人们面对永恒变化的民主社会日常生活时在行为上和心境上做出的回应。

法国国家健康和医学研究所(INSERM)在1974—1975年对法国普通科医生诊疗的心理问题进行了调查。[7]调查发现,精神问题和社会心理障碍排名第二,仅次于心血管疾病。普通科医生接待了74%的精神障碍患者,精神科医生治疗了12%。这项调查证实,大部分人口的精神障碍问题是由普通科医生负责处理的。

有73%的抑郁症是普通科医生下的诊断,而自由从业的精神科医生下的诊断占16%。抑郁症(神经性的、精神病性质的或其他没有确切原因的抑郁症)占了医学界所有精神和社会心理疾病的四分之一左右,大约是所有精神疾病数量的三分之一。神经症和酗酒占精神障碍的71%:其中,女性多患神经症,酗酒则几乎是男性的“专利”[8]。报告的作者们指出,如果将神经症和酗酒加在一起平均算,会发现男女的就诊比例正好相同。酗酒是男性抑郁症的主要表现方式:**女性抑郁表现为症状,男性抑郁表现为行为**。

就诊断方面看,神经衰弱-异常疲劳的抑郁症组合在普通科医生的病案里占了18.2%,在精神科医生那里占了0.8%。普通科医生一般是直接开药,而精神科医生会在复诊后再决定是否用药。而且在普通医学里,采用药物治疗精神类疾病的情况比治疗其他病症的情况更多。[9]

发表于 1983 年的另一项调查研究分析了医学档案，它将病人的主诉和诊断者的记录联合起来考察。病人的叙述主要集中在衰弱、失眠、焦虑和恐慌上。因此，在普通科的抑郁症里，我们能够找到几乎所有近似的症状：疲惫、失去活力、疲劳、失眠、悲伤、悲观想法、失去胃口（甚至厌食），有时候还有焦虑。在诊断方面，医生们很少注意"烦躁—易怒"的结合，也很少提及它。医生们依赖的"参考标准只是去看有没有什么'减少'了"[10]。前来就诊的人依然是出于躯体不适和功能的原因居多，不过，因为个人困难而来问诊的人数已经有了显著上升。[11]所有这些调查表明，在普通科的诊室里，抑郁症是三个要素的联合：失眠、焦虑和衰弱。[12]这些症状在医疗实践中是如此普遍，完全没有特异性。"最有特色的症状（比如悲伤、悲观、自杀念头）都不会在刚开始就诊时就出现。"[13]抑郁症患者在去普通科医生那里就诊时很少是悲伤的；他们更多是拖着疲惫的身躯，要求得到刺激。患者们抱怨的显然是媒体最喜欢报道的那些症状。[14]

绝大多数情况下，最明显的症状和被抱怨最多的类型是神经性抑郁或反应性抑郁。[15]

隐性抑郁症

1973 年 1 月，在瑞士圣莫里茨举行的关于隐性抑郁症的国际研讨会开幕式上，保罗·基尔霍兹说："在过去的二十年里，不仅抑郁症的发病率有所上升，而且症状也出现了变化，尤其是在心因性和内源性的形式方面。"[16]事实上，许多研究都表明，至少从 20 世纪 60 年代开始，在数目众多的病人主诉里出现的那些疼痛病没有器质性病变：它们指向的是隐性抑郁症。症状形式的变化涉及各种躯体表现，从头疼到心血管问题，还可能有胃肠功能紊乱。参与这次研讨会的都是欧洲精神病学界的知名人士[库恩、洛佩兹-伊博尔（Lopez-Ibor，他是20世纪50年代最早一批精神病学家之一）、贝尔纳（Berner）、皮肖、范・普拉格[17]]和北美精神病学的名家[莱曼、弗里德曼（Freedman）]。

在同年举办的比夏学术峰会（Entretiens de Bichat）上，德莱过去的学生特蕾莎・伦佩里埃（Thérèse Lempérière）以隐性抑郁症为主题组织了一次讲座：很多抑郁症患者都滞留在普通科医生那里，无论是因为头疼、胃痛、颈椎痛还是腹痛，他们都没有意识到这些疼痛的心理根源。20世纪60年代，英美的多项调查表明，轻微疼痛在神经症、歇斯底里症或强迫性神经症患者中越来越常见。这类疼痛通常还伴随着虚弱感。[18]在1972年举办的讨论抑郁状态的省医学座谈会上，基尔霍兹的一位合作研究者强力指出："抑郁症的概念所涵盖的内容远远超过了单一的精神症状。"他强调说："它在实践中引起了巨大反响，尤其是在非精神病学家那里。"[19]他还认为，抑郁症的躯体表现极为多样（便秘、心悸、脱发、畏寒等），这让这个疾病比我们想象的更具误导性。心理症状的确存在，但它们很隐蔽，很难被发现。当躯体症状掩盖了抑郁症的心理症状，对病症的主诉基本就发生在普通科医生那里了。[20]面对这种抑郁症在诊断上的困难，只有通过疗法测试来判定最初的诊断是对还是错。[21]

精神病学家批评普通科医生只治疗最常见的症状，而不去诊断抑郁症。话虽如此，但他们也意识到，就诊于普通科医生和私人精神科医生的抑郁症患者并不完全一样，而且这种差异在医院的两个科室之间更加巨大。此外，普通科医生的诊断逻辑与精神科医生也不同：前者倾向于以症状而非病理学为中心进行宽泛诊断，他们认为治疗症状比书写诊断的前因后果更重要。亚瑟·塔托西安（Arthur Tatossian）在其 1985 年关于抑郁症的诊疗报告中写道，他们“更看重病人的短期舒适感和满意度，而不是中长期的治疗问题”[22]。因此，我们不该惊讶于普通科医生会倾向于用药物来处理问题：这种做法符合他们的职业习惯。如果短期处理的效果不佳，普通科医生才会将病人送到精神科医生手中，难道不该这样吗？

如果考虑到抑郁症类型本就难以区分，普通科医生的这种做法就更可以理解了。之所以会有“糟糕的”诊断和错误的处方，是因为精神病学家自己也对抑郁症概念不甚清楚，抑郁症概念一直都是名副其实的迷宫[23]。

新的刺激性抗抑郁药

由于抑郁症会被等价行为（成瘾）或失眠掩盖，而且它基本通过对衰弱、失眠、焦虑这三种症状的抱怨得以表现，所以抑郁症总体被认为是一种衰退，被理解为一种匮乏。这种对抑郁症患者的看法在新抗抑郁药投入市场的那个时期得以完全建立，因为这些抗抑郁药中的绝大部分都在致力于解决这种匮乏。与此同时，对悲伤和精神痛苦的关注大大减少，人们越来越关注焦虑和抑制问题。精神病学思考抑郁症的方式正在发生改变。

尽管我们很难清楚了解在处方层面发生的每一丝变化，但精神病学家发现，在 1978 年，医生们开出了 500 万张抗抑郁药处方，这类药物的消费增长速度（19%）高于所有药物的平均速度（6%）。而且，其中三分之二的处方是由普通科医生开出的。精神病学家认为普通科医生所受的精神药理学培训不足,他们还批评制药公司推广产品的方式也有问题(比起提供“客观信息”,制药公司更关心“营销需要”[24])。普通科医生不愿意用三环类药物,因为它们有引起自杀的风险,而且毒性大,副作用明显,病人不遵医嘱的问题也更突出。出于相同的原因,他们还倾向于开出更小剂量的药,但常常达不到治疗的基本要求。比起住院病人,副作用对门诊病人的困扰更大:因为这些患者必须维持正常的生活,而且由于他们的抑郁程度更低,他们对药物带来的负面作用会更加敏感。[25]所以,药物副作用并非次等重要的问题。抗抑郁药必须让普通科医生更易把握,他们才会乐意开出处方。而且,抗抑郁药最好能够减少药物带来的不适性和毒性,让患者看到疗效。于是,化学家和药剂师开始积极寻找能够超越单胺氧化酶抑制剂和三环类药物的疗效(60%至70%)且起效更快的抗抑郁药。

1975年至1984年间,普通科医生的处方开始发生变化,抗抑郁药的处方量上升了300%,抗焦虑药则相对下降了26%。[26]抗抑郁药处方的突然增多始于1975年,当时正值第二代抗抑郁药(既非单胺氧化酶抑制剂也非三环类)出现之际。这些新药中的一些属于抗焦虑药——这对普通科医生而言是一项具有决定意义的创新——而且是单剂量的。另一些则属于兴奋剂。[27]这些药物一般很少有抗胆碱能作用,其中一些药物的毒性远远低于第一代药物。[28]即便人们还在批评普通科医生开药过多,但随着更加易于使用的新一代抗抑郁药的出现和投入市场,情况正在改变。从20世纪70年代末开始,一些精神科医生注意到普通科医生的做法发生了改变。[29]亚瑟·塔托西安在1985年发现,“近年来,普通科医生对新抗抑郁药和兴奋剂类药物的疑虑趋于减少,他们的处方似乎是 1979 年至 1983 年间抗抑郁药市场比苯二氮䓬增长更快的原因”[30]。选择性 5-羟色胺再摄取抑制剂的出现加快了这一进程:随着新一代抗抑郁药的出现,普通科医生终于有了适当的药物来满足他们的诊疗需要。

新产品让抗抑郁药的种类大大增加:1975 年时市场上只有一种产品,到了 1984 年已有 13 种抗抑郁药。与此同时,三环类药物从 15 种增加到了 20 种,单胺氧化酶抑制剂类则急剧下降。[31]抗抑郁药的处方数量从 1977 年的 430 万张左右上升到 1982 年的 740 万张左右。新药物占抗抑郁剂市场的 45%,其中,氨肽素(一种兴奋剂)拔得头筹,在市场上占到 20%的份额,首次超过了作为抑郁症参考药的氯米帕明(clomipramine)。与此同时,精神兴奋剂(安非他命)的处方从 430 万张下降到了 370 万张。[32]

焦虑和抑制重新定义抑郁症

焦虑与抑郁之间的关系在诊断上提出了一个特别微妙的问题,因为焦虑也会出现在抑郁症里。[33]当焦虑是抑郁的症状时,只给病人抗焦虑药只会掩盖背后的抑郁状态,结果让抑郁症的症状变得不那么明显。具有抗焦虑作用的抗抑郁药解决了这个治疗上的问题。但这么做会导致当焦虑在临床症状上占主导时,医生倾向于下抑郁症的诊断,从而让抑郁症患者数量不断增加。从 20 世纪 80 年代初开始,精神病学界开始广泛认识到这个问题。比如亚瑟·塔托西安写道:“现在的临床医生倾向于将焦虑障碍置于抑郁障碍之下,抗抑郁药的发明无疑加重了这种趋势……因为诊断决定的可接受性,即医生拥有的选择,是以行动的可能性为基础的,即是以有什么样的精神类药物为基础的。”[34]至少自 20 世纪 70 年代中期以来，焦虑症和抑郁症之间的关系就是无法绕过的关键问题[35]。

一方面，焦虑症被转移到抑郁症领域；另一方面，由于某些新抗抑郁药的兴奋作用，还存在第二种地位发生变化的症状：抑制。与焦虑一样，抑制也是在讨论抗抑郁药时必须作为治疗目标的症状——无论它是否属于优先关注点。对一些精神病学家而言，“已经问世的产品仅仅改善了人们对焦虑或抑制这些抑郁**次要**症状的耐受性和治疗效果”[36]。而另一些精神病学家的观点正好与此相反。他们认为，如果治疗的目的是“恢复主体的基本心理兴奋度……那么这些药物在不同程度上对抑郁症的两大**基础**症状——焦虑和抑制都起到了治疗作用”[37]。因为当这两种症状仅仅是次要时，抑郁症从根本上依旧是精神痛苦。

在 1983 年于日内瓦举行的第二届精神病学与流行病学研讨会上，一位精神病学家阐述了抑郁症治疗方法上的明显变化：“在 1977 年之前，医生开抗抑郁药处方，最担心的是会消除病人的抑制症状，因为他们希望及时发现病人的阴暗想法。现在，事情反过来了，抑制变成了被主要针对的症状，处方量最多的十种抗抑郁药中有三种是针对抑制的。”[38]新的抗抑郁药，至少就兴奋剂而言，促使人们将关注点渐渐从精神痛苦向抑制上转移。而且正如我们所见，普通科医生对涉及“状态变差”的病人主诉更敏感。于是，抑郁症更多不被呈现为生活乐趣的反面，而被视作**行动的病症**。[39]

抑制与衰弱一样，都是刺激性抗抑郁药针对的首要症状。这些药取代了安非他命（后者从 20 世纪 70 年代开始被列入了 B 类药），因为它们的风险更小：“当我们拥有具有强烈刺激成分的抗抑郁药之后,就对使用安非他命不那么感兴趣了"[40],比如氨肽素"在以抑制症状为主导的抑郁症治疗里被广泛使用"[41]。不过,也有精神病学家质疑这些药物是否真的属于抗抑郁药。1980 年,朱利安-丹尼尔·盖尔菲(Julien-Daniel Guelfi)——他在十五年后将是法文版《精神障碍诊断与统计手册(第四版)》的协调出版人——谈到这点时说,这些药物是"介于抗抑郁作用和心理刺激作用之间的过渡性化合物"[42]。情绪稳定剂和抗抑制剂之间的界限越来越模糊。这些新药其实是针对衰弱、失眠和焦虑三联症做出的回应,不是吗?然而,这个回应到底是在针对抑郁症的治疗,还是在迎合 20 世纪 70 年代后半期悄然兴起的大规模使用兴奋剂的潮流?

从电击疗法到 20 世纪 70 年代初,抑郁症的模式发生着变化:抑郁症本身无疑具有误导性,但它依然保留着一定的特异性。现在,抑郁症的概念正在分解。正如我们将在下一章中看到的那样,精神病学开始质疑"抑郁症"(dépression)和"抗抑郁剂"(antidépresseur)这两个词的准确性。

20 世纪 70 年代末和 80 年代初的精神病学文献在下面这点上达成了共识:抗抑郁剂的治疗有效性并不高于异丙嗪或丙米嗪,依然有 30%至 40%的抑郁症患者对抗抑郁剂有抵抗力,而且药物的抗抑郁效果要在两个星期甚至三个星期后才会显现。[43]新的抗抑郁药为普通科医生提供了一个更易操作、对病人危险性更低的工具。因此,医生也不再像以前那样疑虑,他们会轻易地开出抗抑郁药物的处方。

主要问题仍然是医生们在诊断方面缺乏共识。准确识别抑郁症的各种亚型变得"至关重要"[44],却不再以病理学为基础。为了识别它们,医生同时采用了两种方法,并让两者相互印证。

两种方法的共同点是它们都能建立某种统计**相关性**,即比精神病理学更可靠的用药规律性。第一种方法依仗的是生物学手段。生物化学在 20 世纪 60 年代取得了长足进步,无论是在细胞层面还是在分子层面的研究都是如此。人们认为,针对抑郁症临床类型和生物标记进行的相关性研究应该可以用来预测特定抗抑郁药物的疗效。如果做到这点,临床医学就可以减少对疗法检验法的依赖,不再那么以实用主义即以临床医生的天赋或经验为中心来诊断。与其在事后检验一种药物分子是否有效,按照设想,新的生物学手段让我们可以事先做出评估。与此同时,在 20 世纪 60 年代,心理动力学也被指望可以帮助医生根据病人的心理结构确定药物的适用性。

第二个办法就是新的分类法。它以精神病的流行病学为基础,目的是通过多元统计分析、流行病学工具和抑郁量表来对人群分组,在不依赖临床医生个人经验的情况下实现诊断的标准化,最终获得可靠的数据。这种方法引领精神病学开启了所谓的“二次革命”。如果说第一次革命是精神类药物的发明,那么,第二次就是分类革命。标志性事件就是《精神障碍诊断与统计手册(第三版)》于 1980 年在美国的出版。

何种抑郁症对应何种抗抑郁药?

在 1977 年举办的私人精神病学研讨会上,罗兰·库恩、让·奥里(Jean Oury)、皮埃尔·费迪达(Pierre Fédida)等人的发言清楚表明，抑郁症在精神病学和精神分析学中具有重要地位。这次会议的下面这段发言值得引用，因为它很好地总结了抑郁症的概况："它像十字路口一样，具有交叉性，它也是一个塞进了很多东西的方便袋，而且不仅仅在精神病学领域是如此……抑郁症包含了多种多样的病因，它的结构和有关它的描述也十分多样。然而，这个符号的如此包罗万象还是令人震惊，这个似乎定义明确的概念正在因为不断扩大的多样性而渐渐丧失其主要表现形式（所谓的'隐性'抑郁症）。所以，对于某些人来说，剩下唯一'不变'的有可能是在使用心境治疗后得出的效果数据。"[45]如果抑郁症的异质性是所有学派都公认的事实，那么，学派之间对于如何对抑郁症进行分类就各执一词了。抑郁症概念的成功并不在于它针对病症给出了更好的界定，而在于它在疾病分类学上的扩展范围和它对情绪障碍这一主题的细分。因此，仅靠观察病人对抗抑郁药的反应来界定疾病实体的做法，自然会引发各种担忧。而且，面对一个如此多样且具有误导性的病症，对药物起反应的到底是什么呢？

如果说抑郁症是多元、异质的，那么抗抑郁药物同样如此。[46]由于现在前来就诊的患者常常已经服用了某种精神类药物[47]，病症的临床表现可能再不如以往那么直观。随着投放市场的抗抑郁产品种类的激增，我们正在经历着异质性继续普遍增大的阶段。事实上，与抗焦虑药物相反，抗抑郁药物的作用极广：它们对悲伤、衰弱、焦虑、反刍行为、头痛和颈部疼痛都有作用。

库恩指出，正如我们所见，比起其他抑郁状态，丙米嗪对内源性抑郁症显然更加有效。这种药物专门针对这类抑郁症。但克莱恩并不这么认为。他认为异丙肼的效果并不具有特异性，它对所有抑郁症都有效。只是这种药物让服用者出现黄疸的风险很大，因此才很快退出了市场。从更广泛的角度来说，单胺氧化酶抑制剂很少被使用，因为它们与三环类药物不同，它们不但会与许多药物产生严重的相互作用，而且还与奶酪等食物相冲突。三环类药物因此一度成为治疗抑郁症的基础药物。刚开始，精神科医生一致同意这类药物主要对内源性抑郁症有效[48]。

然而，库恩本人在 1977 年指出："在仍然属于心理治疗领域且最好是属于精神分析领域的神经症案例中，使用这类药物仍然是有道理的。"[49] 1973 年，他指出抗抑郁药物对"反应性抑郁症、强迫性神经症、癔症和某些形式的神经性焦虑症及某些神经衰弱是有效的"[50]。他认为，抑郁综合征在神经症中的地位一直都被低估了。就像电击疗法从 20 世纪 30 年代末到 40 年代末经历了不确定性，在这十五年间，抗抑郁药同样走过了自己的不确定期：作为内源性抑郁症的特殊疗法，抗抑郁药也被用来治疗具有明显抑郁表现的神经症或被其他症状掩盖的抑郁症。我们在上一章探讨过的神经症和抑郁症之争，也在医学界重演。

传统的精神病学逻辑是通过寻找病因来划分抑郁症类型。库恩强调了精神病学逻辑的必要性（抗抑郁药对有抑郁表现的神经症有效），但这种逻辑已经不是普通科医生们的主流想法。它在精神科医生思考问题的方式中也被边缘化。现在，医生们问的问题是：哪种抗抑郁药能治哪种抑郁症亚型？人们寻找的是治疗这种或那种抑郁症的特定抑郁药。抗焦虑作用或刺激兴奋作用显得过于宽泛，还需要精细地"个性化每种药物"[51]。新产品除了更加关注舒适性和减少毒性，它们还有另一个好处："这些新药具有巨大潜力，因为它们提供了让我们更加深入了解抑郁症生物学特征的方法。”[52]

生物化学让我们可以通过两种神经元通路来了解抑郁症的发病机制:去甲肾上腺素和5-羟色胺[53]。包括多巴胺能神经元在内,人体有三大神经元系统,它们都属于单胺能神经元系统。三环类药物可以迅速提高5-羟色胺和去甲肾上腺素的浓度。研究者就此提出了有关抑郁症亚型的假设,即抑郁症患者缺乏的是这些神经介质中的某一种。

一些生化模型被建立,目的是通过动物药理学和人类临床试验的数据在单胺类物质的变化与症状之间建立统计相关性。以抑郁症患者缺乏5-羟色胺作为假说来分类,这种做法引起了广泛讨论。20世纪70年代,讨论这个问题并得以发表的文章持续增多。[54]这个假说一方面备受争议,另一方面点燃了人们的希望。[55]于是,临床研究的方向变成了试图实现现有抗抑郁药物的多样化。人们发现一些分子在不同的单胺能系统中起到的作用不同,尤其是多巴胺兴奋剂[56],它在治疗中对抑制的治疗效果好于缓解悲伤和精神痛苦。[57]不过,研究人员也注意到另一个奇怪现象:某些分子能够增加去甲肾上腺素和5-羟色胺的传递,却没有抗抑郁作用,而另一些分子没有改变去甲肾上腺素和5-羟色胺的活性,却有真正的抗抑郁作用。换句话说,各种证据都在表明单胺类药物有作用,但在药物效果方面却存在悖论。[58]爱德华·扎里夫安和亨利·洛(Henri Lôo)在1982年出版的一本参考书中明确拒绝用“‘抗抑郁药物作用模式’的说法。因为这种说法意味着,我们有权将药物导致的中枢神经系统的生化改变想象成与它们的现实疗效有关。事实并非如此”[59]。精神科医生无法在抑郁症的生化异质性与抗抑郁药的生化异质性之间建立统计相关性。

一位名声卓著的精神药理学家甚至宣称："这样思考问题本身就是对花了二十年致力于这个问题的研究的人的侮辱。"[60] 尽管如此，认为生化作用和治疗效果之间存在关系依然是相当有诱惑力的假说。

按照这个思路去尝试显然会极大倾向于使用药物资源，而不重视观察治疗数据："真正的"抑郁症是抗抑郁药物能起作用的抑郁症。就这样，人们倾向于将抑郁症与抗抑郁药等同起来理解。《临床医生杂志》在 1978 年、1985 年分别推出了抑郁症的特刊。在这两个年份之间，这方面的认识发生了很大变化。1978 年，丹尼尔·维德洛切写道，生化流派和心理源头派之间互相补充和促进，"这使抑郁症成为就理解广泛性和治疗可能性而言最有探讨前途的精神障碍"[61]。七年之后，负责编写 1985 年特刊的让-克洛德·斯科托(Jean-Claude Scotto)在谈到心理疗法时写道："这个词理应被广泛接受，因为普遍接受会有利于人们选择'支持'和陪伴等行为……这些行为**不需要任何特殊的技术培训**。但……大部分的治疗还是通过生物手段进行的：它们是震动疗法(即电击)和抗抑郁药。"[62] 这段话意味着，一方面，心理疗法不再被视为基础治疗手段，另一方面，它也不再是让潜意识冲突暴露且让病人面对的手段。

20 世纪 80 年代中期，匮乏模型在强调解放的疗法和化学药物之间实现了前所未有的联合。从那一刻起，尽管我们依然不知该如何定义抑郁症，却拥有了操作方便、对抑郁情绪有良好作用(无论针对的是抑制情绪还是焦虑情绪)且起效足够快的抗抑郁药。如果抑郁症不是抗抑郁药起到治疗作用的那个病，还能是什么呢？这种情况下，冲突的概念在指导诊断方面完全失去了意义。事实上，描述性的范式已经取代了病因学的范式。

分类之争

精神病学解决诊断混乱的第二种方法是依仗分类。当病因学上的分歧无法克服时，那就规避病因学上的问题，尽可能让临床描述做到精准。最关键还是要提高诊断的**可靠性**。那么，精神病学需要找到一套标准提供给临床医生，让同一个病人无论在何处就医都能获得相同的诊断。而治疗方法则可以听凭临床医生选择，因为得益于医生们的探索，这些方法才能最终行得通。

通过严谨分类来解决抑郁症的异质性问题，最终导致了相关综合征与神经症和精神病的关联被削弱。1980 年，美国精神病学协会（APA）公布了一份花了十年左右时间完成的抑郁症分类法：《精神障碍诊断与统计手册（第三版）》，简称DSM－Ⅲ。该手册于 1987 年被部分重新修订，形成了《精神障碍诊断与统计手册（第三版）·修订版》（DSM－Ⅲ R）。1994 年第四版出版，（即 DSM－Ⅳ）[63]。DSM 系列手册标志着世界精神病学的新转向。

“革命”的背景

两次世界大战战间期和第二次世界大战之后的美国精神病学与法国精神病学完全不同。[64]在美国，神经学家和精神病学家之间的冲突微不足道，大学在规训精神病职业上所起到的作用比在法国重要得多，在精神健康的政策发展中起决定性作用的是联邦机构。比如，1946 年成立的国家心理健康研究所拥有雄厚的财政来源，这让它不但能够制定大规模的卫生政策，还可以开展数目可观、规模庞大的定量研究，这与欧洲的情况完全不同。除此之外，精神分析师在美国也是医生（源于美国精神分析协会在 1927 年的一项决议）。精神分析被纳入了美国医疗系统。如果说美国的精神科医生在整个 20 世纪 50 年代普遍是精神分析师，那么，美国的精神分析秉持的理论和法国的完全不同。就 20 世纪上半叶而言，美国精神病学的关键人物是阿道夫·迈耶（Adolf Meyer）[65]，他于 1909 年在美国负责了弗洛伊德的第一次美国旅行。他发展出的精神分析（他自己不是精神分析师）是一种心理保健术。它属于发展术性质，目的是强化病人的自我（Moi）——也就是心理学上的“自我”（Ego）。与其说它在探索病人神奇的内心世界，还不如说它拓展了他们适应现实的能力。[66]

美国精神病学没有传统意义上的分类法，因为其关于精神疾病的主流概念是“社会心理”性质的。它主要有三个特点。第一个特点是迈耶极力倡导的“反应”（réaction）概念：所有受到了足够强烈冲击的人都有可能发展出一种精神病态。第二个特点是对精神疾病的统一看法：精神病和神经症之间没有质的区别，只是量的不同，疾病严重程度区分了两者。反应概念和程度概念对应的精神病看法，与克雷佩林所认为的精神病和神经症是完全不同的疾病的看法完全相反。第三个特点有关病因诊断：在症状或综合征的后面到底隐藏着什么？

美国社会的内部因素促使精神病学行业在 20 世纪 60 年代对分类法进行了极端改造。美国反精神病学运动的力量让精神病学行业不得不处于防守位置：如果正常和病态之间的界限是模糊的——就像社会心理模型揭示的那样，那么，对精神疾病的诊断就有陷入武断的风险。第三方支付的引入（医疗保险和医疗补助）促使行政部门必须对诊断和疗法建立准确评估，但在缺乏标准化诊断的精神疾病那里，评估遇到了困难。除此之外，精神类药物的发现还在美国激发了一个特殊问题：它引发了对精神分裂症的过度诊断和对抑郁症的诊断不足。神经抑制剂被开给了实际上患有抑郁症的病人。最后还有一点，美国在20世纪60年代进行了一项改革，精神障碍的治疗被扩展到了门诊和社区精神病诊所（相当于美国的精神科）。这让精神科医生与负责心理治疗的社工之间多少发生了混淆。[67]

除此以外，分类学改革也与当时的国际形势有关。它是与世界卫生组织的改革一起被构想的。从20世纪60年代后半段开始，改革的目的变成了制定一套精神病学的分类标准，以便进行国际比较。因为当时各国的描述、诊断和分类都太不一样了。[68]而且自精神类药物被发明以来，围绕精神药理学形成的各个学派变得国际化（于1958年成立的国际神经精神药理学会为其提供了框架），药物市场也是如此。不过，就规模而言，精神类药物的主要市场还是在美国。说到这点，有一个机构的角色无法忽略，它就是美国食品和药物管理局（FDA）。它的授权规则十分严厉。药物必须被证明有实际的效果才会得到审批。因此，统计类评估机构变得必不可少：将一种药物与（被称为参考药物的）另一种药物进行比较的双盲实验已经被采用，而且实验里还规定必须包含与安慰剂的比较结果。[69]为了使研究能证明疗效，就必须对抑郁症和抑郁人群进行分类，即制定一套让参与者系统能够接受的分类标准。

因此，对分类的关注其实是精神病学国际化、美国在市场上占据的特殊位置以及美国精神病学在 20 世纪 60 年代面对的新困难共同导致的一个新需求。

法国大学里的精神病学和分类改革

法国大学里的精神病学并没有直接参与上面这项浩大变革，但它轻而易举接受了其结果。当时的法国期刊几乎没有对此开展讨论[70]，重视临床的传统依然强劲，精神分析学依然是药物疗法的参照，而且反精神病学的力量在法国也远没有在英美那样的影响。法国国家健康和医学研究所在 1968 年出版的分类法实际上只是一个目录。调查问卷和标准化评估量表在法国的影响也极其有限——皮埃尔·皮肖是为数不多的致力于构建量表的人之一。[71]流行病学的传统力量在法国的精神病学界很微弱。

法国精神病学[72]没有得到强大的国家机构的支持。在法国没有一个与美国国家心理健康研究所相当的机构。法国国家健康和医学研究所成立于 1962 年，其首任院长在制定行业政策方面发挥过决定性作用，但相对美国的机构领导人而言，其影响力还是小得多。20 世纪 60 年代法国最负盛名的精神病学家（艾、多梅松等）都不是学者，他们都在综合医院体系外设立的独立精神病院里工作。

1968 年，神经学和精神病学分家（7 月 31 日法令），这让越来越多的精神病学家能够像其他医学领域的医生一样，选择追求学术生涯或开设自己的诊所。当时的职业环境变得更加看重流行病学和统计工具的方法，这让很多人改弦易辙，不再从事传统的临床研究。在大学里，理论的科学性开始变得至关重要。在大学传统浓厚的法国，同样的倾向已经出现在工业中，当时的工业已经被多种多样的统一化评估工具覆盖。而且,分类改革在当时也的确为普通科医生提供了比传统三联症状法更易于操作的诊断法。

如果说在临床心理学的教授们那里,精神分析依然保持了基础疗法的地位[73],那么,在精神病学那里情况已经发生变化,精神分析从 20 世纪 70 年代末开始逐渐丧失威望。从 20 世纪 80 年代起,分析疗法不再是精神科实习生的必修课程。而且,1982 年的实习考试改革取消了精神病学专业的实习。这意味着“选择”精神科作为专业不再那么依赖学生的个人意愿,而更多与学生在竞争中的排名有关:这些精神科医生更多处在了与其他医学学科一样的氛围里。[74]以亨利·艾(他于 1977 年辞世)为代表的旧式精神病学是以医生—哲学家的传统为基础的,他们强调争论的重要性,因为想要在病理学上达成完全一致是不可能的事。但依赖流行病学、建立在数据和评分者间可信度上的新方法却最终建立了一种共识,并让病因学遭到边缘化。这并不意味着分歧不再存在或者某一学派统一了所有人的认识,而是精神病界改变了运行模式,开始以“各种实践并置、各种理论叠加的”[75]方式运作。

美国机器开始运转

美国精神病学协会建立分类来指导真实诊断的做法,其实是将精神病学锚定在最科学的医学领域的一种策略。比如,美国著名精神病学家兼世界顶尖抑郁症专家杰拉尔德·克勒曼(Gerald Klerman)在美国精神病学协会于 1982 年组织的一场研讨会上说:“美国精神病学协会决定制定《精神障碍诊断与统计手册(第三版)》而且予以颁布,对于稳固美国精神病学的医学性质和让它作为科学医学的一部分被承认，功不可没。”[76]

具备诸多分支的一项大工程启动了。纽约哥伦比亚大学的罗伯特·斯皮策（Robert Spitzer）被任命为工作组负责人，负责修订《精神障碍诊断与统计手册（第二版）》。1974 年，针对主要精神障碍类别的 14 个专家委员会得以成立。他们进行实地研究，组织讨论会，成立小组委员会处理有争议的问题，并与不同的专业协会进行协商（包括精神分析师的协会、儿童精神科医生的协会、心理学家的协会等）。工作小组认为通过这套流程，应该能够制定出一个为整个精神病业界所接受的分类法：以流行病学数据方法为手段，以达成共识为目标，这是《精神障碍诊断与统计手册（第三版）》的两个轴心。在美国国家心理健康研究所的赞助下，于 1977 年至 1979 年间进行的实地研究涵盖了近 13000 名病人，由 550 名临床医生进行评估。

治疗中心从精神病院转移到社区性质的精神科[77]，这种变化促进了另一类流行病学研究的发展，让人们更好地了解了人口健康问题。1977 年，一个评估国家精神健康需求的委员会得以成立。在美国国家心理健康研究所的指导下，这个委员会在五个地点（即所谓的“流行病学集聚区”）对两万人进行了调查。这项研究的目的是获得普通人群中精神疾病、精神病综合征及征兆的数据。这项研究采用的是 20 世纪 70 年代在制定《精神障碍诊断与统计手册（第二版）》时使用的新式诊断方法，目的是为修订第三版奠定基础。这项调研始于 1980 年，当它在 1991 年出版成果时，给出了一套名副其实的关于精神障碍的“图谱”：《精神障碍在美国》（*Psychiatric Disorders in America*）。从这份美国精神障碍的综述著作，我们可以清楚看到：抑郁症、酗酒和滥用药物的情况不断增多。[78]

只要有"可信度",原因不重要

《精神障碍诊断与统计手册(第三版)》的导言清楚阐释了精神疾病的概念,这让我们能更好地理解这本手册的逻辑。[79]手册涉及所有精神障碍的分类方法:过去,由于精神病学学说众多而导致的缺乏共识,为精神科医生做诊断留下了太多的个人发挥空间。解决办法是在行业内建立一套共有语言,绕开理论上的孰是孰非,让无论偏向哪个学派的临床医生都能运用。美国精神病学协会开发的这套手册类似于计算机领域内所谓的"专家系统",其目的是获得诊断的一致性。实现这一目标的主要手段构成了手册第三版的基础概念:精神障碍的定义、描述性的方法和诊断标准、多轴式评估法。

1. 精神障碍是"发生于个体的一种行为或心理上的综合征,是一系列有意义的临床表现,精神障碍通常与痛苦(悲痛)症状或至少在一个功能领域的损伤(丧失能力)相连"。这种障碍以痛苦为基础,表现为一种残障综合征。病人**具备**某种综合征,斯皮策对此写道:"一个常见的错误是以为对精神障碍的分类能够用来对人进行分类,事实上,这种分类针对的是主体发生的障碍,而非主体本身。这就是为什么手册第三版会避免使用诸如'精神分裂者''酗酒者'这类表述,它用的是更偏描述性的句子,以求更加准确的表达,比如用'一个具有精神分裂症的人'或'一个对酒精产生依赖的人'这样的句子。"[80]用心理结构的类型和一个人的症状涵盖的意义去描述某个精神障碍,是不够贴切的做法。新方法被其推崇者称为"新克雷佩林法"[81],它将病症看作离散的实体。这些实体定义的并非疾病本身，而是综合征。在实践中，人们有可能感受不到新旧方法的差异，因为人们对待这些综合征的方式就像对待疾病，就像综合征本身就是某个疾病一样。

2. 制作者宣称《精神障碍诊断与统计手册》不是理论性的，而是描述性的。[82]它之所以是非理论的，是因为它针对的不是各种病理学的理论立场；它之所以是描述性的，是因为它的目的是尽可能精确地描述症状。

仅仅依靠临床经验是无法获得传染病学意义上的“好的评分者间可信度”的。为了细致描述，还需要一些标准，以便纳入或排除某些障碍。这就是手册第三版会将分类的重心从临床转向研究的原因。在这期间，有两个精神病学研究者团队起到了关键作用：一个是圣路易大学下属华盛顿医院的约翰·P. 费格纳（John P. Feighner）团队（密苏里州），另一个是哥伦比亚大学的纽约州州立精神病研究所的罗伯特·斯皮策的团队（斯皮策也是手册第三版的制作者）。第一个团队制定了用来确定一个人是否患有精神障碍的纳入和排除标准。围绕这个课题，他们开发了一套程式，让 25 个诊断类别获得了被进行大规模流行病学研究的可能。第二个团队开发了统计工具，用来测量研究里诊断标准的可信度，并将其系统化。这套系统被称为“研究诊断标准”（Research Diagnostic Criteria，简称 RDC）：它是斯皮策团队在一个有关抑郁症的心理生物学项目里开发的，这项研究的目的是更好地识别抑郁症的可能亚型。上述两个团队都根据新的标准法制定了访谈程序，用以降低信息的分散性[83]。

为了建立清晰准确的诊断标准，从而获得人们梦寐以求的共识，生产可靠的数据是第一步。[84]流行病学调研和结构化访谈都是依靠临床医生在现场勾选症状，这些数据成了为每个精神障碍类型获得同质人群的基础。

3. 临床医生因此受到了更加严格的限制，作为交换条件，精神病学家允许临床医生根据多个轴线来下诊断——这种诊断方法被称为“多轴诊断”。轴Ⅰ是以综合征方式分类的，包含了个人可能**患有**的一切精神障碍。轴Ⅱ是以人格角度重新看这些综合征：“只有当人格障碍的特征在长时期内体现于主体身上，并非仅仅属于短时期的发病时，才能下人格障碍的诊断。”[85] 这其实是在提醒医生，在被“轴Ⅰ里面更加血淋淋的（原文如此）障碍”[86] 吸引之前，不要忘记人格障碍的问题。反过来说，这意味着临床医生可以在不考虑病人症状在多大程度上与他的人格要素有关或如何源于他的个人历史的情况下，就将病人诊断为精神障碍。因此，医生治疗的是抑郁发作——被认为必须得到治疗的也是这种发作，而不是病人本身。轴Ⅲ涉及的是躯体障碍，轴Ⅳ用于判断“社会心理压力因素的严重程度”（应激反应属于这个轴）。轴Ⅴ则是个人的适应能力和一般功能水平。“多轴系统让我们可以进行生物—心理—社会评估”[87]，但我们也必须清楚它的使用本质：它不是在将这三方面进行比较，而是在叠加它们。

情绪障碍的概念削弱了情绪性抑郁的概念

在《精神障碍诊断与统计手册（第一版）》中，对神经性抑郁的描述是：“表现为由内心冲突或可识别事件导致的过度抑郁反应。”因此，手册并没有为临床医生提供任何精确的诊断标准。神经性抑郁曾被用来进行评分者间可信度研究，结果显示：这个分类的可信度很低，而且无论在什么情况下，它的诊断可靠性都低于对精神分裂的诊断。[88]临床医生根据手册第三版诊断抑郁障碍必须满足三个条件，费格纳就此提出的标准是：存在一种情绪的不安，其症状可以是悲伤、易怒、沮丧等；至少符合八个症状类别中的五个（食欲不振或体重减轻、睡眠问题、精力减退或疲倦、烦躁不安或行动迟缓、丧失兴趣、自责感或内疚感、注意力难以集中、反复出现死亡或自杀的念头）；这些症状必须至少持续一个月。[89]临床医生只需要勾选这些症状，发现符合情况，即可诊断抑郁症。这种方式下，医生不再对病人的个人史感兴趣，而只用针对他的症状。

内源性、外源性和神经性这样的概念，一方面表明了抑郁症的病理，另一方面显示人们无法在不同类型的抑郁症之间画出一个统一的分界线，因此，人们用了“重度抑郁症”的概念来笼统概括它们。而所谓的重度抑郁症又都属于心境障碍[90]，即它们都是以情绪紊乱为特征的障碍。神经症的类别也同样在手册中遭到删除。这一行为所引发的论战令斯皮策感觉需要在手册第三版的导论里专门对此加以说明：“弗洛伊德用了神经症的概念，一方面是为了描述（一个对现实有完整感知的人所经历的痛苦症状），另一方面是为了指出病理过程（无意识层面的冲突引发焦虑……）。”[91]最后，手册只在“神经性障碍”的标签下保留了其描述性解释。这是精神分析师们在 1979 年《精神障碍诊断与统计手册（第三版）》草案的最终批准会议上争取到的结果，否则他们就不接受新版手册。精神分析师们的让步也被神经病学界接受了。著名的焦虑症专家唐纳德·克莱因是编撰手册第三版的负责人之一，他依靠研究将焦虑性神经症细分为惊恐发作和广泛性焦虑症。他在十多年之后回忆说：“关于神经症的争论是对精神分析的怀旧情结的微小妥协。”[92]

过去的神经症被分解，划分到了“心境障碍、焦虑障碍、躯体形式障碍、分离障碍和性心理障碍”[93]等类别下。在手册第二版中，焦虑被认为是神经症的主要症状。在第三版中，焦虑被列到“焦虑障碍”[94]之下。在第四版中，“神经性”这个障碍的修饰词最终被删除。

情感在新的分类法里占主导地位，在临床描述中也处于中心位置。大多数第三版的评论者——无论他们是赞扬还是批评，都一致认为情感障碍或曰心境障碍的重要性在日益增加，而且抑郁症的涵盖范围也越来越广。[95]事实上，神经性抑郁症是整个抑郁症概念链中最薄弱的一环。一方面是因为它是被诊断得最多[96]的抑郁症类型，另一方面是因为它是精神病学家们分歧最多[97]的类型：第二版（1968 年）中的神经性抑郁症在第三版中变成了心境恶劣障碍，而歇斯底里症被分解成了躯体形式障碍和分离性障碍。“第三版不但希望告别动态模式下的冲突模型，还希望在更广泛意义上告别将焦虑看作与人格结构相连的传统观点。……焦虑不再被看作人格结构的结果，它现在本身就被看作一种独立症状。”[98]至于人格障碍的概念，它被用来继续指代这些症状的长期延续性。

现在，我们终于知道自己谈论的是什么了（综合征被清楚地描绘了出来）。就这个意义而言，临床医生需要做的仅仅是根据症状程度，选择适当的治疗方法，诸如药物疗法、认知疗法、行为疗法或精神分析疗法。第三版的修订版也设计了一个决策树，来帮助临床医生做选择。这些综合征都是“离散的实体”，即成系统的、具有相关性的多个症状的集合。医生们放弃了寻找它们的潜在结构，“疾病”一词被“障碍”替代。“障碍”一词并不比“疾病”一词更具逻辑性，但因为能够容忍不精确而具有巨大优势，精神病学界公开承认了这点。[99]《精神障碍诊断与统计手册》的特点是列举症状的稳定集合，至于症状的形成过程，它们是神经性的还是心理性的，这些对手册而言并不重要。就这样，基于统计数据的精神病学研究取代了临床研究，现在临床研究发挥的作用已经不大。在这样的精神病学里，疾病的模型是以匮乏模型为基础的，重心放在了情感上。

研究和临床之间被迅速跨越的边界

《精神障碍诊断与统计手册(第三版)》引发了激烈论战，因为它改变了精神疾病的概念。美国精神病学家米歇尔·威尔逊(Mitchell Wilson)给出了一个很好的总结：无意识概念变得不再重要，时间维度被边缘化(症状不再因个人的历史而具备特殊意义)，人格也完全处于次要地位。他又补充说：“此外，对详尽描述(careful description)的追求还导致容易观察到的症状和稳定的临床症状这两个领域发生混淆。”[100]

论战的焦点之一是可信度和有效度(validité)之间的关系。正如我们所见，如果两个临床医生在分别检查同一个病人后，做出的诊断一致，那说明诊断方法具备可信度。手册从第三版开始为改善这种评分者间可信度而努力。从传染病学研究的角度来看，这点至关重要：我们终于可以就所研究的类别达成一致，并且通过比较实验获取更确定的结果。对于旨在确定风险因素的传染病学而言，这种方法的确十分有效。

但就临床而言，医生面对的问题有所不同：临床的有效度问题涉及精神障碍的性质，换句话说，它与包含了障碍的类别本身在诊断中的价值大小有关。当我们能够确定某个综合征与一个病变相关或知道它是由某个病理过程引发的时，我们能说这个综合征类别是有效的（而可信度仅仅指的是不同的人在确认同一综合征方面取得了一致）。然而，我们知道，就精神障碍而言，这样的有效性是无法用协商方式获得的。

手册的精神病学逻辑是以可信度为中心建立的，这导致了一系列的临床问题。一位法国的流行病学家在 1978 年指出了这点："心境障碍几乎是所有精神疾病的重要方面，但它的内容已经被描述性的模式局限，而且在治疗方面过于迅速地偏向统统用抗抑郁药物来处理。在临床医生和研究者那里，心境障碍不应该成为掩盖精神疾病及对应病理结构的工具。比如，很大一部分病理结构被看作抑郁症，它们在短期里得到了记录和治疗。这导致医生们倾向于忽视甚至否认藏在抑郁综合征背后的其他精神疾病。"[101]即便这个问题对研究而言意义不大（因为可信度才是科学上得到有效结果的条件），它对临床来说也至关重要。因为在只关注综合征的情况下，我们很可能任由背后的疾病继续作祟。[102]安德烈·海纳尔从另一个角度阐述了这个问题："我们积极讨论这些标准，但我们自己都不知道自己在说什么，比如当我们谈论抑郁症**患者**的时候就是这种情况。"[103]

的确，如果我们自己都不知道自己在说什么，还谈什么"治疗"呢？手册是为研究人员设计的工具，如果临床医生把它用作诊断技术，它有可能导致医学被局限在综合征层面，医生们只满足于处理症状。精神科医生自己也很容易混淆作为研究者（讲究可信度）和作为临床医生（讲究有效度）的立场。这就是手册带来的模糊性：它为了研究而生，但也用于临床。“然而，研究者的需求和临床医生的需求截然不同。在研究中，在原因问题上对生物因素**或**心理因素**或**社会因素进行简化是可以接受的，甚至是值得推荐的。但对于临床治疗而言，这种简化是毁灭性的。”[104]

神经症的衰落，一种精神病学的终结？

内源性、精神性和外源性三分法的终结是通过以下两种方式实现的：精神类药物的出现让治疗不再必须聆听病人的故事，而是必须重视病人的症状；“数据”与症状发生关联，被用来归纳症状，达成分类。病因不再被看作可靠的分类依据。在琢磨病人到底患有哪种抑郁症上下功夫，被认为对缓解病情并无大用。根据病因制定的分类在普通医学中很难被运用，而且随着有关自恋型病症的讨论的兴起，精神病学内部开始面临其他新问题，这样的形势不利于继续用冲突模型作为参照系来处理多种多样的病症。冲突模型或许能让人在知识层面有所收益，但在治疗上却不具效果。与空虚导致的抑郁症相比，冲突导致的神经类疾病的重要性更小。三分法的衰落并不意味着精神病学内部对过去的理论充满敌意，它只是对病人主体不再关心了而已。

如果说第一次精神病学革命是休克疗法和药物的出现，它让人们得以将匮乏模型和冲突模型作为互补理论兼容并蓄地使用，那么，第二次精神病学革命是分类学革命，它标志着两种模型的分道扬镳。它意味着试图说明主体的病症为何能在生物学意义上被治疗的“雅内—塞莱蒂—弗洛伊德理论轴心”走向了终结。

我们刚刚回顾的这个时期实际上是一个开创新时代的时期：精神病学开始接受新观点，认为精神或行为的失常能完全依靠生物治疗解决。药物对病态精神的化学作用不再被看作心理治疗的增强剂：相反，各种情绪波动和躯体症状都被认为可以在不必厘清内部心理冲突的情况下得到治疗。

仅仅十多年间，精神病学内部就发生了一场变革：情感、心境、情绪成为理解精神障碍及其治疗的基础。神经症概念连带着冲突理论一起失势。医学上，人们已经大大失去了对两个自我的距离问题的兴趣。当匮乏模型放弃冲突模型的支持时，无论是在心理疗法还是在生物疗法里，匮乏模型都忽视了这个距离问题。正是这点为未来人们重新讨论正常和病态的边界问题留下了缺口。卢西恩·伊斯拉尔在批判新分类法时，很形象地写道："这些没有冲突的人格呈现出点状……存在一种没有冲突的人格。"[105]

匮乏和冲突的联合使精神药物**只能**被看作药物。而它们的分离会产生一个问题：精神药物是上瘾物还是药物？"很多时候，抑郁症患者根本不必积极寻求毒品的安慰；他们的医生会让他们'被动'吸毒。这些药真的如此不可或缺吗？这对治疗而言是进步吗？事实上，病人的真实人格会因此被掩盖，病人会被引向一条一切情感联结都被切断的道路，然而，正是这种情感联结才让心理学能够触及病人。"[106]化学药物直接作用于情感，精神分析师强调说，它不会促使病人自己建立防御系统——至少吃药的过程并不是医生与病人在一起努力建设的过程，因此也不是病人自身在努力的过程。它会导致自我短路，因为主体无法处于一个能让自己与自我内心冲突拉开距离的位置。

自我增殖的时代风气促进了冲突模型和匮乏模型的分道扬

镳。它激起了一种幻觉，让人觉得可以从不可控的不安全感中解脱出来，但新的身份危机不断提醒我们这只是幻觉。个人渴望从纪律和冲突中解脱，精神病学的内部变革恰好为此提供了可行方案，两者一相遇，马上催生一种希望。神经症的衰落换来了抑郁症的崛起，这意味着一种精神病学的终结。它也标志着个人通过纪律约束和冲突来表现的集体经验的衰落。现代的主体性发生了改变。

下面这位精神病学家的话颇具预见性，他在 1973 年写道："看着当前的形势，我担心，如果'抑郁症'概念被炒得太火热，就会动摇一直以来成功发挥作用的抗抑郁药的治疗地位。换句话说，人们会对'抑郁症'诊断的有效性产生怀疑，从而阻碍抗抑郁药在特定适应症中的使用。"他继续说："我认为，我们应该小心谨慎，不要过度关注患者的情绪问题。因为如果过度，就可能导致极端化和肤浅化，就像我们今天会对血压轻微波动导致的细小不适大惊小怪一样，我们也会对一点情绪波动处理过度。"[107] 现实中，这种过度也的确导致了怀疑：药物是在改变我们的人格，而非治病吗？这些减轻和摆脱抑郁的新方法反倒让人们担心自己的精神世界会因此变得一团糟，担心会像皮埃尔·勒让德尔（Pierre Legendre）写的那样，正在被实施"可调控的装配操作"[108]。如果一切皆有可能，真的就一切皆被允许吗？由于我们身处法国，所以国际上的这场精神障碍变革风暴会在具有法国特色的主体形而上学的传统中被考察和接受。我们是该担心主体的消弭，还是会见证他的逐步强大？

第三部分

匮乏的个人

机械化的生理学比人的自主性好处理得多。

——乔治·坎吉勒姆

《17—18世纪反思概念的形成》,1955年

抑郁不是一种主观状态,而是一种行为风格。

——丹尼尔·维德洛切

《抑郁迟缓量表:理论基础和初步应用》,1981年

病态的行动，主体形象的第二次变化

20 世纪上半叶，定义主体的规范体系发生了初步转变。变得像自己，这样的口号成为新规范的“总思想”。就疾病角度而言，临床实践，尤其是精神分析类实践，从过去的注重冲突、内疚感和焦虑，转变为用匮乏、空虚、强迫和冲动来描绘病态的人。在新规范和新病理学中，识别（明确界定的父母形象和清楚定义的社会角色）不再重要，它让位给了身份问题。身份是当下重新定义个人概念的第一环。20 世纪 80 年代，肯定自己的潮流在社会风俗中也有体现，五十岁以下的家庭主妇们纷纷走上电视，毫不犹豫地披露自己私人生活的最微小细节。

在 80 年代的那十年里，还实现了另一个层面的突破。人们不仅被鼓励做自己，还被激励带着幸福心情寻找自己的“真实性”，他们需要自己行动起来，学会依赖自身内部的力量。[1] 世纪末的个人性的第二个载体就是个人行动。

就这样，个人充分发展的福音上又加上了发挥个人能动性的内容。**身份**（identité）问题和**行动**（action）问题交织在一起：从规范角度来看，个人主动性与精神解放相辅相成；从疾病角度看，无法主动行动意味着在身份方面存在不安全感。纪律规范的隐退导致个体行动者必须为自己的行为负全责。相应地,精神病学界也越来越多地认为,抑郁症的症结在于精神动力方面出了问题:宕机的行动代替了障碍的情绪,成为新关注点。现在,不符合规范的事务不再与不顺从相关,开始与无法行动有关。这是一种对个人性的新的理解方式。

我将在第六章中提出一个假说,认为现在抑郁症主要呈现出两个相互关联的特征。第一个是抑郁综合征这个概念本身正在扩张膨胀。第二个是精神病学的关注重点转向了病态行为:抑制和"精神动力减弱"已经成为解释精神痛苦和悲伤的要件。与此同时,制药工业推出了新一代药物,在疗效方面给出了前所未有的积极承诺。精神病学对抑郁症看法的上述转变发生的背景则是社会对个人采取行动的期待及要求越来越高。这导致人们越来越多地寻求药物帮助。精神病学文献对此论述频繁,大众媒体对此忧心忡忡,公共权力机构为此成立了专门委员会,委托专家写出调研报告,只是政府并没有因这些报告而采取任何行动。

最后,我将在本书的最后一章展示,抑郁症正在成为一种有关身份的慢性疾病。之所以这么说,是因为尽管神经症领域发生了天翻地覆的变化,但长期人格障碍问题依然困扰着抑郁症。(在抑郁阶段发作的)情绪障碍和人格障碍之间的区别已经没那么明显,过去的理论生产力已经丧失了。症状长期持续让治愈理念遭遇危机。这导致了一个普遍后果:无效的有效治疗。就这点而言,与其说它进一步证明了众所周知的主体危机,还不如说它体现了主体性体验方面的一种改变,它是对当代内在领域所依赖的公私关系进行重组。为了回应这种治愈危机,如今的关键已经不再是纠结能不能最终“治愈”了，而是让精神病学成为**陪伴**，或多或少地不断**改变**人——无论是通过药学、疗法还是社会政治的方式都行。

第六章

抑郁性宕机

传统的关注重点是精神痛苦，但现在它正在转移到病态行动上：情绪失常更多不是以抑郁为特征，而是以行动失常为特征。药物优先针对的也是这些行动失常问题：药物通过刺激个人行动来改善他们的情绪。上文所述的身份不安全感和下文将要论述的行动失常共同组成了 20 世纪末的抑郁状态，它们如同硬币的两面。因此，抑郁症不仅体现了人们想做自己的激情和成为自己的困难，还展现了社会对个人主动性的要求和个人满足这个要求的困难。如何很好地行动起来？每个人都被敦促通过调动自己的心理能量而非借助外在规则去实现这点。这种社会规范意味着另一种外在性的存在，即在纪律所要求的身体以外还存在另一具身体。

从情绪失常到行为失常

传统上，精神病学将抑郁状态大致分为两类。第一类是精神痛苦，它专指内在精神上的痛苦；另一类是病人表现出的整体迟缓，它可以表现为抑制、衰弱或身体和思维的普遍迟滞。第二类涉及的更多是抑郁症最直接的身体反应，更确切而言，它涉及的是作为人的动物性一面的运动机能。事实上，在动物研究中，当人们谈及动物抑郁时，更多也是在谈它们的行为是否迟缓和如何被激励——尽管我们无法知道一只老鼠是否悲伤，却可以观察到它在受到一系列压力后的行为表现。这就是所谓的**运动**。抑郁实际上是精神层面的运动力的缺失。

围绕这两类究竟哪类是抑郁症最典型特征的问题，精神病学内部长久以来存在争论。尽管如此，总体而言精神病学家还是更多将迟缓看作精神痛苦的后果。由于抑郁症中不存在内疚引起的谵妄，精神病学家得以以迟缓为特征，将一切形式的抑郁症都和忧郁症区分开来。忧郁症是生命冲动出现问题，抑郁症则是一种情绪障碍，后者让人的一切情感都蒙上灰色，从而进一步影响了人的行动力。此外，我们已经看到，自 20 世纪 70 年代后半期开始，人们的注意力已经从激情式悲伤转移到焦虑和抑制上。普通科医生向我们解释说，焦虑和抑制都不再能被看作抑郁，因为这些状态“一般说来，多以悲伤为特征，而不是以完全抑郁的情绪和睡眠紊乱为特征”[1]。精神动力减弱和睡眠紊乱是抑郁症在临床上的两大主要表现。缺乏主动性是抑郁症患者的根本问题。精神痛苦的主题已经被情感迟钝这个关注点蚕食：漠然之于情绪与懒散之于行动，是一个道理。

一种新的精神病学观点开始占据上风，尤其是在法国和一些欧洲国家。这种观点被称为“跨病理学”（transnosographique）视角。其分析核心不再是综合征，综合征由于无法生成完善的精神障碍分类法而被认为可以彻底遗忘。现在的核心概念是维度。

其中两个维度最为突出：抑制和冲动。然而，这两个维度互为对方的反面。但它们一同构成了病态行动的两面：抑制时，行动缺失；冲动时，行为失控。漠然和懒散通常以冲动为面具，掩盖的是抑郁的事实。

抑郁的规模和发作

长久以来，人们对疲劳在抑郁症中的位置一直存在争议。在心境障碍中，疲劳是次要症状还是主要症状呢？它是不是由于抑郁症患者过于悲观、对一切丧失兴趣和缺乏动力引起的？它是否先于抑郁发作，即是否在情绪出现障碍之前就已经存在？20 世纪 70 年代末，在萨尔佩特里耶尔医院，丹尼尔·维德洛切和他的团队开发出了“精神动力减弱”量表[2]。团队针对正在接受抗抑郁药治疗的病人做了统计研究，他们发现衰弱和迟缓之间存在紧密关联：“疲劳症状主要与一组特征相关，那就是被我们统称为精神动力减弱的那些特征。”[3]这种疲劳包含两个方面：一方面，它是思想反刍和强迫思维导致的疲惫，属于雅内理论中精神虚弱的范畴，表现为“行动无能”；另一方面，它是病人感受迟缓的方式，是他的“主观表达”[4]。抑制开始慢慢向抑郁症概念的中心位置移动。

精神痛苦是精神动力减弱造成的后果。这就是丹尼尔·维德洛切说抑郁症是“一种行动方式”的原因。抑郁，与焦虑一样，也是一种整体上的行为反应。维德洛切在 1983 年出版的一本书里详细阐述了这个论点：焦虑和抑郁是“两个基本反应，其次，它们在功能上还有向周围人和自我报信的作用。焦虑是对内心紧张和外部危险做出的精神上的行为反应；抑郁性回缩则相反，它是一种保护性的退缩态度，能让主体在不再有能力与外界抗争时存活下来”[5]。焦虑是斗争的动力，抑郁是放弃斗争。在抑郁里，存在着一种自卑心理，这是一种与焦虑大不相同的脆弱性。

维德洛切将他的论述建立在了对传统抗抑郁药作用的分析上：“我们知道，抗抑郁药对不伴有精神痛苦的疲劳情形特别有效，如果悲伤不伴有抑制，那么抗抑郁药对悲伤本身毫无效果。因此，这些抗抑郁药不是‘欣快剂’或‘镇静剂’，它们是‘抗抑制剂’（désinhibiteur）。”[6]**抗抑制剂**，这就是关键词。抗抑郁药治疗的是精神上的**运动**失能。它能让人恢复行动的能力，并在调理运动障碍的过程中改善人的情绪。此外，临床医生们还发现，越来越多的抗抑郁药对抑郁以外的疾病状态也有作用，在那些状态中，病人既不焦虑也没有精神痛苦。

抗抑郁药可用于治疗抑郁症以外的其他病症这点很早就被认识到了。除了与抑郁相连的症状外[7]，它们还被标注可以治疗惊恐发作、恐惧症、创伤后应激障碍、冲动障碍、广泛性焦虑症[8]、进食障碍、对酒精和烟草或海洛因的上瘾、自闭症、抽动秽语综合征等[9]。它还对各种头痛、偏头痛、神经性或癌症性疼痛有效。[10]丙米嗪类药物对遗尿症、帕金森病的运动不能也有作用。[11]自 20 世纪 80 年代初以来，还有一种过去被人认为罕见的疾病成了大量研究的对象：“强迫症，在现代分类法里被归在焦虑障碍的名目下，它……与抑郁症有很大关系。”[12]强迫症已经取代了过去的强迫性神经症[13]，它们对选择性 5 -羟色胺再摄取抑制剂十分敏感。而且，即便在不伴有焦虑症状的时候，也是如此。

这种现象让人们开始质疑“抗抑郁药”这个名称，精神病学家和药学家也在如何命名这些药上犯了难。一位药学家写道：“现在，抗抑郁药的使用已经大大超出抑郁症的治疗范围，这让我们不仅产生疑问：这些抗抑郁药到底是什么？”[14]针对很多比较好定义的病况，抗抑郁药都能起作用，这个事实促使人们思考从综合征角度来定义抑郁症概念是否合适。然而，这难道不是抑郁症概念建立时就会产生的必然结果吗？它本来就是一种无法被定义、充满欺骗性的疾病，难道不是吗？抑郁症的概念一直就是“尽管没被解释清楚，但好像又能涉及整个人的运转”[15]，它是涉及人的总体行为的一种病，难道不是吗？它是一直能够涵盖其他疾病的“口袋病”，是“便于孕育其他精神类障碍的‘温床’”[16]。

对自闭症综合征概念的批评在法国很有影响力。它恢复了法国药理剖析的传统，认为药物也是行为分析的一个面。因此真正需要分类的不是疾病或者综合征，而是精神类药物。药品应该根据它们的临床效果分类，而不是根据精神病的分类法。每个维度都自有其特征。就像我们谈论抑制型性格或冲动型性格时是在归纳特征一样，无论我们面对的是抑郁状态、焦虑状态还是其他，我们也可以从多种多样的症状中归纳出它们的特征：我们需要针对特征采取行动。

这是精神分析学的思路。现在，与此类似的分析工作在生物化学中也发展起来，而且开始依赖单胺能假说的成功和 5-羟色胺的研究数据。选择性 5-羟色胺再摄取抑制剂的出现，让搜集 5-羟色胺数据的研究成为可能。一本 1991 年在美国出版的分析 5-羟色胺的著作列举了它在诸多精神病症状中所起的作用以及对精神分析的影响。[17] 5-羟色胺的不足或过量并不构成精神障碍的病因，也不能说明没有其他神经递质在发挥作用。但 5-羟色胺的确被看作保持一个人平衡的神经化学媒介。[18]一旦平衡被打破，就会导致两个对立维度出现：抑制和冲动。关于维度的假说让我们再次回到了范·普拉格和维德洛切[19]笔下的“反应”概念。在精神病学转向生物精神病学之前，“反应”概念一直主导着美国的精神病学。

无可厚非，这种思路的成功也得益于普通科医生的实践：他们倾向于按照维度思路进行诊断。[20]此外，与专科医生比，他们更重视短期疗效，而非长期疗效或病人的舒适度。

抑制或冲动：病态行为的两面

如果我们面对的是一个处于“低5-羟色胺”水平的病人，他的冲动面会主导他，表现为突发暴力、自杀念头、爆发式行为、暴食症和成瘾行为(酗酒或病态赌博等)。[21]如果我们面对的是一个处于“高5-羟色胺”水平的病人，那么是抑制在主导他。冲动是指一个人难以控制自己的行为，抑制是指一个人不自觉阻止自己的行动。这是“抑郁症的基本概念”[22]。

1978年，法国就这个课题举行了第一次研讨会。发言者们一致认为，抑制经常发生，而且并不特别。“抑制的概念只适用于描述个人能动性……抑制会阻碍个人的行动、表达和行为。”[23]活动方面的克制、冻结、刹车或停摆等，都属于懒散和淡漠。藏在冲动背后的是同样的东西，因为冲动的本质与抑制并非相反，它只是懒散和淡漠的另一副面具[24]，属于一种次级反应。冲动具备多种形态，它的功能是：保护个人免于焦虑[25]——因此传统上人们担心抗抑郁剂会导致自杀，因为它在改善情绪之前，首先发挥的功效是消除抑制。不过，正如我们看到的，随着1975年抗抑郁药的问世，这种担忧渐渐消退了。这点无疑增强了人们对抑制的重视程度，让过去对精神痛苦的关注开始受限。

对临床经验的思考、针对单胺物质的生物学研究以及制药公司所做的药学研究，三个相互依存的领域都在突出抑制和冲突的概念。一面是抑制，是优柔寡断、拖延、逃避，以及身体、情感和认知的封闭。另一面是冲动，是无法等待、无法接受任何约束、过度冒险、情绪不稳定和易怒。过度控制自己或无法控制自己，都属于意志障碍。[26]“主体自身的效率……或多或少受到了限制。”[27]抑制和冲动横贯了疾病分类表里的很多疾病[28]，揭示了“某些行为特征在人生中的稳定性”，换句话说，它们属于人们常说的“性格”。就这点来看，维度特征和个人**性情**之间似乎存在着紧密联系。在这个意义上，我们可以“设想存在一种遗传的脆弱性”[29]。看，在精神病学的领域内，我们也遇到了曾被精神分析的精神病学赋予过重要性的那些自恋型疾病，即那些性格带来的神经质特征，对不对？

抑制的概念在操作方面具备双重优越性：一是由于存在于多种综合征中，抑制非常普遍；二是一般的抗抑郁药对它都有效果。这让它的外延日益膨胀[30]，这点很好理解。在 20 世纪 90 年代，普通科科室里有三分之一以上的病人的主诉内容都与抑制有关：疲惫和失眠、憋闷堵塞感以及构成抑制者精神特点的记忆力问题和注意力问题[31]。而流行病学告诉我们，比起高昂状态（躁狂等），普通科医生更倾向于关注低迷状态（抑制、疲惫、精神痛苦等）。焦虑、失眠和疲劳是最常见的主诉内容，尽管它们在每个人身上的表现形式不同，但都与抑制有关。基于这点，认为它们具有抑制这个共同维度是合理的。这种划分还对帮助普通科医生克服诊断难题有所助益：一直以来，他们都在苦恼如何区分衰弱性神经症和抑郁症。[32]现在，他们终于不必再去区分神经症和抑郁症了。这个实践上的问题终于在去抑制那里得到了解决。

抗抑郁剂是行动调节剂。这些药物以优化方式重新分配高低能量流，改变人的精神状态。只是有一点，想要区分抗神经症剂和去抑制剂，十分困难。因为抑制本身也是神经症的特征之一[33]：主体为了免受焦虑的损害而出现的内在精神冲突，就是抑制。基于这个原理，神经症患者会转而求助上瘾品，尤其是酒精，想以此达到去抑制的效果。[34]只是这种自我疗愈方法有风险，那就是有可能会上瘾。

古约塔特写道，在神经症患者那里，“抑制就像抵御冲动全面迸发时采取的防御机制”[35]。但是，如果我们抛开神经症的背景，单看抑制，那么出现的疾病的点就变成了雅内理论里的行动困难问题：病因是匮乏。抑制显然是抑郁概念中神经症地位衰落的推手之一。

衰弱症：神经衰弱、精神衰弱和歇斯底里

精神病学中这股重视抑制的风潮标志着神经衰弱和精神衰弱概念的回归。只不过旧有的神经理论（比尔德）和强迫思维理论（雅内）被神经化学传导理论代替了。

皮埃尔·皮肖在 1994 年写道：“神经衰弱藏在抑郁的面具下。”疲劳感在普通科里处处可见，难道不是吗？[36]在《精神障碍诊断与统计手册》中，神经衰弱换了一个名称[37]。但在世界卫生组织的精神疾病分类表里，它依然在“神经衰弱”的条目下，只是编者注明说，这个名称在诊断中已经不被使用，它已经被抑郁障碍或焦虑障碍替代[38]。以身心疲惫为主导的失调相当常见。[39]例如，慢

性疲劳综合征（SFC）[40]。

不过，那些用衰弱症说事的人也会用歇斯底里症说事。让人难以捉摸的疾病总是以多种形式出现（抑郁、饮食失调、多重人格[41]）。歇斯底里症患者最主要的症状是疲惫和抑制，为了疗愈，他们会对那些容易让他们成瘾的东西产生需求。在他们那里，抑郁的主导反应是衰弱症和各种身体疼痛。有些歇斯底里症患者表现出成瘾品癖，“疼痛其实是他们要求获得巴比妥类药物、抗焦虑药或苯丙胺类兴奋剂的借口”[42]。他们需要精神振奋剂来对抗疲劳，需要止痛药来缓解头疼，需要抗焦虑药来平复焦虑，以此类推。他们在普通科医生诊室里出现的概率比在精神分析师诊所出现的概率大。[43]歇斯底里症的典型场景不再是一个在原罪文化和责任文化中长大的女性戏剧性地瘫软在地。歇斯底里症也不再是由身体表现的谵妄，现在它是一种挥之不去的疲惫。它不再是身体的瘫痪，而是用抑郁症的语言表达出的引人注目的精疲力竭。疲劳、焦虑和失眠或许已经不仅是诊室里最常见的症状，也是报刊谈论最多的话题。[44]有一位精神病学家兼精神分析师写道：“在我们看来，对斗争和对抗的渴望及直面对抗物时的恐惧是疲惫主体的主要心理冲突之一。”[45]精神冲突并没有消失，它只是隐藏在能量丧失中，而抗抑郁剂对纠正这种丧失效果很好。

受苦的好时代？

“效果很好”：如果我们相信生物精神病学的预言家们发布的那些好消息，这个评价就不是夸张——反对这种说法的人多半出身精神分析学。“您不可能在人类历史上找到受这种苦的更好时代了。”[46]这是美国的精神病学家马克·戈尔德(Mark Gold)著作《抑郁症的好消息》(*The Good News about Depression*)的开篇句子。第一个好消息是药理学的进展:新一代抗抑郁药在20世纪80年代末进入市场,它们是选择性5-羟色胺再摄取抑制剂。戈尔德写道,它们改变了“我们诊断抑郁症的方法——而且很可能连我们定义抑郁症的方法也会因此改变”。第二个消息来自制度层面:生物精神病学(戈尔德强调,我们应该称之为“精神病医学”)被承认为一个医学职业,这门学科被纳入了医学。事实上,它被看作好消息:“数量众多的精神病医师被认可为医生,可以像医生一样思考。”现在,“抑郁症也被认为可能是一种生理疾病,需要医生来治疗”[47]。

在《精神障碍诊断与统计手册(第三版)》中,罗伯特·斯皮策指出,不存在“任何令人满意的‘精神障碍’的定义(其他概念也是如此,比如身体失调的定义、身心健康的定义)”[48]。在第四版中,艾伦·弗朗西斯(Allen Frances)对未能放弃“精神障碍”这个术语感到遗憾,因为把障碍分为“精神的”和“身体的”,这种做法过于简化。“不幸的是,这个概念在第四版中仍然得到保留,因为我们找不到合适的替代词。”[49]而且可以肯定的是,永远无法找到合适的替代词。因为没有哪个医生会在讨论普通疾病时特意说这是“身体障碍”。为了摆脱这种特有的二元论,精神病学必须发明一种新的表述方法,让“身体”和“精神”两词不再是必需。然而,精神类疾病与身体类疾病是无法用同一种思维框架看待的。不再区分两词,只能在修辞层面起到效果。这种做法是将精神医学与其他医学完全同化,从而取消了精神病学的特殊性:会让精神障碍仿佛不再是人遇到的特殊困难，在卸掉中间症状后，它也只是影响病人的普通疾病罢了。不过，这种做法还是能够取得修辞效果，原因得从精神机制的生物学化说起。[50]摒弃一切形式的二元论是精神病学医学化过程的核心：它试图告诉我们，精神疾病也是一种器质性疾病。我们被告知，情感是精神里最“肉体化”的部分。于是，摆在我们面前的情况变成了：精神疾病也是一种经验，是通过学习和累积就可以“治愈”的东西。今天，生病的神经被看作神经化学方面的失衡。一位美国记者这样写道：“科学发现，人们在跌入低谷时经历的感受与‘神经症’根本无关。科学数据显示，这些疾病的‘身体性’并不亚于糖尿病，它们也没有比偏头痛更偏‘精神’。”[51]

在法国大学的精神病学系，精神障碍被重新生物化的趋势非常明显。这中间还经历了将综合征和疾病混为一谈的魔幻操作，这点从 1980 年以来出版的关于抑郁**疾病**的书的书名可见一斑。人们不再热衷于撰写精神病学的专著，而是开始分门别类地撰写有关精神分裂症、焦虑症、抑郁症和成瘾症的书。精神病学被分割成数个专科。[52]伴随着神经症、冲突和内疚这三个概念的衰落，抑郁症很自然地也顺应了这种趋势。匮乏模型取得胜利，个人不再是自己疾病的客体，不再是疾病的参与者：他/她只是疾病过程的受害者。就这样，抑郁症变成了一种与其他疾病性质一样的疾病。

尽管看起来当下的确是一个受苦的好时代，但这个论断并非不存在含混之处：新一代抗抑郁药真的能够更好地治疗各种抑郁状态吗？还是说它们的优势其实在于能将治疗范围扩大到过去无法企及的地方？想要回答这类问题，就必须评估有关抑郁症的生物化学研究为精神病治疗学带来的进展。而关键又在于前者对神经元系统中阻断信息传递机制的研究。

5-羟色胺——时髦的神经通路

1985年，丹尼尔·维德洛切在为《临床医生杂志》抑郁症专刊写的导言中曾说："抗抑郁药并非为了舒适而制作的药，它们的精神刺激作用十分特殊。如果没有抑郁症状的人服用了它们，它们的副作用是会在人体内产生一种令人不舒适的特殊效果。"[53]然而，这种情形正在因为选择性5-羟色胺再摄取抑制剂的面世而改变。

过去十五年来，5-羟色胺一直是精神病学的热门话题。讨论它在五花八门的疾病中如何应用的文章数量多得令人无法想象。一些作者甚至用整本书去讨论它。5-羟色胺和焦虑症[54]、5-羟色胺和强迫-冲动症、5-羟色胺和体重超标、5-羟色胺和恐惧症等。自20世纪80年代以来，针对这种神经介质，人们已经发现了许多受体家族，这让它看起来是多种症状的交叉点。1992年10月，《金融时报》因此写道："5-羟色胺已经成为各大制药公司深入研究的对象。"[55]两位神经生物学家在1955年出版的一本汇集精神药理学著名学者文章、技术性很强的书中写道："5-羟色胺是一个谜。它几乎无处不在，但又不对任何疾病的源头负责。"[56]1994年6月在华盛顿举行的第十九届国际神经精神药理学会研讨会上，有69篇论文是关于5-羟色胺的，只有2篇关于去甲肾上腺素。这种神经介质不但激起了学者们的浓厚兴趣，还吸引了大众的关注——至少在美国如此。由于百忧解的出现，5-羟色胺这个极端技术性的名词已经走出了学术圈，直接登上了大众报刊，成为数目众多的文章的主题。甚至还出现了为此而写的大众图书。其中，彼得·克莱默（Peter Kramer）的畅销书是一系列这类图书的开端。比如，1996年出版的《5-羟色胺法》（*Serotonin Solution*）。这本书向公众介绍了一些解决神经化学失衡的简便方法，且认为这些失衡才是一切情绪障碍的“罪魁祸首”[57]。

精神药理学的基石

为了避免在治疗上犯经验主义错误以及降低抗抑郁药的失败率，精神病学提出了抑郁症患者群体和抑郁症内部存在亚型的假设。为了进行亚型分类，精神病学曾使用过两种方法。第一种是临床和心理疾病分析法，这种方法流行于20世纪50—60年代。它根据外源性、神经性和反应性的抑郁症三分法，深挖抑郁症的各种综合征。第二种方法是以标准化的诊断工具和流行病学研究为基础，使用撰写《精神障碍诊断与统计手册（第三版）》时那种以症状为中心的逻辑来分类。

还有第三种方法，那就是生物化学法。它兴起于20世纪50年代末，在发现丙米嗪和异丙嗪的抗抑郁功能之后才形成。这种方法的关键在于，思考病患对抗抑郁药的不同反应是否源于药物作用的神经通路有差异。如果我们能够发现一种生物学标准，认清哪种抑郁症类型对应着哪种特定神经通路的缺失，那么就能预测人对抗抑郁药的反应。这样就可能找到一些药物，“尽可能有针对性地”纠正“形成不同种类抑郁情形的症状组合”。[58]在20世纪70年代，上面这个假说既充满争议和不确定性，又让人满怀希望。不过，当时的神经科学还无法对此给出任何让人能够接受的答案。

生物化学领域的研究显示，精神类药物会在不同程度上刺激神经元的传递。我们的情绪和我们的行为都是神经元功能的结果。在已知的50种神经元里，有3种很有名，它们都属于单胺类神经元——去甲肾上腺素、5-羟色胺和多巴胺。20世纪50年代末，临床和实验观察的结果表明，神经安定剂（利血平）在精神病人身上有导致严重抑郁的副作用，同时会消耗他们大脑里的单胺类物质。药物的作用机制在于它抑制了单胺类神经元传递化学信息的能力。[59]这一发现奠定了“精神药理学的基石”[60]。研究人员假设，抗抑郁药会对5-羟色胺（20世纪20年代发现的）和去甲肾上腺素（20世纪30年代发现的）的传递起作用[61]。抑郁症与这两种神经通路中的一个或两个通路的不通畅有关。[62]这种相关性在近四十年来，一直激励着精神药理学的研究。

在1970年发表的一篇综述文章里，研究者承认这些神经元起着决定性作用，但认为没有证据表明这种生理机制会导致综合征。[63]如果想让导致综合征的结论成立，那综合征必须是疾病本身。正因如此，我们才会在观察到一个抑郁症患者对某种抗抑郁药反应良好而对另一种抗抑郁药反应不好的情况下，不知道其中原因。尽管我们对中枢神经系统的信息传递机制有了更深的了解，但仍然没有发现任何生物学上的异常可以用来标识抑郁症。[64]无论是在20世纪80年代还是在今天，精神病学文献对这点的看法都是一致的[65]：“大量研究都在试图解释抗抑郁药物分子发挥作用的生物化学机制，但一切想在神经化学数据与抑郁症患者临床效果之间建立对应关联的研究，直到现在都没有呈现结果上的规律性。”[66]这是1994年发表在《脑》杂志上的话，它把一切说得再清楚不过了。

法国的学术圈满足于重复国际上已经达成的共识。顶尖的生物化学家、神经生物学家和精神药理学家都一致认为,这些研究的结果充满不确定性:研究者不知道抗抑郁药起作用是源于5-羟色胺的变化,还是仅仅因为共变效应,又或者5-羟色胺只是某个更复杂机制的显现物而已。[67]生物学研究对精神病学、对精神病症的诊断和对抗抑郁药的药效研究,贡献微乎其微。神经科学在进步,精神病学却在原地兜圈子。

不过,对5-羟色胺的研究还是让我们更好地了解了抗抑郁药的副作用,从而开发出接受度更高的药物分子,即精神病学家所称的“干净”分子。单胺能系统“是抗抑郁药作用的唯一模型,它形成了一种疗效已被证实的新疗法”[68]。这是一个足以解释为何5-羟色胺会掀起热潮的有力理由。

理想的抗抑郁剂:他们在愉悦中康复

20世纪60年代末和70年代初,一些制药公司试图摆脱传统思路,以生化假设为基础开发新分子,比如修改现有分子的“化学链”[69]、动物实验、临床人体实验。如果想要验证5-羟色胺的匮乏假说,当时只差治疗上的证据。三环类药物和单胺氧化酶抑制剂可作用于多个单胺能系统。正如作为初代单胺能分子的发明者之一的那位学者所说,没有任何证据表明,“这些被精心挑选出来用于对中枢单胺能系统起作用的分子能改善抑郁状态”[70]。20世纪70年代末,化学家和药理学家发现了大约15种分子,尽管它们的化学性质不同,但都专门作用于5-羟色胺受体。两位法国研究人员开发出了吲达品(indalpine),这是最早投放市场的选择性5-羟色胺再摄取抑制剂之一,最终由法国实验室推出。

1977 年，对丙米嗪和吲达品的首批比较研究文章问世。研究结果表明，两种药的抗抑郁效果接近，但吲达品的舒适度远高于丙米嗪。研究认为，吲达品之所以副作用更小、心血管系统接受度更高、起效更快，是因为它对 5 -羟色胺具备选择作用。

有一件事让观察和实验吲达品的医生们大吃一惊：吲达品在改善病人情绪的同时，还降低了抑制。[71]“病人在愉悦中康复了。”[72]医生们立即接受了这种疗法，“与传统的抗抑郁药物相比，这种疗法带来的问题更少，更少让病人焦虑”，还“让心理疗法变得更有成效”。[73]这种化学物在 1973 年的比夏学术峰会上被介绍出去：它并不优先针对某种抑郁症（无论是内源性、反应性还是神经性抑郁症），它对改善情绪障碍普遍有效——无论这些障碍是“对创伤事件的反应，还是伴随诸如更年期、退休等生活‘困难’出现，又或者是与器质性疾病相关，也不论这些障碍是不是典型的抑郁症”[74]。这种新分子**专门**作用于 5 -羟色胺，它对**所有**抑郁症都有效。这引发了精神科医生们的热情——一位医生在 1991 年用的形容词是“吲达品出现后的幸福日子”[75]。在 1983 年的《她》杂志上，有作者写道：“它为抑郁症的治疗带来了巨大希望。”[76]不过，吲达品在 1985 年退出了市场，因为它在使用中被发现有在实验阶段没发觉的毒性。

同一时期，激起人们希望的还有瑞典阿斯特拉公司（Astra）研发和推出的另一种药物分子——齐美定（zimelidine）[77]。齐美定的发明者阿尔维德·卡尔松（Arvid Carlsson）提出假设认为，抗抑郁药作用的不同可以用 5 -羟色胺的浓度不同来解释。第一篇研究齐美定的专门文章发表于 1972 年。20 世纪 80 年代初，齐美定被投放至欧洲多国市场（不含法国）。但它同样没有逃过被下架的命运,因为它会引起流感,而且在极少数情况下,还会引发一种致命的神经综合征。

百忧解的研发始于1970年[78],是美国的礼来公司(Ely Lilly)做出的。由于它是基于理论假设而非基于临床试验而开发的分子,在礼来公司内部,人们戏称它是"为了寻找疾病而开发的化学物"[79]。发明该分子的一位研究员说:"如果我们能够找到一种化学物,让它既具备三环类抗抑郁药的疗效,又摆脱抗胆碱能效应和致人死亡的心血管副作用,那么这种化学物必将成为一个重大进步。"[80]因此,开发百忧解的最初目的是想避免重大副作用,而不是为了取得更好的疗效。由于一位研究人员对卡尔松印象深刻,20世纪70年代初,研究小组开始寻找能够单独抑制5-羟色胺受体的化学物。研究马上要进行到第十个年头时,由于齐美定下架,研究差点被喊停(当时有关吲达品的信息几乎没有传播到法国以外的地区)。首批临床试验的结果令人失望,但研究团队并没有放弃。后来的初步治疗试验表明,百忧解不仅对治疗抑郁症有效,还能减轻病人体重,治疗贪食症、酗酒和烟瘾。对百忧解的大规模实验于20世纪80年代初进行,实验结果显示这种抗抑郁药还具有过去没被发现的易用性:它是否起效,不需要通过增加剂量来测量。一般而言,单次剂量就足够说明问题了。于是,该产品被推广至普通科医生,并于1987年12月获得了美国食品和药物管理局的授权。[81]

售卖幻想的市场:力量属于您

尽管仍有许多问题没有答案,马克·戈尔德依然相信,在不久的将来,"我们很快就能从根本上预防抑郁症。通过识别某些化学物质，我们甚至可以预测自杀的风险”[82]。全球最著名的“受体学家”所罗门·斯奈德(Solomon Snyder)在1987年出版了一本专门论述精神药理学进展的论文集。他在其中乐观预言：“新的精神类药物将会出现，它们将具有非凡的效力和选择性。……这些药物有可能调节细微的情绪差别，正因为这些差别过于细腻，以至于直到今天，都只能通过诗人的辞藻体现，还无法进入精神病学的范围。”[83]这本书出版十年后，虽然精神病学并没有取得任何实质进展，但制药实验室的研究员们已经认为，根据抑郁症类型来预制治疗分子是可行的。在位于印第安纳波利斯的礼来公司里，神经科学研究部主任认为，下一代精神类药物“将比我们现在拥有的药物好十倍(原文如此)”，而辉瑞公司(最能对百忧解造成威胁的对手公司)的研究主任则用平静的语气确认说，下一代精神类药物“将非常、非常、非常优于我们目前拥有的所有产品”。人们针对每一种单胺能受体(有了大约15种药物)和去甲肾上腺素能受体都研发出了化合物。[84] 1996年，一本法国医学杂志的题目直接就是《抑郁症不同，药物也不同》。人们将能根据抑郁症的类型和抑郁症患者的具体情况选择合适的抗抑郁药。[85]神经生物学，尤其是分子神经生物学对神经元通路的了解越深，发现的受体种类越多，化学家和药理学家就越能研发出疗效强劲且治疗精准的药物。我们也终将能够回答20世纪70年代出现的那个问题：哪种抗抑郁药应该用于哪种抑郁症？

总之，我们即将拥有看似无害且能治疗各种抑郁症状的药物。1990年，《柳叶刀》杂志写道：“摆脱抑郁症变得像避免怀孕一样简单：只需要记得吃药，就可以快乐生活。”[86]抗抑郁药市场延续了始于1975年的强劲增长势头，但结构发生了变化：百忧解的销售额以每年 37.15%的速度持续增长[87]。1995 年,百忧解在法国畅销药品中排名第二[88]。

过去十多年间,围绕 5-羟色胺,发展出了一种新经济。鉴于抑郁症对社会平衡造成的直接损失和间接成本,以及它对企业生产力的巨大影响,一些健康领域的经济学家开始论证,尽管选择性 5-羟色胺再摄取抑制剂每一粒的成本是三环类药物的 8—10 倍,但由于病人对它的依从性更高,它的疗效更出色,使用它比使用三环类药物更经济。[89]它接近理想的抗抑郁剂。[90]随着一些新药在 1997 年获得上市许可,治疗上的乐观观点再次得到巩固。这些药专门作用于 5-羟色胺和去甲肾上腺素:它们的副作用甚至比选择性 5-羟色胺再摄取抑制剂还要更小,起效也更快,而且对包括必须住院的忧郁症患者在内的严重抑郁症更有效。[91]这些产品具有抗抑郁剂的传统效力,它们作用于多种单胺类物质和5-羟色胺能的耐受性。正如其中一种产品的广告所说:"现在,力量属于您了。"药理学的梦想是否企及了不可能?科学是否让药理学的追梦者开始"相信存在改变命运的神奇药物"[92]?

不惜一切代价也要动起来:流变轨迹中的个人

对于抑郁症患者而言,目前科学承诺的前景依然停留在魔法层面。在评估这些神奇承诺是否真实之前,我们需要看到,这些承诺回应的是一种社会期待,它用新语言将当今人们面临的问题表述了出来。首先,社会对痛苦的重新关注凸显了经济遭遇危机的社会病态,危机造成的创伤和压力以抑郁症的形式在精神病领域表现了出来。其次，行动方面的个人化进程导致个人性必须承受新的压力，个人必须不断接受这个现实，适应这种压力。

痛苦浪潮

在 20 世纪 80 年代初至 90 年代，根据经济和健康研究、学习与文献中心（CREDES）的数据，法国抑郁症的发病率上升了 50%。虽然数据上涨的部分原因是现在人们更容易承认自己得了抑郁症，但“抑郁症发病率的上升是必然的。……抑郁症的发病率随着人们所处不利境况的增多——孤独、低收入、失业——而增加”[93]。粗略地说，既定时刻测量的抑郁者的比例从约 3%上升到了接近 5%（其他研究估计的数值是 6%或 7%）[94]。欧洲国家之间的对比研究数量稀少，但结果都显示出了难以解释的明显的统计差异。[95]

此外，抑郁症还伴随着自杀、酗酒、吸毒和一系列非精神类疾病。在同年龄组中，抑郁症患者自述的疾病比非抑郁症患者多得多(7：3)；有健康问题的 20—29 岁的抑郁症患者所占的比例与 45—59 岁有健康问题的非抑郁症患者所占的比例一样多。年龄在 45—59 岁之间的抑郁女性的健康水平相当于 80 岁以上的老人。因此，研究者写道：“抑郁症患者可谓未老先衰。”他们患上消化系统、泌尿生殖系统和心血管疾病的概率是普通人的三倍，患上癌症以及内分泌、骨关节等疾病的概率是普通人的两倍。他们消费的药物量（包括非精神类药物）和就诊次数都远远高于普通人群。[96]直接损失（就诊、治疗等）和间接成本（缺勤、生产率低下等）看起来都很严重。抑郁症似乎处于一个非常多元的病情局势的中心点。

分析表明，抑郁症是许多病态心理问题的共同症状：酗酒、暴力、毒瘾和自杀。[97]心理病理学家通常把吸毒和暴力解释为人对边缘型抑郁采取的防御。1997 年，第二次全国健康大会的报告强调，青少年健康教育应该纳入“对诸如暴力和抑郁等心理与社会行为”[98]的解释以及对攻击他人和自我攻击行为的解释。“筛查苦闷造成的疾病障碍应该成为优先事务。”[99]学术研讨会的结论和官方报告还强调，在贫困、不稳定和存在社会排挤的环境中，应该注意多重压力交织给人带来的伤害，暴力、抑郁、心身疾病和多重创伤层出不穷。今天，所有相关的精神病学报告都认为，有必要“将一些非精神疾病引发的痛苦也纳入考察范围，尽管这些痛苦不一定会导致疾病，但会致使当事人求助医疗系统”[100]。今天，精神病医生的职业已经不再以精神病为中心，而是面对着各种社会问题和心理疾病复杂交织的局面，医生必须考虑它们之间联系，同时做到仔细甄别——只要精神病学没被简化成社工工作，这种努力就是必需的。抑郁症揭露了（或者说是联结了）多种社会问题和医学问题。这些问题给我们的社会，尤其是对我们的社会保障系统，造成了高昂的成本。

法国总体规划委员会（Le Commissariat général au Plan）意识到“处于就业年龄人群的脆弱性增加……这是一个全新的现象”[101]。自 20 世纪 80 年代以来，经济危机似乎已经在 35—44 岁年龄组中导致了自杀人数翻一番的结果。孤独增强了这种脆弱性。[102]工作场所的心理咨询诊室接待着“尽管还在工作，却因担心失去工作而寻求心理帮助的人”[103]。按照法国公共卫生部门的说法，“在健康领域，精神痛苦显著已经成为最常见的脆弱症状”[104]。

越来越多没有精神病但在遭受痛苦的人开始向公共精神病学求助。现在,不稳定的生活条件对人造成的创伤已经成为精神科医生治疗最多的问题:抑郁症、慢性焦虑症、毒瘾、酗酒、长期的自我用药——精神病患者的比例在绝对数量上保持了稳定,但相对比例却在下降[105]:“失去希望正在成为主要危险。”[106]抑郁症(而非焦虑或恐慌)处于多种创伤疾病和成瘾问题的交叉点。它有将一切串联的特性。这种对痛苦的关注以及用抑郁症来理解和定义社会问题的做法,是最近才出现的。[107]

行动的个体化

如今,行动变得个体化。没有别人会代替你行动,人只能自己对自己的行动负责。于是,个人能动性成为衡量一个人价值的首要标准。

20 世纪 80 年代初以来,法国发生了两个具有象征意义的事件:一是左派上台,但它的(让左派能够证明自己是左派的)公共计划遭遇了失败;二是企业家的行为模式被视作所有人应该遵从的行动典范。两个事件彼此联系,导致作为左派进步理念核心的改良主义和革命这两大乌托邦同时衰落:它们本应创造确定的社会,是资本主义的替代方案。企业家的形象从支配小人物的巨头或唯利是图的“地主”转换为拥有良好行动力的楷模,代表着每个人都应该使用的行动模式。事实上,企业家式行动模型是对国家行动陷入泥潭的一种回应,按照法国的传统,本应是国家肩负起社会的未来。企业家的形象成为激发整个社会政治活力的参照系。对于像法国这样的国家而言,这是一个明显转变:私人行为接管了国家的集体使命,公共行为也重新采用了私人模式。国家这个“公民的”公司必须将企业运作方式同行政管理职能结合起来。

赢家、运动员、冒险家和其他斗士形象开始占据法国人的想象。比如,今天,这样的形象体现在了一个尽管落魄却象征着法国社会进入竞争文化的人物身上:他就是伯纳德·塔皮(Bernard Tapie)。大家还记得吗?他是1986年法国电视一台黄金时段的一档创业综艺节目的主持人,这个节目有一个霸气的名字,叫“雄心勃勃”。它可不是一档简单的脱口秀。它倡导的第一波解放潮流是号召每个人都从征服自己的个人身份做起,它掀起的第二波解放潮流是宣扬个人凭借个体能动性去获得社会成功。

在企业的人力资源管理里,纪律模式(泰勒式和福特式)正在被激励员工自主行为的新规范取代,即便是最底层的员工也被囊括。参与式管理法、谈话小组、人才圈等,这些管理技术都以向每位员工灌输企业精神为目的。管理和支配劳动力的方式已经不再依赖机械的服从,而是强调人的主动性:责任感、发展能力、制订计划的能力、干劲、灵活性等,这些名词得到了新的管理方式的推崇。施加在工人身上的约束,其目的不再是把他变为重复劳动下的机械人,而是让他成为懂得灵活工作的自我管理者。人力资源工程师弗雷德里克·温斯洛·泰勒曾在20世纪初把培养顺从员工、将人变成“任劳任怨的牛”(这是他的用词)作为管理目标。今天的人力资源工程师们致力于培养人的自主性。管理的重点不再是驯服身体,而是要调动每个员工的情感和精神力。因此,今天我们面临的约束问题和定义问题也跟着发生了变化:20世纪80年代末以来,据入驻工作场所的医生和企业社会学研究员们的观察,新的焦虑情况、心身疾病和抑郁状态渐渐变多。企业可谓生产神经性抑郁症的门厅。[108]

在 20 世纪 80 年代，人们对工作的投入度有所提高，但他们获得的稳定保障却在 80 年代末显著减少：首先受影响的是非熟练工人，然后是更高阶层的人，到了 20 世纪 90 年代，不稳定性直接影响到了公司高管。人们的职业生涯变得越来越不稳定。[109]不平等的方式也在发生改变，这对集体心理产生了影响：在不同社会群体之间的不平等之上，又增加了群体内部的不平等。[110]具有同等学历和相同社会出身的人，在获得成功上所面临的不平等在加剧。这种状况只会加重人们的挫折感，让他们的自尊心更加受损，因为人们看到，爬到他们头上的不再是一个遥远且不认识的人，而是自己的邻居。个人的价值感在这类不平等面前更加脆弱。

学校经历的变革也对学生们的心理产生了类似影响。20 世纪 60 年代，大多数时候，社会选拔发生在学业要结束的时候。[111]然而今天的教育社会学研究一致显示，随着高中教育的普及，这种选拔贯穿了整个学校课程。与此同时，“人们对个人成功和学业成功的要求加剧，这些又都统统落到了儿童和未成年人身上”[112]。一方面，学生承受的压力越来越大；另一方面，学生还必须为自己的失败承担一切责任。这种情形必然导致各种形式的自我耻辱感。[113]这里，同样体现了不平等方式的变化。

从 20 世纪 60 年代起，本应由家庭承担的社会化职能开始大规模转移到学校身上。在心理学的大力鼓励下（斯波克博士、劳伦斯・佩诺德等），儿童的自我发展成了父母最重要的使命。临床医生已经注意到，在这一时期出生的病人，其自我认同的基础非常薄弱。这是“人们在行使家长职责时过度情感化养育的”[114]

结果。而且，伴侣和家庭成员在“分离”过程中体现出的自主性也经常模糊了一方与另一方之间的象征位置，从而产生新的不稳定性。性别关系和代际关系的平等化导致关系的普遍契约化和永恒的权力斗争之间形成了张力。随着等级界限被消除，曾经常常与之混淆的符号差异也消失了。[115]

无论在哪个领域（企业、学校、家庭），世界的规则都已改变。现在社会强调的不再是服从、守纪、符合道德，而是灵活、变化、反应敏捷等。自我控制、心理和情感上的灵活性、行动力：每个人都被要求去适应世界，这个已经失去稳定性和连续性的世界。这是一个充满暂时性的不稳定世界，它由参差不齐的流体进程和轨迹组成。这种制度上的变革让人觉得，每个人，哪怕是最卑微、最脆弱的人，都必须自己完成**选择一切**、**决定一切**的任务。

长久以来，变革都被认为是可取的，因为它关系到进步的前景，而且进步就应永不停止，社会保护也应不断扩大。如今，人们对变革的看法变得矛盾，因为下坠的恐惧和无法摆脱下坠趋势的担忧已经超过了人们对实现社会向上流动所抱的希望。人们开始倾向于诉说变革的危险，用“脆弱性”“不稳定”和“朝不保夕”等词来描述变革。一切都在变化，这是当然，但人们没有感觉到进步。再加上社会环境步步诱导人们去关注自己的内心，因此，“变化的文明”[116]大大刺激了人们去关注精神痛苦。精神痛苦变得随处可见，并被囊括到追求内心平衡的多重市场中。如今，大部分的社会张力都是通过“内爆”“抑郁崩溃”或具有异曲同工之妙的“向外爆发”（暴力、愤怒或某个感觉的爆炸）等词来表达的。当代精神病学告诉我们，个人的无力感可以凝结为抑制，可以在冲动中爆发，还可以导致强迫，让人无休止地进行行为重复。所以，抑郁症也是社会规范的交会处，这些规范包括界定行动的新准则、广泛使用“痛苦”和“不幸”的概念来看待社会问题的做法，以及药物研究和制药工业对此做出的新回应。

想象中的去抑制

抗抑郁药承诺在对日常生活质量不良影响很小的情况下赋予人活力，这在十五年前是完全无法想象的。因此，不难理解它会激起人们的希望。抗抑郁药市场的出现满足了人们对主动行动的渴望，医生的诊室成了处理这些问题和提供药物之地。

20 世纪 70 年代末，一些广告，尤其是兴奋类抗抑郁药物的广告，会将重点放在药物对行动的激励作用上，同时淡化药物的治病事实。无怪乎当新药上市时，人们总是要确定它到底是心理兴奋剂还是情绪调节剂。比如，其中一则广告，它一方面想要唤起人们在精神痛苦和行动力受限上的共鸣（“这位病人希望尽快恢复正常的职业生涯和家庭生活”），另一方面完全侧重表现药物对行动力的正面效果（“克莱尔重新找回了行动的欲望和掌控自己的自由”）。就这样，二十年之后，得益于单胺氧化酶抑制剂，“克莱尔找回了掌控的感觉”。与此同时，选择性 5-羟色胺再摄取抑制剂的广告攻势宣扬的是“唤醒内在力量”，以“我，就是我”为口号，展现了最高科技和最自然的欲望之间的结合。

1988 年，一本名为《超越身体和心智局限的 300 种药物指南》(*Guide des 300 médicaments pour se surpasser physiquement et intellectuellement*)的书在法国出版。这本书成了一桩丑闻。它是由一些匿名作者所作，他们主张在竞争激烈的社会中，人们应该“有权使用兴奋剂”。他们将嗑药和服用辅助兴奋剂区分开来，认为前者是为了让人继续逃回自己的世界，后者则能让人更好地突破日渐增长的各种局限性，这些局限是每个人都必须面对的。成瘾品和精神类药物的兴奋剂功能都变得越来越重要，这点令人惊叹。即便抗焦虑药也不例外，因为焦虑的减轻会起到去抑制的作用[117]：平静下来的人会有能力行动起来。

在法国，两位精神病学家最近在《脑》杂志上提出，存在“想让处于亚抑郁状态的人继续保持出色能力的想法”。所谓“亚抑郁”是指按照诊断标准尚无法被诊断为抑郁症的抑郁之人。这种想法会“让医生开出兴奋类抗抑郁药处方；在病人生活因病情受限较少的情况下，医生或许不会给病人开抗抑郁剂，而是会通过心理疗法，帮助他渡过难关。当一个人能在不使用药物辅助的情况下正常生活时，去谴责别人过度用药当然很容易，也会很容易就去赞扬不靠药物、靠自身努力和身体自然恢复去面对疾病。然而，谁又能仅靠自身感受去准确评估别人承受的痛苦等级呢？”[118]这个反问真是一语切中要害。

1991 年，一份精神分析领域的期刊出版了专门讨论药物问题的特刊，编者在导言中强调，在精神病治疗实践中，从停摆中学习也是相当重要的：“人们对心理舒适度和维持正常状态的需求日益增长，治疗必须快速见效且效果卓著，这些都助长了医学只关注平息躯体反应的治疗方式。……归根结底，这是想要通过化学方法完美控制认知能力、情感生活和行为。”[119]事实上，内心舒适已经成为行动的必要前提：人们本就应该调动自己的情感力量来行动，难道不是吗？然而，当社会对行动和适应性的要求变得越来越严苛，人们有能力独立处理自己的内心冲突吗？

正是在这种背景下，百忧解推出了针对普通科医生的营销活动。先是在精神病学专业报刊上出现了一系列以“情绪强化剂”为主题的文章。而后，1990 年 3 月，美国杂志《新闻周刊》发表了一篇名为《百忧解的应许》的专题文章。这是邀请公众就抑郁症进行讨论的信号。这篇文章刻画的景象是，只要人们去医生那里得到百忧解，就可以在不用承受任何身体不良反应的情况下，达到应对生活困难的目的。彼得·克莱默质疑了这样的化学操控理想。他的书的内容与其愚蠢的法文名字(《百忧解：处方下的幸福？》)完全不同，也与媒体宣传时给出的简介不同。这本书完全没有讨论如何通过处方获得幸福。克莱默反思了“当今的高科技资本主义所要求”的“自我”：它必须拥有“自信、迅速灵活、充满活力……这类黄金品质”。[120] 换句话说，也是更谨慎地说，现在的自我必须拥有让人在竞争中立于不败之地的那些品质。因此，百忧解获得了改善情绪、激励行动的名声，而且还能让没有陷入“真正”抑郁的人朝着有利的方向改变自身性格。克莱默书里列举的病人都因服用了百忧解而“安心”。然而，既然知道这些药物没有毒性，为什么用细微方式调节自己情绪的能力还会成为讨论对象呢？疑问的本质是什么？

百忧解不是幸福药片，而是能动性药片。这与认为它是一种兴奋剂的想法相去甚远。精神科医生早在 20 世纪 60 年代就已经指出，单胺氧化酶抑制剂有时会让病人觉得“好些了”，难道不是吗？达尼诺斯就是以这样的方式描述单胺氧化酶抑制剂让他拥有走出了隧道的感觉的。而且，从 20 世纪 60 年代开始，药理学家、化学家和精神病学家都希望找到既便于使用又更加有效的药物。最终，这一步很容易就实现了，这让人不禁想问：我们是不是可以终结这个“课题”了？因为想要药物便于使用，让药物将人简化成身体就可以了。

1994 年在《脑》杂志上发表的一篇文章非常值得一提，只是它在过去经常被人遗忘。作者写道："讨论不应该仅仅局限于医学领域。基于时代的严酷性和人们必须履行的义务，病人不得不在治疗效果方面提出要求。如果治疗不能达到他们的要求，就会使他们继续面临社会和职业上的困难，从而导致抑郁并发症，难道不是吗？"[121] 这些讨论为今天的实践提了醒：精神病学和普通医学所面对的病人是来寻求药物和心理方面的补充帮助的，他们的目的是更好地面对各种生活困难。

是神术还是遮羞布？

精神动力减弱的问题、抑制和冲动、衰弱症，这些概念可以用在任何病理模型中，它们都与行为的病态有关。静止的行动雕刻出的是抑郁的世界：停滞是"时间的晕眩"[122]，冲动是时间性的失效。懒散和淡漠取代了精神痛苦。临床上，懒散和淡漠才是抗抑郁剂针对的真正目标。就社会而言，它们与人们需要面对的行为上的新问题是一致的。抑郁导致的宕机如影随形地跟随着个人的流态轨迹。精神病学的分类、治疗手段和社会规范共同重塑了个人性。

那些被宣称的奇迹或许的确回应了人们希望自身"能更好地运行"的愿望，但它们主要还是促销活动的结果。[123] 尽管有一些著名学者，比如斯奈德，加入了这支信仰奇迹的队伍，但大多数著名学者没有这样，至少没有如此公开地大肆赞扬。阿尔维德·卡尔松在十多年前曾指出："在基础知识取得了巨大进步的情况下，20 世纪 50 年代以来取得的药物治疗方面的进展是如此微不足道，这点值得注意。”[124]乔纳森·科尔和唐纳德·克莱因就认为，许多服用百忧解的人其实只是徒劳等待该产品的神奇功效，换句话说，百忧解的所谓疗效更多是一厢情愿(wishful thinking)。[125]一项针对服用抗抑郁药的人进行的访谈类社会学研究表明，百忧解的疗效在人与人之间的差别很大，失望也并非罕见，甚至比比皆是。[126]选择性5-羟色胺再摄取抑制剂与其他抗抑郁剂完全一样：它不具备统一的有效性。

用药物作用来控制人类精神，这件事既非近景，也非远期未来能够办到的。1964年，弗朗索瓦·达戈涅特(François Dagognet)用大量篇幅论述了各种关于治愈的古老神话。理想的抗抑郁剂是它的现代版本。它让我们沉浸在神术魔法之中，想象出一个“萨满凭借吹气，借助药水、混合物或锐器”便可治愈精神疾病的神奇世界。达戈涅特还说：“我们需要做的仅仅是丢掉这些荒诞想法，这些想法很可能……会让我们以为：某种药片就可重塑灵魂，为人带来生活热情或突然让人兴高采烈。”[127]任何药物——无论它是不是精神类药物——都不是万能药水，我们无法将其涂抹在疾病或其他病态实体上，然后等待疾病自己终结。

我希望大家能够原谅我，因为我不得不告诉你们这个坏消息：抗抑郁药所宣称的无所不能其实只是一块遮羞布，它掩盖的是疾病无法治愈的事实，我们会在下一章里详细论述这点。一切皆可接受治疗，但人们对于什么是可以治愈的，已经不怎么清楚了。与此同时，内在冲突被忽视，生活变成了有关身份障碍的慢性疾病。但一切未必以悲剧收场，因为我们的个人性的构造完全为承担这种“疾病”而生，但我们最好知道它究竟意味着什么。

第七章

抑郁症中不确定的主题和世纪末的个人性

自主行动能力是社会化的核心，无法行动构成了抑郁症最根本的问题。事实上，存在着两种看待抑郁症的方式：一种**只**涉及主体，另一种与主体**无关**。雅内和弗洛伊德的争论在一个世纪之后重演，只是现在的社会情况和精神病学背景已与当初完全不同。如果抑郁症的确是精神自由和个人能动性方面的双重病态表现，那么，除了内在冲突外，它必然还与其他撕裂有关。从精神病学的角度来看，现在围绕抑郁症的核心争议点是，如何评价抗抑郁剂在这些无法被定义的（抑郁）"状态"中的地位，这些"状态"是根据不同依据被分类的，而且是反复的、复发的和慢性的。

新药物以营销方式投入市场，匮乏模型和冲突模型之间的微妙关系在有关这些药物的论争中显得尤为突出。一方面，新药的面世激起了人们虚幻的希望，正如不少文章常常指出的那样，这些药似乎可以有效分配"各个精神装置"的能量数，对焦虑和抑郁情绪都产生作用，即它们似乎对一切痛苦和一切可能的精神障碍都能施加影响。无论服用的人是否生病，这些分子都让人更有活力，更少焦虑，更能掌控自己。另一方面，精神病理学研究的结果却令人忧心忡忡。1996 年，《国际精神病理学杂志》（*Revue inter-*

nationale de psychopathologie）提出了这样的问题："如果药物在开发时就不是以**处理**各种状态（抑郁症、焦虑症、解离等）为目的，而是想在不依赖主体且不威胁主体完整性的前提下，创建一种新的精神状态，那么，我们是否还有必要对主体进行精神病理学的诊断？"[1]既然药物在创造新状态时已被假设无毒无害且不会造成成瘾依赖，那么就不再需要用诊断来确定综合征后面的疾病了：只需要通过精神类药物这个万能大法来调节微小精神能量或重新分配失衡之处。就这样，我们在完美的药物神话中遨游，自然也无法确定抗抑郁剂到底是药品还是成瘾品了。

选择性5-羟色胺再摄取抑制剂引出的是关于化学药物是否会消磨主体性的担忧。当无论大大小小的病，全都可以用一种药物来解决，就会造成诊断失去用武之地，从而在现实层面上造成到处都是"嗑药人"的噩梦。"嗑药人"是我的夸张说法，这类人不再受通常条件的限制。

认为神经科学和药理学具有无限可能性的想法完全不现实。它会赋予这些学科支配病理的权力，更广泛而言，就是支配人的权力。这些学科不应得到这样的权力，因为生物学家和精神病学家都认识到，试图将"生物标记"与临床实体关联的努力一直在失败。而且，目前看来，探索新途径和提出新假说的前景都不乐观。此外，这种想法还将生物学的进步和精神病学的进展混为一谈。精神病学是一门医学，它的功能是治疗人。所以，它与生物学研究并非具有相同性质。无论我们对主体完全控制自己这点抱着期待（通过药物激发人的内部力量）还是担忧（因为这种做法有可能将人简化为身体，从而阻碍人获得自由），两种情况都属于自欺欺人。

首先,就药物治疗方面而言,抗抑郁药显然远未成为理想药物。如果我们赞同 1996 年《药物》(*Drugs*)杂志上那些重要文章的看法,那么,这方面还有三个障碍需要克服:需要获得比三环类药物效果更明显、起效更快且在治疗抗药性强的抑郁症方面药效更稳定的新药。[2]至于抗抑郁剂已经变成了人们寻求舒适的药物,那则是另一回事。

其次,从 20 世纪 80 年代开始,精神病学的流行病学提出了治疗效果问题:抑郁症患者的抗药性、复发性、反复发作性和抑郁症慢性化都是普遍现象。这些问题在专业文献中经常被讨论,但在公开辩论中,即在被媒体报道登载的讨论中,却难得一见。从这一角度看,舆论被误导了:在媒体上,抑郁症总被放在道德层面上讨论,但它明明可以在实践层面上被讨论。这些讨论将抗抑郁药的广告信息与精神病学的研究结果混为一谈,就连那些由制药工业赞助、结果公开可查的研究信息也在舆论中变得模糊。因此,我们没有任何理由担心主体会被遮蔽。相反,存在着很多促成主体性转变的理由。抑郁症的慢性化,抗抑郁药介于药品和成瘾品之间的暧昧地位,这两者一结合,形成了建立新主体性的依托。

治愈的想法遭遇危机,冲突模型衰落,这些全都表明,当代的个人性已经不再在治愈的框架里被思考:个人性以各种方式在长期变化且伴随着整个治疗。与此同时,我们的社会正在从政治上摆脱各方协商找出一个好的解决方法的想法(因此出现了左右分裂的危机)。冲突模式不再构成个人和社会的统一性,它所传递的信息也再难指导行动。精神病学中的治愈概念危机和社会心理层面上的“去冲突化”正在塑造一种新的集体心理。主体并非奄奄一息，也不会被掩盖，它只是发生了变化。

精神慢性病

精神病文献中也出现了一些让人疑虑的点。[3]精神病学家们开始质疑治愈性——这是20世纪60—70年代开始出现的转变。理论上，抑郁症成了神经化学传递方面的疾病，作为交换，它开始变得顽固。[4]如今，它已经被精神病学定义为一种具有慢性倾向的复发性疾病。抑郁症的持续时间是否真的在延长？在抗抑郁药面世后，我们是否在对它的治疗上的确过于乐观了？在解释这些问题前，我们先来看看事实。

"治愈"的危机

在经历过抑郁发作的病人中，有四分之三无法恢复之前的心理平衡状态，有20%的患者长期抑郁，还有20%的患者对治疗产生抵触情绪。[5]重新跌落到抑郁状态和反复复发都很常见。据美国精神病学协会[6]组织的一次研讨会上的研究表明，大约有50%至80%的人在抑郁发作后，一生中至少还会复发一次。50%的人在两年后就会复发。[7]所有的流行病学研究都证实，抑郁症的预后不良。[8]这些研究尽管在研究人群、疾病分类法和研究方法上不尽相同，但都显示，大约四分之三的抑郁症病例会反复发作。50%的患者在抑郁发作两年后复发，20%的患者转为慢性抑郁，15%至20%的患者的病情仅部分缓解。[9]各研究在抑郁症复发比例上达成了共识，明确地认为，大多数患者都不会恢复到以前的平衡状态,相当一部分患者的病情只是部分缓解,绝大多数患者的病情会复发或转为慢性。而自 20 世纪 70 年代下半期以来投放市场的抗抑郁药,尤其是选择性 5-羟色胺再摄取抑制剂,在技术上是允许延长处方期的。两位精神病学家写道:"抑郁症是一种常见疾病,通过采用越来越令人舒适且安全的治疗方法,它是可以治愈的。"[10]但他们又说:"但是否总能治愈,这是个问题。比起治愈,直接用缓解这个词,或许更明智?"[11]长远而言,药物对抑郁症的改善似乎非常有限。当然,选择性 5-羟色胺再摄取抑制剂的舒适性和低毒性减少了长期服用带来的弊端。这显然是一个无法忽略不计的事实。只是我们也会想:这种特性会不会反过来让人们不面对导致他们抑郁的内在冲突,从而助长了抑郁长期化的趋势?

不但治疗抑郁症的持续时间在延长,而且服用最小剂量的抗抑郁药的患者比例也在增加。很多人在抑郁发作期结束后的数年内还一直服用抗抑郁药物。因为一旦停药,症状马上又会出现。[12]这点同样说明抑郁症有慢性化的趋势:说得委婉点,经过抗抑郁剂治疗后出现的症状减轻似乎无法等同于治愈。[13]造成这种情况的原因有很多,比如,开的处方不合适、普通科病人的医嘱遵从性差[14]、相关的疾病(尤其是长期酗酒)、病态人格因素等。但最重要的还是治愈概念本身变得不确定,因为它"有可能是真的,也有可能是假的,完全取决于按照哪种标准来说"[15]。

有鉴于此,许多研究者将注意力集中在治疗的持续性上[16]——针对复发性抑郁症进行预防性治疗。大多数抑郁症患者应该都会受惠于这样的研究,但就治疗究竟应该持续多长时间这个问题,目前尚无定论:对一些患者而言,治疗可能持续终生;对另一些患者来说，目标疗程是五年[17]。但疗程的长短更多是靠医生的临床直觉，没有标准答案。我们观察到，一般情况下，如果患者年龄超过五十岁，只要有一次抑郁发作，医生就会建议终生治疗；如果患者年龄超过四十岁，若有两次抑郁发作，医生会建议终生治疗；对于四十岁以下的患者，则需要发作两次以上，才会被建议终生治疗。[18]

在对抗抑郁药物的长期疗效进行评估时，研究者们表达观点时的强调明显比较矫揉造作："对服用丙米嗪的患者进行围绕疗效的生存统计分析后发现，停药后，抑郁症复发的风险增大，但这并不说明抗抑郁药不具有真正的预防作用，也无法证明服药治疗无效。这种情况更多说明我们有必要重新审视抗抑郁药的疗效概念。"[19]也有研究者就抗抑郁剂作用的性质和临床反馈提出了疑问。1993 年，国际神经精神药理学会的一个工作委员会认为，药物疗法的持久性是值得肯定的，至于药物治疗应该持续多久，这个问题可以让处方者自行决定。20 世纪 80 年代进行的研究"只说明了精神类药物在长期治疗中的相对成功率，尤其是在对比安慰剂情况下的成功率"[20]。这令人觉得，似乎研究者们有时候只满足于证明"一切能够改善抑郁症特有症状的药物都比安慰剂管用"[21]。然而，被改善的具体比例是多少？针对的是哪种病人？那些安慰剂表现得比药物更有效的情况又是怎么回事？

尽管对有必要将抗抑郁剂和心理治疗结合的论证依然存在，但这种结合"似乎无法降低复发的风险。它似乎只能提高患者的治疗配合度"[22]。心理治疗成了药物治疗的增效剂。目前，最受推崇的心理疗法是行为疗法和认知疗法。但这两种疗法都是基于匮乏模型设计的。[23]

过度处方问题普遍存在，而且已经成为公认的风险：抗抑郁剂“并非完全没有副作用，我们对它们的长期潜在作用知之甚少”[24]。实际上，长期治疗有可能对一个人的记忆力和认知功能产生负面影响。对比接受安慰剂治疗的病人，接受抑郁症治疗的病人自杀率更高。我们对抗抑郁药对大脑内单胺类物质以及合成这些物质的神经元受体的长期作用并不知晓。因此，就整体用药策略而言，其实并不具备任何参考标准：完全由临床医生根据自己与患者的交流来评估用药利弊[25]。然而，主动向医生咨询的抑郁症患者太少了，其中一些人还接受了错误的治疗。还有些人尽管获得了正确诊断，却没有得到正确的治疗。[26]

现在，长期使用抗抑郁药物治疗后的戒断问题也被提了出来。这个问题“已经被很多研究者讨论，而且可能有超过 20% 的患者面临着这个问题”。换句话说，就是“抗抑郁药物治疗可能引发的心理和生理依赖问题”[27]。由于单胺氧化酶抑制剂对精神有刺激作用，停药的确有可能引发戒断症状。这些症状反过来又可能令医生开出长期服药的处方。[28]这样开处方的方式本身就可能导致依赖性：“所有数据都在表明，大剂量服用会让身体产生依赖性。”[29]因此，长期服药显然能够更好地应对抑郁症，它减轻了症状，缩短了发作持续时间，但在治愈方面却没有进展。有两位精神病学家说：“想要厘清精神病学里的治愈概念，并非易事。”[30]药理学的承诺和精神病学家提出的治愈概念的危机，这两方面形成了鲜明对比。[31]在 20 世纪 70 年代末到 80 年代末，人们对抗抑郁药的看法彻底逆转。抗抑郁药被用来治疗大多数精神障碍，但它们被认为只能弥补个人的短板，没有治愈疾病的能力。

心境恶劣和焦虑性抑郁症或曰神经症的坟墓

抑郁症的慢性化并非因流行病学研究方法的改善而突然显现，而是因为过去属于神经官能症的东西被纳入抑郁症的范畴。德尼科在1986年说："很多顽固抑郁症都是基于神经质心理结构。"[32]这相当于将神经质作为一个基础。[33]不过，看法的反转还基于另一个观察，即比起苯二氮䓬类药物，抗抑郁药对很多焦虑症更有效。再有就是"焦虑性抑郁症"和"心境恶劣"（又称神经官能性抑郁症）这两个概念近年来受到了越来越多的关注。抗抑郁药物能够治疗的病症目录越来越长，再加上神经症概念本身经历了重组，这些都使抑郁症最终成为一种与身份有关的慢性病。

抗抑郁药"越来越多地被当作'抗神经症'药物使用"[34]。**抗神经症药物**，这个词体现的不但是节节攀升的抑郁症诊断率，还说明抑郁症的含义已经改变。赫尔曼·范·普拉格直截了当地指出："选择性5-羟色胺再摄取抑制剂是第一种真正能够影响人格特征的药。"[35]这点迫使很多人提出了这样的疑问："最重要的是，选择性5-羟色胺再摄取抑制剂迫使我们必须面对这样的问题，即精神类药物的使用是否应该被限制在治疗疾病的范围内，又或者说可以扩展到改变人的行为，甚至是用服药来让生活变得更愉快？"[36]对精神病学家而言，治疗神经症就相当于治疗人格。

《精神障碍诊断与统计手册（第三版）》曾将焦虑性神经症分为惊恐发作和广泛性焦虑症，当时的抗抑郁药对前者的效果很好。今天的抗抑郁药已经对第二种神经症和绝大部分的焦虑症也很有效。更重要的是，它们对防御型精神神经症（歇斯底里症和强迫性神经症）也有效。有两个精神病类别在用抑郁症重新定义神经症的过程中起到了关键作用，它们是：焦虑性抑郁症和心境恶劣障碍。

抗抑郁剂问世后，当时的精神病学家普遍认为，抗抑郁剂对被归类于内源性的那些抑郁症更有效（类似忧郁症，但没那么严重），对（源自精神的）神经性抑郁症效果不是很好。而抑郁综合征产生转为慢性的趋势，即不再只是阶段性抑郁发作，这是人格导致的，是因为存在无法解决的无意识的心理冲突（弗洛伊德的概念）和心理匮乏（雅内的概念）。这些慢性抑郁症被认定为人格障碍，因此精神病学家认为对它们的治疗应该主要依托心理疗法。

我们上文讲过，焦虑症和抑郁症的分野曾为普通医学带来了诊断上的特殊困难。然而，"焦虑性抑郁症"概念一问世，问题就迎刃而解。[37]这个新概念取代了曾经的"神经性抑郁症"和"反应性抑郁症"。[38]这两个旧分类曾经在普通医学中应用很广[39]，它们都属于慢性抑郁症[40]，会给病人的日常生活带来极大的负面影响。这些"曾被归为神经症的疾病"实际上是"什么都装的口袋病"[41]。所有的精神病流行病学都指出，当焦虑症和抑郁症并发时，情况会非常严重。[42]

"心境恶劣"的概念源自精神病学家哈戈普·阿基斯卡尔（Hagop Akiskal），这个词也出现在了《精神障碍诊断与统计手册（第三版）》中。[43]20 世纪 70 年代，阿基斯卡尔发现相当一部分由精神原因引起的慢性抑郁症实际上属于心境障碍范畴。这些病人"似乎只能终生抑郁……他们被迫不断躺上精神分析的长椅，因为根本没有其他治疗方法"[44]。在 1987 年出版的手册第三版修订版里，编者删除了"神经性抑郁症"词条，用"心境恶劣障碍"取代了它。因为这类病人对选择性5-羟色胺再摄取抑制剂的反应优于其他抗抑郁药。[45]维度逻辑和综合征逻辑一样，都让神经症的提法变得不必要。心境恶劣与选择性5-羟色胺再摄取抑制剂的搭配使得药物治疗开始用于人格障碍。那么，是什么让这种人格具有特殊性呢？能解释这些病人长期犯病的理由不再是无法解决的内在冲突，而是人的性情、人的性格，即这是他的天定命运。内源性和外源性的分类问题因此被克服，因为这种区别已不再是选择治疗方法的依据。

在手册里，轴Ⅰ列出的是各种精神病，轴Ⅱ列出的则是各种病态人格。由于精神障碍的长期性似乎是病人的人格本身造成的，这让轴Ⅰ和轴Ⅱ的区别开始受到质疑。[46]不过，这些抑郁症在一点上是一致的：它们的预后都很差。对它们的治疗需要长期维持，治疗的目的是"在本应很活跃的病程里，通过防止症状加重来维持和缓解病情"[47]。然而，在如此长的治疗过程里，却不存在任何评估医生处方的标准，而且我们对药物的长期作用也不甚明了，这些都是我们在本书中逐步阐明了的。在没有其他治疗方法的情况下，人们只能像对待疯癫一样，维持便好。

带来舒适的药物之所以对慢性抑郁而言是理想产品，不是因为它们能够更好地治疗疾病，而是因为比起过去那些抗抑郁药，这些药物更适合长期服用。心境恶劣障碍与选择性5-羟色胺再摄取抑制剂相辅相成，刚好合拍：前者是一种临床形式（轻度但长期的抑郁症），后者是一种理想产品，比老式的抗抑郁剂更加舒适，更少导致戒断反应。精神病学曾经认为，抗抑郁药可以帮助神经质患者度过特别困难的时期或帮助他们面对无意识的冲突。抑郁症曾经只是神经症的一个方面。现在，神经症却反倒在抑郁症的范畴里被消解。同时，抑郁症也转向了慢性。一切皆可治疗，但无一能被治愈。

让我们回顾一下这六十年的变化过程：一开始，抑郁症的主体是充满痛苦情绪但能被治愈的疾病主体；现在，它是一个行动经常失调且长期饱受疾病影响的个人。

正在扩张的类别：无效的有效

在秉持匮乏论的精神病学里，抑郁症的慢性化趋势正在导致精神科医生以保证病人生活质量为目标，不再追求治好病人。[48]

匮乏论的视角：生活质量还是成瘾？

在医学里，生活质量是讨论慢性疾病时的一个经典主题。胰岛素依赖型糖尿病就是一个典型例子。在精神病学中，同样的主题最早出现在 20 世纪 60 年代的美国：由于当时的后续照护系统发展不足，它被用来批评精神病院不顾后续就让大量病人出院的行为。[49]而后，生活质量问题开始先后引起英国、斯堪的纳维亚诸国和其他欧洲国家的注意，因为的确需要精神病患者在医院以外的其他地方生活得尽可能好。然后，从 20 世纪 80 年代开始，生活质量问题又被扩展到其他两种也被认为是慢性病的精神障碍——焦虑症和抑郁症上。[50]

至于生活质量测量工具，它们评估的既非受试者的健康水平，也非舒适度。人们用标准化的方式测量“主体的内在感受”[51]，并将医疗注意力转移到“病人的整体性”[52]上。问卷会评估病人的主观期待和现实感受之间的差距、他们对这种差距的容忍度以及他们对自己反应方式的价值判断等："满意的概念……十分重要"[53]，它甚至等同于幸福的概念[54]。

生活质量是在长期意义上增强病人自主性的手段，这点在所有慢性病里都一样。[55]理想的病人是"积极的对话者"[56]，他/她懂得识别疾病复发的最初征兆，能够迅速去熟悉的精神科医生那里约诊。这样，医生只需要在必要时调整抗抑郁药的剂量即可："在用药方面良好的自我管理行为体现的更多是患者的心理成熟，而非医生出色的教导能力。这里面包含了……病人对治疗方案的执行和理解，说明病人对哪些状况属于违背治疗方案、方案所需的必要调整及其理由都理解到位了。"[57]理想的医患联盟是将医生的医疗技能传到病人身上。抑郁症属于慢性病的一种，这些病的解决之道在于病人需要自己关注自己的问题。[58]

除此之外，还有一个问题，正如我们在《脑》杂志上读到的文章所说，其中一些病人"害怕自己对药物上瘾，这种恐惧与他们在通常情况下会因想要依赖而产生内疚，从而进行抵制的心理机制一样。这种对'上瘾物'的抵制会因他们的停药复发感受而加重。因此，这类抗拒心理通常发生在需要长期治疗的过程中"[59]。还是在《脑》杂志上，我们看到了喜忧参半的观察结果："我们在治疗抑郁症方面的确取得了一些真实进展，但与此相矛盾的是，丙米嗪作为抑郁症治疗首选药物的地位并没有改变。一方面，我们已经了解到长期服用抗抑郁剂对预防复发和反复复发有益；另一方面，我们又对它们需要持续的确切时间和长期效果都不清楚。一方面，我们承认抗抑郁分子对一些焦虑障碍有效；另一方面，我们也知道自我增殖的处方即处方'普遍化'会带来风险。"[60]既想改善病人的生活质量，又害怕病人产生依赖性，这两方面密切相连。因为治愈疾病不是应该意味着在某个时刻可以停止治疗吗？

为了摆脱治愈概念上的困难，精神病学倾向于用胰岛素依赖型糖尿病模式去理解慢性抑郁症。这么做的结果就是让“抑郁症患者”陷入了与精神病患者同样的处境：他们在病症的急性发作期内会受到照护，但转为慢性才是常态。精神动力学派[61]和精神药理学派的精神病学家都观察到了这点。圣安娜医院的两位精神科医生写道：“苯二氮䓬类药物已经失去了治疗性药物的地位……变成了家庭辅助药。我们担心抗抑郁药也会遭受同样命运。我们还担心，如同苯二氮䓬类药物一样，其中的一些抗抑郁药会导致具有戒断效应的依赖行为或被滥用，甚至是被当作上瘾物使用。”[62]这段话提出了一个很好的问题，更妙的是还被刊登在《脑》杂志这样的顶级期刊而非什么小杂志上。要知道（几乎）所有大学的精神病学家都会在《脑》杂志上发表文章，而且每份特刊都是由某家制药公司赞助的。按照这段话的说法，抗抑郁剂不再是一种药物，就像抑郁症不再属于疾病的范畴一样。

对于长期感觉自我匮乏的人而言，抗抑郁药或多或少能减轻他们的身份不安全感。[63]只要服药，抗抑郁药就能帮助他们调节行为——至少在抑郁症患者不抵触的情况下是这样。就这样，长期服药取代了治愈，准确而言，这是因为抗抑郁药物同时也是抗神经症药物：它们能让人与内心冲突拉开距离。抗抑郁药的广泛使用让我们已经很难区分当抑郁发作时，一个神经症症状体现的是一个人的无意识冲突，还是家族基因的带有偶然性的先天性情，又或者是与当代生活方式有关的各种社会创伤。对这些因素的分析，从最负盛名的精神病学期刊到针对普通科医生撰写的精神病学教科书里，均可看见。

一方面，抗抑郁药物被赋予了神奇的力量，另一方面，抑郁症却因此变成了慢性病，在这种自相矛盾中，人们必然会质疑疾病的界限在哪里。因此，正常和病态的区分最终会变成一个道德问题，这点就不难理解了。早在 1985 年，丹尼尔·维德洛切在《临床医生杂志》发行抑郁症专刊时，就在导言里提出了这个问题："在治疗方面，现在的问题是抑郁状态应该接受多长时间及哪种强度的药物治疗？"[64] 在选择性 5-羟色胺再摄取抑制剂流行之前，一位法国精神病学的赞助人也提出过同样问题。新药的面世只是加速了变化，并将这个问题推向了舆论。问题未被解答而造成了模糊性，接着引发了另一个问题，这让匮乏模型的问题又转成了冲突模型的问题。这个问题与个人的身份认同有关：是否为了让人舒服，就接受让他服用成瘾物？无论对**还是**错，冲突模型的衰落都让成瘾物和精神类药物变得更相似了。

滥用抗抑郁药、戒断困难和上瘾风险，这些疑虑似乎都与神经科学的进步对精神病学治疗的影响有限有关。正如皮埃尔·皮肖最近所说："神经科学的研究令人印象极其深刻。我对此毫无异议，但直到现在，精神病学在具体临床应用方面也的确鲜有成果。"他又说："这让我们回到了思考疾病概念的定义及其局限性上。目前还没有任何定义是令人真正满意的。"[65] 这样的评论，其实并不罕见，它们凸显了当代精神病学的理论弱点。一方面，由于精神病学之于神经科学几乎没有独立性，而且需要不断回应社会的需求，精神病学只是神经科学的卫星学科。另一方面，精神病学还面临着需要重新思考自身标准的问题：时至今日，我们该如何定义和概念化"精神病"呢？

冲突论的视角：治愈是一种折中

精神分析显然是以冲突为中心看待精神病理学的代表。“精神分析疗法告诉我们，我们必须与绝望的阴影共存。心魔既不能被驱逐，也不能被扼杀：它是人类的一种属性，因此同样弥足珍贵。如果我们懂得如何与它共存，它最终会帮助到我们。”[66]我们需要面对的是如何重组我们与自己的关系，而不是向外询问幸福在哪里。治疗的目的是克制对舒适的追求（动物性部分），以利于（作为人的）自由。病人是必须将疾病融入自身经历和自我历史的一个痛苦主体。

现在的治愈，不是让病人回到得病前的过去，而是需要取得让医生、心理治疗师和药物不再有用的效果。想要确定这一刻会在何时发生，显然很困难。它需要实践的智慧，需要主体在治疗师的帮助下参与，做一个折中。乔治·坎吉勒姆的观点明显借鉴了精神分析的研究。他认为医生扮演的角色是教会病人有关治愈的知识：“这种教学应该偏向于教导病人认识到，无论现在还是将来，没有任何技术或机构能保证他具有保持与他人和事物之间完整关系的能力。”[67]坎吉勒姆还说，这种局限性是与生俱来的，是生物的自然法则：“康复后的健康不再是以前的健康。清醒意识到**治愈不是回到过去**，可以帮助病人不再执着于什么都不愿放弃，一心只想回到以前。”[68]没有任何治愈是不费吹灰之力的，是不存在制造和转化的，是不涉及个体的叙事或虚构的，因为有“我”（Je），才有我这个人。

在冲突模式里，有一点似乎可以肯定：舒适并非治愈，因为治疗的目的是让人变得有能力忍受痛苦。从这个角度看治疗，就会发现，治疗不是为了让人变得幸福，而是为了让人自由，即让人重新获得“决定自己”的力量。如果我们“接受健康是超越自身规范的能力”这一设定，就必须**将幸福和自由区分开**，将舒适和治愈区分开。如果健康是指有能力承受多重冲击和超越自己，那么，我必须补充一句，在精神障碍的范畴里，人之所以能健康，是**因为人是**冲突的。冲突既是动力也是阻力。

这种诠释十分辛辣，因为它提出批评，认为《精神障碍诊断与统计手册》直接将临床医生置于“一种伦理之下：医生必须在动物性理想和人性理想之间做个选择”[69]。要么选择与主体完全无关的医学化做法，要么选择只与主体有关的诠释方法。然而，今天的我们已经无法接受这样的激进对立，因为这种对立放弃了人的动物属性——身体——没有身体，人无法活着。比如，现在的精神分析师会很平常地告诉我们，痛苦是内在冲突的信号，药物能够缓解痛苦。药物能够让人不知不觉保持内在冲突的现状，它仅仅是一个像义肢的存在。得益于服药，人们可以推迟内在冲突的发作，寻求一个更有利的时机解决它。对此，如果我们相信最优秀的批评观点之一——弗朗索瓦·鲁斯特朗(François Roustang)的批评，那么，上述看法实际上是将人的动物性和治愈概念一同扫到了地毯下面。忘记人类的动物性，难道不是一种极端简化，不是某种形式的“精神至上论”吗？真的必须让一切回到意识上，才能谈治愈吗？鲁斯特朗提醒我们，“精神分析学认为精神是孤立的存在，而且还赋予了精神以某种肉体无法承载的特殊现实，这些做法使精神分析学必然会忽视一些真理”[70]。在某些精神分析的领域，对身体的回避堪比生物精神病学界对精神的回避，难道不是吗？

面对变得永无休止的精神分析治疗以及陪伴治疗的超长期甚至终生"病人",我们能说什么呢?毕竟精神分析学认为如果"疗法提供的知识还未让人转变"[71],而没有转变就无法治愈,那么,只能让治疗变得永无休止。在这里,治疗似乎被简化为"进入无意识的奥秘之门"[72]。病人一直依赖着自己的治疗师,就像一个长时间服药的人依赖药物一样。显然,慢性问题不只是生物精神病学的专利。弗朗索瓦·鲁斯特朗很激烈地指出:"如果精神分析在时间和空间上没有限制……精神分析的治疗不但会持续人的一生,还会耗费全部一生。"[73]看来,无效的有效性特征已经是整个人的内在平衡市场的特征。

想要解决内在冲突,人需要质疑自己。"然而,这样质疑自己,真的正常吗?"乔伊斯·麦克杜格尔提出了一个十分中肯的问题。[74]之所以说它中肯,是因为它反映了如今精神分析治疗的客户构成和客户对精神分析提出的要求。现在,乐于接受精神分析治疗的人更多是因为不稳定生活状况或排挤问题而遭受创伤的人,难道不是吗?很多打工族都在使用甚至滥用镇静剂和抗抑郁药(更别说酒精这个法国人忌讳讨论的上瘾品了),他们想要以此应付自己不得不面对的日渐增长的困难,以待风暴过去,这也是真的吧?到了如此地步,每个人是否还是必须直面自身的内在矛盾呢?用直面内在冲突的方法治疗他们,对他们而言,会不会比让他们承受现在的生活更糟糕呢?

内在冲突是滋养精神分析学的蜜糖。显然,人们还在不断提出对精神分析的新需求:这些需求体现的不是内在冲突的清晰一面,而是它难以捉摸的空虚一面。对精神分析的需求出现在20世纪70年代,它导致了神经症和抑郁症之间争论的两极化。如今，这些需求被模糊地表述成一种不适感，这种感觉不仅源于经济和社会方面的新限制，还源于私人生活的日渐不稳定。精神分析里的心身医学学派和研究毒物成瘾的专家都十分关注空虚、虚无感和匮乏引起的疾病。在精神分析的核心，即在精神分析师的圈子里，这样的思考日益增多[75]。

以一家精神分析咨询和治疗中心为例，这个中心每年都会收到约一千份心理分析请求。中心负责人观察到，因为裁员、失业和生活不稳定而提出精神分析请求的人，数量正在增加。“我们看到，**新创伤学**（néo-traumatologie）正在崛起。在这些创伤中，反映社会现实的那些创伤具有重复性和久病不愈的特征，这让我们不禁觉得它们堪比**当代神经症**。”[76]更确切而言，它们是“某种形式的‘经济战争神经症’”[77]。这些客户的咨询到访率通常不太稳定，即便接受精神分析是客户“在经过长时间研究和深思熟虑后的结果”[78]。他们很难长期坚持精神分析治疗。据这位负责人讲，最重要的一点是，“就咨询主题出现的频率而言，以欲望和禁忌为中心的问题……已经让位于以失去目标和丧失主观认同为中心的问题……尤其是整个症状群都显得更加模糊和多样化，而且还出现了躯体化和行为化趋势”。这些客人有时“会被永恒的现实囚禁”[79]。因此，精神分析师有必要调整传统治疗框架，让治疗病人的方法也多样化。最后，关于不适感，还有一点需要补充说明：在完成和病人的初步谈话后，现在的精神分析师们已经不知道该如何定义自己病人的痛苦了。“我们不知道病人到底哪里痛，是怎么个痛法，又会在何时痛。”[80]

所以，如果说人们在公共精神病学里观察到，比起由生活条件的不稳定而造成多重创伤，精神病患者在病人里的占比已经有所下降,那么同样,在精神分析里,防御型精神神经症(歇斯底里症、恐惧症和强迫症)也正在它的客户们身上日益减少。

病态的人:更多是受创伤的人而非神经症患者

就精神分析方面来看,即便分析做得再清楚,也很可能无法让人康复。就精神病学方面来看,为了追求舒适而放弃解决内在冲突,也让人无法康复。

不过,这些因素都在让精神病学脱离"病态主体"的概念,从而催生从强调细致管理情绪到维持治愈理念的不同治疗方法。细致管理情绪注重的是病人的舒适和生活质量,可以被视为一种依赖;维持治愈理念注重病人的自由,让病人自己决定有关自己福祉的事务。显然,我们**不能假装可以让人摆脱自身的内在冲突**,因为在采用匮乏模式与抑郁症斗争的前线,抑郁症的慢性化趋势已经相当明显;然而,我们也不能妄称**人的问题全都在于自身的内在冲突**,因为比起禁忌性质的社会规范,自恋型疾病显然已经被彰显人的主动性的社会规范助长,而且除此之外,还要加上生活的不稳定性造成的诸般精神痛苦。生活的不稳定性让各种绝望蔓延,这些绝望并非属于人自身的内在冲突,甚至不属于疾病范畴。因此,在与抑郁症对抗的两个阵线上,病态的人的形象都已经改变。

公共精神病学中精神病患者比重的相对缩小和精神分析中防御型精神神经症概念的衰退,揭示的都是同一个变化趋势。尽管精神病和防御型精神神经症的疾病强度不同,但它们有一个共同特征:创伤的概念在两种情况下都十分重要。今天的所谓"病人",更多是遭受了创伤的人,而不再是神经症患者(或精神病人），今天的病人忙乱、空虚、焦躁不安。而且，在不稳定的社会大局下，他们也很少具备足够良好的物质、社会和心理条件去只因为自己的内心冲突得病。威胁他们精神的东西是全新的，被这些威胁和处理威胁的那些治疗方法共同打造的个人，是内心长期脆弱但能长期得到医护陪伴的个人。

疗法的特异性和非特异性之争曾令让·德莱和亨利·艾在对电击疗法的看法上产生对立，令内森·克莱恩和罗兰·库恩在对抗抑郁剂的看法上产生争论。现在，尘埃落定：非特异性赢得了胜利。新药物更多属于克莱恩所说的精神活力剂，而非库恩期望的心境改善剂。这些药对大多数非精神病性质的精神障碍有效，是名副其实的精神通用药。只不过这个胜利建立在药物治疗时间被无限拉长的条件上。抗抑郁剂的成功改进让新一代药物成为“理想”药物，但必须说明的是，它们只对慢性抑郁症患者而言“理想”。以上这些让没有彻底治愈功效的药物变成了“能被接受的药物”，因为它们至少能让人摆脱精神障碍的困扰。今天的个人既非完全有病，也非被完全治愈。人被多种治疗过程维系着。

写到这里，我们已经可以清楚看到抑郁症的历史是如何塑造出一种人的类型的，它是在精神自由和个人能动性的双重要求下形成的。抑郁症之于匮乏，正如疯癫之于理性，神经症之于内在冲突。抑郁症是历史中介，它令受到神经症威胁的**冲突的个人退出，让位给了融合的个人**，新的个人为了克服持续的不安感而上下求索。匮乏被填充，淡漠受到刺激，冲动被调节，强迫被克服，这一切所导致的依赖构成了抑郁症的另一面。一方面将个人的充分发展奉为福音，另一方面又对能力大加膜拜——人的内在冲突并没有消失，它只是失去了毋庸置疑的参考地位，它不再是确定的指路明灯。

摒弃精神病学中对自然和疾病的参照点

抑郁症概念从交叉型概念发展成包罗一切的大杂烩，接着因为维度、心境恶劣障碍和焦虑性抑郁症等概念的出现而被分割，如今的抑郁症概念已经涵盖了涉及生活中一切痛苦面的各种个人困难。它贯穿于生活的方方面面，是大多数情绪障碍和行动障碍的通用名称。由于很难界定这种隐性疾病，所以它在使用上极具灵活性。抑郁症的核心是未知的，还很顽强，以至于它在最好情况下是极易复发，最坏情况下是直接转为慢性病。尽管人们对维持性治疗依然争论不休，但这种治疗方式已经被广泛接受和采用。抗抑郁药对很多症状都有效，这个特点让以病理学为基础的病因诊断不再是必需。只不过放弃病因学的代价就是，疾病被放在了作为疾病本身存在的人和患病的人之间的位置。

当自然不再是基础，当疾病不再是标准

抑郁症概念的演变揭示：人类可以改造自然，这个影响了其他生命科学的思想趋势，同样影响了精神病学的发展。精神病学里的"自然"指精神，人不但可以针对在过去不得不尽力忍受的疾病和遗传性功能障碍采取行动，还可以对精神施加作用。生命面临的局面已经改变，不过，对于精神病学来说，问题还在于精神疾病是"特殊的"。精神病学通过提出下面两个问题来探讨人格概

念的可能用途，这两个问题也是抑郁症在生物学、医学和精神病理学历史中的基础。它们是：我们在治疗**什么**？**谁或者什么**被治愈了？

综合征和维度的方法为病理学和药理学研究提供了至关重要的描述性工具，但在提高治愈可能性方面却收效甚微。神经生物学和药理学的进步带来的收效也同样微薄。更糟糕的是，大学的精神病学已经沦落到需要用胰岛素依赖型糖尿病为例来证明抑郁症也可以是慢性病的境地——研究者们本可以以精神病的顽固性为例，不过，如果真这么做了，想想会是怎样的场景吧！而且这么做的话，在来咨询的顾客那里影响也不好。这种情况下，我们很难忽视大学的精神病学在治疗抑郁症方面的整体失败，**更准确地说它就是失败的**：大学的精神病学没有在治愈方面取得进步。而且至少基于下面这个理由，我们也最好直截了当地承认这点：我们可以从过去的失败里总结出经验，更好地理解我们是在以怎样的共同概念或想法决定怎么做的。

选择性5-羟色胺再摄取抑制剂被看作第一种可以影响且改变人格的抗抑郁药物，它能达到的改变程度如此之大，以至于一些人会认为终于可以自由地做自己了。选择性5-羟色胺再摄取抑制剂唤醒了人们的“内心力量”，与此同时，所有的抗抑郁药广告都改变了说辞——这个广告承诺说可以让人“重新打开关系领域”，那个广告声称自己的药是“令人舒适的三环素”，可以“唤醒人的情感”。能力全开、改善与他人的关系、舒适、情感真实性——广告词里真是应有尽有。美国的媒体常在带有“百忧解”一词的文章标题中，缀上诸如“一个崭新自我”“一个崭新的你”这类词。然而，正如我们所见，旧的抗抑郁药也可以产生这样的效果，只是一来它们通常对健康人不起作用，二来当时使用它们是为了让病人做好准备，直面自己的冲突。在当时的精神病学里，自然和疾病依然是参照点。因此，在“选择性 5-羟色胺再摄取抑制剂是第一种作用于人格的抗抑郁药物”这句话的前面，还应该加上一个**前提条件**：这句话在任何疾病模式都不再被作为坚实的参照点的情况下才有效，在自然本身也不再是参照系的情况下[81]才正确。事实上，关于一个人处于怎样的情况才能被视为真正的人的规范信念受到了动摇。

现在的我们能够认为无论病因如何、发病动力如何，都可以对自己采取行动，这要归功于那些能够减轻内在冲突强度和创伤程度的药物。正因如此，我们才会认为我们的精神属性不再是人的独特基础，它是没有特质的。与此同时，我们也放弃了以自然和疾病为思考基础的做法。我们是否应该像皮埃尔·勒让德尔一样，去担忧“跨疾病分类性质的药物的出现会导致去主体化的发生”[82]？他认为这些药物将终结主体，因为主体不再受制于冲突和克己，不再需要面对欲望法则。勒让德尔问：“我们到底想要什么？”[83]他正确地指出，这个问题具有政治性，因为它指向的是我们想要怎样的共同世界。遗憾的是，除了提议回到严守内心法度的时代，勒让德尔没有为我们提供其他解决之法。

在我看来，主体的衰落或者说冲突性主体的衰落，并不等于去主体化。它揭露的更多是，今天的人类已经与 19 世纪末甚或 20 世纪中叶的人类不尽相同，因为规定人类有限性的条件和形势都发生了变化。我们需要将一些过去在法国没有得到应有强调的论据也纳入对“主体”的思考中。

一些来自美国的、就法国争论提出的论据

1997 年，彼得·克莱默为自己著作的美国新版增加了一篇后记。他觉得已经无法依靠一个严格的疾病概念，因此很直接地甩出了这样的问题："是去扩大精神病的概念，还是改变正常精神状态的范围？"[84] 与大部分的精神病学不同，尤其是与仅仅满足于指出概念不足却不提出任何可讨论方案的法国精神病学不同，克莱默提出了解决建议，他认为可以在不参考诊断结果的情况下，开出精神类药物的处方。克莱默让法国人感兴趣的地方在于他表现得像一个真正的美国人——如果我可以这么说的话：他的论点相当务实，他提出一种做法，然后评估结果。他看待主体的方式是功利主义的——只有善用人类的习气倾向，才能创造出想要的社会。不过，亏得他的论点缺乏形而上学和道德的高度。在他的论述里，人们都脚踏实地，这是他们的利益所在。他高声说出了下里巴人的想法和做法。

这本书的最后一章十分有趣。这章的题目为"胶囊中的信息"，写的是新一代药物带来的希望和恐惧。克莱默试图通过将抗抑郁剂和上瘾物区分开来，为用抗抑郁药治疗无病之人提供依据。百忧解根本不是药物，因为它"能够诱发愉悦感，而愉悦产生的部分原因在于它能让主体自由，具有参与社会和生产活动的能力。而且，它与大麻、迷幻剂甚至酒精都不同，因为它本身并非快乐的源泉，它也不会扭曲人的感知。百忧解只是让无法享乐的人重新获得了正常主体都有的愉悦感"[85]。他认为，百忧解的普遍使用并不意味着社会的断裂，因为这种做法早就在医学界司空见惯：那些治疗秃头或青少年痤疮的产品、整容手术、限制更年期影

响的雌激素等，都是一个性质。比起这些例子，他其实可以用其他药物的例子来证明观点。例如以阿司匹林为例，阿司匹林本质上也是一种治标不治本的药物。又比如各种激素，它们可以降低更年期带来的相关风险。甚至，他还可以举出更引人注目的例子，比如医学辅助生殖技术，它让克服生理缺陷成为可能。这类做法涵盖的生活情况越来越广。我们知道，医学已经不再局限于治疗疾病。

克莱默给出了一种选择：在抑郁症治疗中使用化学分子，将抗抑郁剂纳入社保，允许为了改善“正常主体”的舒适度而使用它们，让人们通过药物得到心理补偿。[86]真正重要的是，这些药物能使个人能力倍增，而且没有毒性，还不会像酗酒和吸毒那样给服用者带来被社会排斥的风险。克莱默完全有理由将精神病学带入当前医学的整体趋势中去思考。事实上，当前的精神病学逻辑也的确认为用抗抑郁剂改善承受了残障的精神疾患的生活是合理的：心境恶劣障碍者、焦虑性抑郁症患者、抑制型抑郁、恐慌型抑郁或亚症状群抑郁，无论哪种类型的抑郁症患者都在挤满普通科医生的诊所。而医生们的**首选做法**就是开出抗抑郁药处方。具有广泛疗效的抗抑郁药物的处方量越来越大，这符合当下社会对个人的要求越来越严苛的趋势：在现在的个人轨迹里，职业、家庭和情感方面的失败积累的速度可以很快，无法越过困难会让个人付出极高的代价。这些失败会导致个人以比过去更快的速度遭到社会排挤。

克莱默的这本书在法国遭到了批评，阅览这些批评会发现，克莱默提出的问题在法国并没有真正被理解。克莱默的功利主义视角撞上了法国形而上学这面墙。其中最受质疑，也被很多精神病学家诟病的观点是，克莱默试图让人相信百忧解是神奇药丸，认为它在绝大多数情况下会让人“好上加好”[87]。这是欺骗，因为就像其他抗抑郁药一样，百忧解的疗效依然参差不齐，远非理想的抗抑郁剂。法国媒体从这本书里看到的是从各方面赞扬百忧解。因此，我不认为这本书在精神病学领域得到了真正的讨论。两个主要的精神病学流派都没有注意到作者力图解决的是什么问题。[88]克莱默引人注目的实用主义思考在法国没有引起丝毫回响，因为这个国家将“主体”奉若神明，只要想到主体会吸入哪怕一丝大麻，一切鼓励行为都会被视为对个人尊严的攻击和侮辱。然而，克莱默提出的论点本可以引发一场关于抗抑郁药的精彩辩论，让我们更加明白精神类疾病治疗的复杂性。

精神病学家兼历史学家戴维·希利(David Healy)就抗抑郁剂的历史写过一本资料翔实的书。他也在研究结束时提出了类似的观点。他特别强调，“药物治疗的作用应该在于促进解决精神障碍，而非治疗某个特定疾病”[89]。他还提出了一些实用标准，用以取代目前已经站不住脚的某些疾病提法。作为一名医生，他说，“我享有他人没有的巨大优势。我可以在不必向他人暴露‘虚弱’的情况下，选择在演讲或接受采访前服用镇静剂。我可以自己选择用哪种类固醇药膏治疗皮肤干燥”[90]，如是这般。如果消费者能从医生那里被适当告知，了解每种选择的风险和益处，那么，任何人都可以像我这样自由。与其称这些化学分子为“抗抑郁剂”，不如用“补药”这个词——补药不治疗任何疾病。

持同样观点的还有克莱默，他更进一步说：“精神绝不是一个特权领域，没有任何东西指向的是理解自我的某个唯一方式。我们并非仅仅由自身经历组成。”[91]事实上，神经化学失衡和神经元之间信息传递困难也是我们的一部分。因此，他强调了动物部分在自我定义中的重要性，并认为自己的处理方法能够改善人的“高级功能”——如果用过去的词汇来说的话。克莱默这是在为行为医学辩护。亨利·艾所担心的精神病学的解体无疑是这种思想的后果之一，因为精神病学不再治疗疾病，也许连综合征都不再治了。爱德华·扎里夫安批评了精神病学中出现的这种只关注纠正行为的倾向。他特别强调指出，在精神病学的教学中，精神病理学正在衰落。从电击到后百忧解时代，今天的我们还在不断看见这样的观点冲突困扰精神病学，让它在特异性和非特异性问题上徘徊。在这点上，今天是否出现了新的因素能让我们厘清这个争议？

法国精神病学或许应该谨记亨利·艾带来的政治教导，他在1947年说：“毋庸置疑，我们无法把讨论一直推进到让任何人都不会反对的程度，也无法在最终解决问题前什么都不做地一直停留在讨论阶段！……不！只要我们确定了一定数量的连贯的理论观点，并且能够提出方案供每个人选择，讨论就可以停止。”[92] 阐明立场，厘清论点，只有这些才是重要的。因为精神疾病的异质性让各个学派和思潮之间本就不可能完全达成一致。

新一代的抗抑郁剂当然是很好的药物，但是承认这点的前提是明确它们的治疗局限性。让人们相信连精神病专业人士本身都不相信的神奇作用，只能导致失望。在法国，我们是否对那些对药物治疗失望的人做过调查？在这个严重制约个人主观能动性、失败责任主要落在社会最弱势的人身上的社会里，针对行为的医学有其合理性，我不认为存在任何道德理由足以将其妖魔化。唯一重要的是去澄清其中的关键，指出行为医学的局限性，从而让不必要的混乱不再继续下去——即便这些混乱未必有害。重要的事值得重复去说：社会学家和历史学家没有资格告诉人们应该如何去思考和生活。

我们最好不要忘记雅内的话

我们看到，当初那种针对催眠的道德贬低，又在药物治疗的批评中重新出现了。雅内认为这类批评从根本上说是思路混乱的。“在暗示疗法中，我们使用的力量并不光彩，也没有什么道德价值。……暗示之所以可鄙，是因为它只作用于心灵表面，不触及灵魂深处。它改变的仅仅是症状，无法转变病人的精神实质。”雅内反驳道，“即便这些都是真的，难道我们因此就该禁止使用针对症状的药物治疗吗？我们在治疗其他疾病时不也都治疗症状吗？”[93]雅内的反问很中肯：肤浅与深刻之分，高低上下之分，意志与机械之分，主导着道德批判。人总被认为存在着高级部分与低级部分的对立冲突：精神总被认为优于身体。基于此，人们才会考虑：人是否能为了舒适而嗑药？新药并不比旧药有效，顽固型抑郁症的比例也没有降低，药物效果依然随机，我们手中的抗抑郁剂远远无法让我们驾驭情绪或根据喜好改变人。这些药只是将抑郁症变成了一种慢性病，它在药理学上的奇迹到底是什么？达戈涅特在 1964 年写道：“即便这种药物取得了成功，我们也不能断定它能治愈疾病。”[94]被人们忘记的是，真正的好药并不需要看起来像神奇药水。

抗抑郁剂无法实现“精神消毒”的梦想。它们更多展现的是，精神在去自然化进程里遇上的新障碍——慢性化，至少就精神病之外的精神障碍领域而言是如此。除非精神病学一直停留在期待发明一个具有完全治愈功能的“特异救赎药”的魔法想象里——这个发明的到来永远在被推迟到下一个不确定的未来，否则，精神病学就无法从精神障碍的完全重新生物化或从心灵的重新自然化里得到任何好处，也无法从忘记精神病学处理的疾病在医学和道德的交叉领域里具有特殊性这点上得到任何好处。生物学家已经指出，人类正是因为能与遗传命运抗争才活着。[95]这为药理学进步能带来的治疗效果设置了技术限制：精神编程是不可能的。如果世间没有白魔法，又何惧黑魔法的存在？①

冲突论曾因药物的出现而被搁置。药物的最佳收效则是引发人格变化——古约塔特和兰伯特在 20 世纪 60 年代初就注意到了这点。在雅内的理论框架下，药物疗法被视作对精神的消毒，被认为有可能通过作用于人的精神而增强人的能力。因此，服用抗抑郁药不是问题，因为它与认识自我和缓解内心冲突的愿望并不矛盾。个人仅仅是靠物质手段来与内在冲突拉开距离而已，即便有可能终生如此。保持距离的办法能取得怎样的效果，这因人而异，因时而异。但它的确处于人需要面对的问题的核心所在。药物分子能让人超越抑郁症的痛苦，按照精神分析的说法，即不再强求实现理想的“自我”，这种理想与超我不同，因为超我会激励人去实现自身。因此，内在冲突并没有因为服药而消失，它只是变得没那么具有强制性，因此能见度降低了。

正因如此，原来的基础才会出现裂缝，精神病学迎来了前所未见的新局面：一方面，抑郁症成为慢性病；另一方面，药物分子不但有效而且舒适。药理学的成果让我们可以对匮乏的精神采取行动，而不论它是否真的患病。新一代药物改善了我们，减少

① 白魔法，指对人有益的魔法；黑魔法，指损害人的魔法。——译注

了自然或血缘带来的人的不平等。它们正在证明，一个人的自然秉性——包括他的性情和性格等不会随时间而改变的个人属性——是有可能被影响的。不再以天性为基础，这让我们一直踩着红线。因为药物的存在提醒着精神病学：它依然是一种特殊的医学，处于医学和道德的交会点。如果精神病学不承认自己的这种特殊性，也不改善自己的治疗效果，那么，就会像桑多·拉多说的那样，它有"用人工物来遮盖匮乏"之嫌。

克莱默写道："过去，我们最担忧的是这种药物会剥夺那些独属人类的东西：焦虑、内疚、羞愧、悲伤、自我意识。……百忧解的道德意义之所以如此难以界定，不仅因为它是一个新产品，还因为我们作为个人而言，也是一个个新的个人。既然如此多的主体都对百忧解反应良好，**我们也就成了双重人**，有着对自己的两套认识。那些令旧有身份认同觉得恐怖的东西取悦着这个新到来的身份，甚至被这个新身份狂热追求。有鉴于此，我认为，这才是百忧解最重要的道德后果：它通过改变人对自身行为局限性的认识……改变了人们关注的经历类别。"[96] 这里的关键词是：双重。事实上，双重身份取代了能使主体获得统一的内在冲突，成为人的另一种选择。如果人在服药时是健全人，不服药时是残障人，谁才是那个真正的人？神经症的主体曾因（雅内的）双重论失势和（弗洛伊德）冲突论的崛起而得以建构。那么，现在冲突论失势，换来的自然是双重身份论的回归。只是我们将当下的思考用在 20 世纪初尚不存在的那些术语表达了出来：我们是在超越自我吗（超越到何种程度了）？还是在成为不是自己的另一个人（那会是谁呢）？这种想问题的方式，我们很熟悉：它也是思考成瘾问题的思路。

成瘾既是一种疾病,也是一种精神状态。它所涵盖的领域远不止精神类药物和非法药物。20 世纪 70 年代开始流行的自我完善的心理技术,尽管本来无辜,但已在如今演变为一种邪教般的威胁,因为它将转变人作为营销重点:它让人在自我解放的领域依赖一位导师。现在,对邪教的恐惧已经从恐惧精神类药物是成瘾物扩展到了心理疗法——从这个角度看,无论威胁是源于化学进步还是组织技巧,人们恐惧的东西其实并无区别。

从精神到政治都在衰落的冲突论

一个世纪后,雅内和弗洛伊德之间的争锋仍在继续,只是药理学背景换了,现在的药物能够以物质方法、在不论人患病与否的情况下对人的性情产生影响,它在鼓励人们做自己,在行动中超越自我。一方面,精神病学不再以自然和疾病作为参照,另一方面,禁忌遭遇危机,这两方面居然惊人地并行不悖。当代人被卷入"去冲突化"的进程中,冲突论的衰落不仅发生在精神病学里,也发生在社会和政治层面。

精神的"去冲突化":雅内对弗洛伊德的死后报复

精神病学从两个层面构成了人与人的关系。第一个层面是政治的,这是由你我组成的集体内部关系。社会性发明(为工作者提供保险,为无法工作的人提供援助)、由代议制构成的社会形式和各种群众组织(工会、青年运动)都让社会得以超越阶级斗争及其风险:避免让社会陷入内战。这种塑造和处理冲突的方式提供了一个名为“政治”的舞台，参与者们的交锋和妥协都在这个舞台上演。更加公平地分配财富和消除社会各阶级之间的机会不平等，是19世纪下半叶达成的两大政治协议。于是，社会分化为社会统一提供了条件，光靠冲突的存在就足以将一群人连接在一起，人们不用去外部寻求证明意义的参照系，也不用一个君主为所有人做决定。这便是民主政治的核心。[97]

在个人层面上，冲突发挥着同样的象征功能：它在自我与自我之间建立起关系，自我的各种因素既有联系又有冲突，**因为有冲突，所以有联系**。自我分裂是人获得统一性的前提。这种分裂诞生于主体疯癫的边缘地带，成为神经症主体的中心。它的维度不是私人化的（我们无法选择是否分裂），甚至不是主体间的（它不是协商出来的），而是创立出来的。勒让德尔写道：“满足欲望并非人类繁衍计划的一部分，但如果没有欲望，繁衍就不会发生。想要消除这一矛盾是不可能的。”[98]这个规律可以被超越，但无法被废除。

抑郁症是冲突在生产关系时遭遇困难的一个标志。在抑郁症里，冲突不再是促进社会和个人统一的动力。那么，究竟是什么因素在促成、打破或重塑私人关系和社会关系呢？想要回答这个问题，就需要从整体上把握私人世界和社会。

近年来抑郁症在社会的蔓延其实反映了19世纪末以来的那个主体概念的衰落。当时，是弗洛伊德——而非雅内，赋予了现代主体理想形式。这个主体之所以理想，原因有二。其一，它具有现代性的普遍特征：弗洛伊德将人的动物性（本我）融合到了文明（超我）中。人类与所有哺乳动物一样，由驱力和本能组成。人类与动物的不同之处在于道德法则让我们分化且产生了内疚感，用弗洛伊德的原话说，内疚的最常见变种就是不安感。经历冲突的经验构成了主体身份认同的结构，从而使人保持统一性。然而，过于强烈的冲突有可能会让个人的精神支离破碎，让原来的自我在身份解体的过程中四分五裂，形成布洛伊勒笔下的精神分裂症的核心。

其二，这种主体观念是从不确定性出发来看待人类的。雅克·拉康在1959年和1960年就《文明及其不满》举办的研讨会上指出了这点。在法国精神分析学中，内疚是核心，内疚是赋予这种不确定性以形式的一种手段。精神科医生安吉洛·赫斯纳是将弗洛伊德思想引入法国的人（毫无疑问，总有一天他的贡献会被重新评估）。从他在1913年出版第一部著作开始，他就一直强调过错和内疚问题，而且不断对其进行探讨：这是他一切作品的核心[99]。例如，他在1946年写道："精神分析为'趋于忽略自身基本动物性的人类'提供了一种道德。"[100]精神分析能治愈人在童年时幻想出来的过错，让人认识成人的道德价值。在将弗洛伊德思想介绍到法国的那些书的前言里，过错和有害冲突的概念排在第一位，但它们在美国的精神分析历史中只是次要概念。[101]

法国的精神分析是一门研究内疚之人的学科，美国的精神分析则是一门研究个人发展的学科——它会促使人去利用人的自然倾向为个人和社会谋福利。在美国学者的笔下，完全看不见像皮埃尔·勒让德尔（法学教授和拉康派精神分析师）那样的将内疚作为论述中心的做法。皮埃尔·勒让德尔说："正是通过内疚，社会组织才能控制人的冲动，因为……主体知道……自己的冲动——或多或少——是有罪的。"[102]

在拉康看来，弗洛伊德认为人是追求幸福的，但说到实现幸福，他却说“绝对不存在任何已经预先存在的东西，无论在宏观还是在微观上都没有”[103]。本我和超我的组合是关于主体的形而上学传统的一部分，这个传统规定，为了社会的存在，人的自然倾向必须受到限制。在法国，从20世纪50年代开始，拉康在理论界的地位变得举足轻重，整个法国精神分析学都是围绕着他的思想展开的，人与禁忌的关系主导着人们的思考。雅克·拉康参考了赫斯纳的有害冲突理论，论述说：主体在面对欲望和律法时，必然承受被阉割的焦虑。拉康笔下的主体不了解身体，他被律法束缚。儿童通过理解阉割者父亲、想象的父亲和作为超我起源的父亲这三个象征形象之间存在差异这点，成为成人主体。他在1960年写道：“分析得出的结论是，从内心深处讲，比起被阉割，承受禁忌更容易。”[104]为了成为主体，人必须承受成为自己的焦虑。神经症患者采取了便捷的解决方案，他既不接受欲望，也不接受律法。让拉康如此推崇以至于忽略人的动物性的“精神的冲突性”，在法国的精神分析里至关重要。但它的使用方法与在美国的精神分析的情况完全不同，后者的目标是让个人实现自我发展。两种精神分析学看待个人的方式——无论是病态的人还是无病之人——也不一样。阉割焦虑在法国的地位堪比自我能动性在美国的地位。它在法国的精神分析学里绝对占据了根本位置。

这种主体的形而上学是法国精神分析的共同立场，大大超出了拉康派的圈子。它定义了一种民族式的、共和式的精神分析。共和的规范系统在于将个人从对私人意义的依赖中解放出来，让人成为公民。而美国的政治规范却是允许个人利益在公共空间得到表达。对欲望主体和法律主体的认同似乎是法国的发明，这种认同可以看作公民与法律之间的关系。美国《独立宣言》讲的是“追求幸福”,法国的公民性却是由非个人的公共法律组织起来的:公民通过服从法律而服从了所有人,公民因此不依赖任何个人,他只用服从自己。这是一种看待心理学意义主体和社会意义主体的方式,我们在很多领域都能见到,尤其是从当代注重修订刑法的努力中:刑法被赋予了建设主体[105]的任务,而这在当今的法国似乎是任何其他机构都无法胜任的任务,难道不是吗? 所以,在法国,欲望和法律之间的关系问题远远超出了精神分析圈子的范围。

弗洛伊德以神经症为参照,揭露了正常人的两难处境,这是疯癫的概念无法做到的,因为疯癫失于极端。神经症概念的式微标志着一个世界的式微,在那个世界里,冲突是人类状况的中心,是冲突在赋予人意义。冲突的人受制于外界的更高存在,他必须服从律法和力量强大的等级制度,他的身体因受纪律的约束而顺从。法律的概念连通了自由的条件和社会控制。律法在主体世界里和在社会中维持着秩序。

正常而言,抑制指向的是文化中的禁忌和顺从,它能遏制大众的个人野心。所以,神经症患者的问题在于他背负了过多的禁忌,他的超我过于严厉,使得文明的条件反倒成为个人的失败。在追求个人行动能力的文化中,个人如果缺乏活力会因此付出十分高昂的代价,因为社会文化要求个人必须保持高效运转。于是,抑制成为纯粹的故障,是一种缺陷。个人被系统地卷入一种必需中,他们必须凭借内在动力,不惜一切地行动起来。比起顺从,个人更多处于能动性之中。困扰个人的问题不再是他被允许做什么,而是他能做什么。这就是为什么匮乏成为当代人的苦恼,而冲突已经是在 19 世纪上半叶生活的人们的苦恼了。从神经症到抑郁症，我们见证了雅内对弗洛伊德的死后复仇。

出色之人的忧郁与平等激情结合

精神病学把神经症引到了抑郁症的轨道上，并因此摆脱了神经症概念。这么做是出于许多现实的原因，其中一条就是令人尴尬的无法确定神经症的病因问题。但真正到了抑郁症上，精神病学家们发现自己再次陷入了尴尬，这次是慢性病和依赖性问题。诚然，这时候的精神病学家面对的已经是与过去不同的另一种精神疾病概念，是另一个社会，另一种体验无法驾驭经验的方式，另一个未知世界：然而，这里的一切却恰恰更少"另外"，也没疯癫那么极端，同时没有神经症那么通俗。抑郁症不具备疯癫那样的力量，也没有过去的忧郁症那样的心理矛盾。不过，忧郁症和抑郁症之间依然存在相似性，它们都是因自我意识锐化到极致而引发的不幸，都是**唯**我独尊的意识。如果说忧郁症是出色之人的专有标志，那么，抑郁症是追求出色这点被民主化和大众化的后果。[106]

现在的人们坚信，每个人都应该拥有创造自己历史的机会，人不应该像接受命中注定那样去承受生活苦难。为了开拓机会和发挥个人主观能动性，人"让自己动了起来"。这个变化影响到了最深层的人的内心。然而，活动力增长了不确定性，加速了稳定性的消解，使参照物数量激增，但又同时模糊了它们。穆齐尔(Musil)笔下的"没有个性的人"(homme sans qualités)是向不确定性敞开大门的人，面对塑造他的外界施加给他的各种身份，他被渐渐掏空，变得空虚。穆齐尔写道："过去的人们就像田野里的麦穗；他们大概比今天更剧烈地受到上帝、冰雹、火灾、鼠疫和战争的来回激荡。然而，在那时，这种撼动是施加于整体之上、集体之上和民族之上的。”[107] 现在，冲击被个人化了，它们来自人的内心。

当尼采在1887年写下未来的主宰者个人将“从道德规范中解放出来”[108]时，他在未来的个人身上看到的是一个强大自我，“他骄傲地认识和意识到，**责任**乃是非同寻常的特权，乃是罕有的自由，乃是驾驭自己与命运的权力，这些都已经深入他的内心最深处，并且变成了他的本能”。尼采又写道：“毫无疑问，这个独立自主的人会把它叫作他的**良知**……”[109] 超越道德的个人，会自我造就，能比肩超人（超人依靠自己的天性行事，能超越自我，变得只有自己）。这样的个人已经成为我们的社会现实，然而，他却不具备大师级的力量，他脆弱，缺乏存在感，因自己的主宰权力疲惫不堪、怨声载道。他并未获得尼采笔下的智慧和欢笑。从这个意义上讲，抑郁症其实是更加平等的忧郁症，是民主人的特殊通病。它是**成了自己主人的人们无法避免的反噬**。陷入抑郁的人不是做事糟糕的人，而是无法做事的人。抑郁症不是在律法框架下被设想的，而是从**能力**角度被定义的。

个人不再处于自然的视野中，也不再处于非个人的更高法则的视野里。他承受着走向未来的压力，他必须独自面对一切考验，这种内在责任让他倍感沉重。他更多受到的不是因必须放弃而受到的限制（“允许—不允许”），而是因不清楚限制界限在何处而承受的困扰（“可能—不可能”）。当对自然、对情感综合征采取行动变得**可能**——即便我们不知道自己是不是真的患有情感综合征，也不知道它是否属于人的内心的一部分，我们难免会问：以某种方式去行动，**正常吗**？这么做**是被允许的**吗？该以何种名义允许去做？这类有关参照系的问题只会出现在人们不再依托于自然或疾病的固定参照系时。具体到精神病学，它出现在人们不再仰仗传统权威、在社会从权威中解放出来的时刻。如果一切变得皆有可能，是不是做什么都必定正常？是否一切皆被允许？这些问题具有政治性，因为它们涉及社会的基本原则，涉及我们看待共同世界的角度。事实上，这些问题之所以如此难以回答，是因为现在的人十分恐惧依赖。而作为主宰者的个人既抑郁又依赖。

依赖或对失去主体的怀念

催眠术曾被批评为道德沦丧，现在，在不同的背景中，抗抑郁药遭受了同样的谴责。药物能够作用于人的意识，这点引发了人们的身份焦虑。不过，这类焦虑在我们的社会早已不是新鲜事。大约从三十多年前开始我们就已经有了一个反面教材：毒品。它是人们首选的认知工具，可以用来指代和类比一切操纵他人意识状态的不端行为——无论使用的产品是否真的危险。吸毒者是一个理想的反面模型，它被用来定义一种“做自己”的方式，即通过摄入某种物质来避免面对内在冲突。改变真正得病的人的人格，是让他们重获健康，但如果改变的是无法准确判断是否真的有病的人的人格，那就属于在给这些人下药——无论药本身是否有危害。既然如此，为了保证病人的生活质量就让他们吃药，这种情况会被怀疑是让他们舒适地嗑药，这个怀疑不是很合理吗？因为嗑药是对人的一个理想形象的攻击。

成瘾是人与某种产品、某个活动或某个人的病态关系。与抑郁症一样，它也是精神病学的难题。[110]在生物精神病学和行为主义精神病学看来，成瘾是一种危险行为。对我们的社会来说，成瘾已经变成某种更基本的东西，因为成瘾不再只有医学意义，它具有象征意义。事实上，人们认为，瘾君子是跨越了“一切皆有可能”和“一切皆被允许”两者界限的人。他们将主宰者个人的形象推向了极致。成瘾是主体为了换取无限自由而付出的代价：上瘾等同于某种形式的被奴役。与疯癫一样，成瘾是第二种告知我们的方式：它们都展现了当主体部分在人的内部摇摆不定时会发生什么。只是疯癫和成瘾采用了相反的告知方式：疯癫是通过揭示现代主体诞生时的阴暗面来告知我们，而成瘾是通过聚焦现代主体的衰落来告知我们。

疯癫在最极端的情况下表现为身份的解体，即自我与自我之间的距离达到最大。成瘾则相反，它倾向于身份的完全融合，即自我与自我的距离达到最小。疯癫已经有了两个世纪的研究历史，但对成瘾的研究还不足四十年。成瘾问题从一开始就与毒品相连。它是富裕社会的问题：在 20 世纪 60 年代，毒品打着自决权的旗号蔓延至整个美国和欧洲。但这里的自决权实际上是被资产阶级道德、资本主义和大众普遍接受的消费主义异化后的产物。[111]后来，成瘾的概念获得了扩展，它被用来指代一切病态依赖关系，而不再仅指毒品。

在不到两个世纪的时间里，人们的关注点从疯癫转向了成瘾。造成这个转变的原因首先是 19 世纪末发明的神经症概念，其次是因为在 20 世纪的最后三分之一时间里神经症概念转成了抑郁症概念。成瘾与精神自由和个人能动性的关系就像疯癫与理性法则的关系：一个永远不满足的自我（身份的不安全感），一份永远无法被满足的对行动的要求（抑制者优柔寡断、冲动者行为失控）。如果成为自己的渴望会导致抑郁，那么，抑郁就会导致成瘾，因为成瘾是对失去主体的缅怀。

《人权宣言》宣布人成了自己的主人——法国大革命在政治上确立了现代主体；疯癫因此成为人类独有的与自由有关的疾病，它是以人的理智与律法为特征的不确定性所固有的。两个世纪过去后，拥有自己已经成为人们的基本生活方式，并在社会习俗中得到了社会学意义上的体现，它成了每个人主宰自己内在世界的核心所在。在民主的现代性曙光初现的年代，人的**分裂**达到了极点；在20世纪最后三分之一的时间里，人变得依赖，以至于**融合**。

疯癫是理性主体的反面，弗洛伊德的神经症是冲突主体的反面，抑郁症是只属于自己的个人的反面。这样的个人因为只属于自己，所以永远无法充分，他一直追逐自己的影子，依赖着自己的影子。如果说抑郁是一种意识到**自己只有自身**而产生的病态，那么，成瘾就是一种意识到**自己永远无法充分**、永远无法填满身份、永远无法充足行动而产生的病态——这样的自我过于犹豫不决，过于具有爆炸风险。抑郁症和成瘾症是同一种匮乏疾病的发病之所，它们互为反面。

一些抗抑郁药会在广告中塑造人的全能形象，后者体现的是我们生活方式的固有规则。吊诡的是，这些规范与瘾君子们的世界惊人地相似：两者都是通过操纵自身意识状态来实现自我的增殖。比如在法语里，如果要用一个夸张形象来讽刺人们的私人领域，这个形象会是"瘾君子"。对成瘾的想象已经深入我们社会的各方面，早就超出了吸毒造成的具体问题，也不仅仅限于成瘾品的消费者。新药物打开了一个新的问题领域：在摆脱了老式药物的毒性和副作用后，人们有了无限加工自己精神的可能。这种可能性会引发人们的道德厌恶感,由于没有疾病作为参照系,人们陷入了对成瘾品的各种想象。进行想象是合理的,因为成瘾品的危险可不只有成瘾这一项。用诗人奥克塔维奥·帕斯(Octavio Paz)的话说,它是人"不配得到的恩惠",即一个人可以不努力、不劳作、缺乏人的意志。在成瘾品里,主体会一直缺席。

抑郁症是一个媒介,它让我们看到,陷入内在冲突的患病之人在过去承担的是疯癫风险,现在又在因匮乏而痛苦,因匮乏而陷入依赖。疯癫是发生在我们身上的事件,嗑药却是我们任由其发生的行动。[112]我成了疯子,我去嗑药。成瘾是一种行为:它包含了意图和行动。成瘾与疯癫不同,它涉及的是意志,意志才是它的病灶。无论想增加的是耐力、注意力、想象力还是愉悦,成瘾品都是用来增强自身能力的工具,不是吗?然而,意志之于我们这些现代人,正如让-皮埃尔·韦尔南(Jean-Pierre Vernant)所说,"就是将自己看作行为的源头,自我是唯一在面对他人时需要为行动负责的人,只有这样,自我才会感觉是自己在行动"。韦尔南继续说道,意志的前提是"在行动中,行为的主体即人类的主体被视为源头,主体被视作产生一切行为的原因"[113]。

可见,宗教社会里的行动和行动者之间的多重区分已经处于被抹除的状态:除了完成行动的人,行动没有任何其他来源,行动者是行动的唯一责任人。现在,主体的形象进一步遭遇了巨大变革。行动遭遇的问题不再是:我是否有权这样做?而是:我有没有能力去做?我们已经深深陷入这样的共同体验里,即"允许"的问题被嵌套在了"能力"的问题中。

随之而来的是下面这两个变化。其一,掀起了持续改造自我的技术热潮,用 1992 年在洛桑举办的"后人类"展览中的词来说,就是掀起了赛博人（cyberhumaine）的热潮。展览的目录中这样写道："人们越来越意识到，试图'治愈'人格障碍的努力已经没有意义。相反，改变它似乎比治疗它更合情合理。"[114] 其二，与此同时，我们正在经历一场道德怒火。为了让主体继续作为主体，不去逾越界限，社会对刑法进行了过度投入，这就是一个例子。从微小医美手术发展到迈克尔·杰克逊的那种大改造，"界限"在哪里？从用精神类药物娴熟地管理情绪演变到成为"化学机器人"，"界限"又在哪里？有点"过分"的引诱策略和性骚扰之间的界限在哪里？从承认同性恋的平等权利到目前仍未通过的同性亲子法案，这里面的界限问题又是什么？这样的例子不胜枚举。个人的界限和人与人之间的界限如此令人困扰，以至于我们开始分不清**谁是谁**了。乱伦，如同成瘾一样，也属于人"与自我的短路"[115]，这么想对吗？崇尚个人能动性和精神自由的社会，引导每个人不断去做决定，它鼓励一切改变自我的行为。与此同时，它又制造出自我结构性方面的问题，这类问题在纪律社会里根本不会引发任何关注。将"允许"的领域吸收到"能力"的领域里，恕我直言，这将导致无人可以无视法则的问题。

对"界限"的异常关注似乎在向我们说明，当代的个人主义不过是私人化个人的胜利，连同他最深层次的不幸福也一起坐上了王座。[116] 这样看来，我们面临的是对整体的一个全新表述。公共行动也被卷入对内在的重新塑造中，它也参与到这场有关自我表现方式的"巨大变迁"里。

社会和内在"去冲突化"作为一种新的政治约束

对社会问题中痛苦问题的新关注让对各种创伤（恐怖袭击受

害者、失业者等）的心理支持得以建立。很多报告文章和著作都在强调人的脆弱，而陪伴是调节这些脆弱性的一种方式。不过，我们应该注意不要仅仅陷入对痛苦本身的关注，我们还不能忘记考察为何痛苦会如此受到关注。这种关注已经过于频繁地让我们一味谴责精英抛弃穷人，却不顾现实中的政治行动已经面临的新困难。政治与痛苦的关系如何？[117]痛苦是个人的，通常由个人或负责这方面的专业机构去解决。

对痛苦的关注助长了社会冲突面的衰落，群体间不平等的加剧说明了这点。比起不同社会群体之间的斗争，个人之间的竞争对个人的影响更大——按照穆齐尔的形容就是，现在的个人更少“集体性”。我们正在经历双重普遍化：一方面，抽象的世界化（全球化）在加剧；另一方面，感受具体的个人化也在加剧。过去，我们可以用集体来对抗某个老板或某个敌对阶级，然而，面对“世界化”，我们该怎么办？在世界化的背景下，集体讨回公道是相当困难的事，我们也更难将自己认为的将自己变为受害者的情势怪罪到某个可鄙的对手身上。而且，我们还越来越看不清痛苦与不公正之间的区别、同情与不平等之间的区别，以及以更加平等地分配财富为目的的合法冲突与权力关系内部小团体之间采取的非法冲突之间的区别。于是，怨恨要么转向自身（抑郁是一种自我攻击），要么投射到某个替罪羊身上（“二战”末期开始消失的敌人形象重新回归，国民阵线党对此功不可没[118]），要么在寻找社群身份的过程中消解。

与其说个人主义的兴起导致了政治的和主体的危机，不如说我们正在见证个人和政治两个领域相互关联的双重变革。共同行动不再是在一个组织的领导下、针对可识别对手开展的群众运动。政治代表权也不再以阶级为基础分配，选举社会学的研究一致证明了这点。公民权也不再意味着要将个人利益置于国家利益之下。诚然，政治行动只能在建设共同世界的框架下进行，但如今，这个框架是通过**行动的个人化**实现的。现在，政治行动往往不是为了解决对手之间的冲突，而是为了以集体的方式给个人行动以方便。这是一种新的政治限制。

今天，特别是在社会领域——这是个名副其实的容纳了经历和反思的实验室，我们看见，新形式的公共行动并非基于冲突，而是基于伙伴关系和中介角色。冲突并非必然，它需要被制造，需要被**定位**。在不稳定的生活条件下，过去那种让社保受益人领着救济金、等待别人为他提供工作的模式，已经无法应付长期失业。扮演中介角色并将失业者纳入某个合作伙伴网络的办法已经取代了那种社会保障机制。这样做的目的是让人们能够自己解决自己的问题，社会机构只在这个过程中扮演支持者的角色。通过生产个人性，政策希望同时能够生产出社会。[119]有资格享受福利的人需要主动重新融入社会，作为回报，社会机构会尽力为他们创造条件，让他们有能力做到这点。比如社会机构可以帮助他们重建尊严以消除他们的耻辱感，可以在蔑视存在的地方重新创造出尊重，在因绝望或法律缺失而让个人性被削弱的地方重新恢复个人性等。

打击上瘾物的斗争也在发生转变，这些变化是重新组织公共行动的另一个例子。一些有助于降低上瘾风险的产品(美沙酮、抗抑郁剂)在司法机构里得到了“崇尚主体的法官们”的背书。支持被匮乏长期困扰的人，帮助他们重新变得自立(这意味着他们必须一直与药物为伴)，让他们重新获得内疚感，这些都是法国正在发展出的矫正机制（即便目前这方面的工作依然十分混乱）。

少年法庭的最新策略是将少年犯们视为完整的法律主体：这么做的目的不仅是通过惩罚来让他们认罪认罚，还是向他们“解释什么是法律，解释犯罪的刑事后果，尤其是社会后果”[120]。待业生活保障金发放委员会也从陷入不稳定的个人的角度出发，指出“社会排挤的定义是个人丧失或不可能获得通常能够让他们受到社会认可的因素”[121]。在这两个例子中，政策瞄准的目标都是让个人获得能够展望未来的能力。在这两个例子中，公共行动都在重塑个人的内在，用的方式都是将失败个人所关心的具体问题纳入让他们重新社会化的大策略中，目的是让那些他们或许可依仗的内在因素和力量显现出来。

这种方法当然不是万能的。有时候，融入计划和就业帮助提出的要求会在最脆弱的人身上造成毁灭性影响。一份关于弱势群体心理健康的报告指出：“一般而言，人们对需要融入社会者提出的努力要求超过了对那些已经很好地融入社会的人提出的要求。”[122]将创业计划和伙伴关系物化的做法并不罕见，但实现它们的行动手段却有可能相当缺乏，关键还是要去理解这么做的目的。一个新的公共空间或许正在形成：它关注的是客观上拥有不同利益的人们建立的**共同**主体性；它关注的不是解决冲突，而是如何制造自主。

我们总是过于不假思索地批评中介缺乏问题，认为目前缺乏适用于解决社会新问题的政治代表方式。然而，无论目前这些中介遇到的困难有多大，它们都在尝试，它们依然是在个体社会中赋予公共行动意义的一种方法。正是它们遇到的问题促进了我们的思考，我们可以从发生在各处的尝试结果出发，思考个人新纪元的政策标准。

之所以值得对新的社会政策加以反思，是因为它在向我们展示，存在着由行动者们自己组织实施的公共程序，这些程序的目的在于让个人有能力对自己的生活负责——即便在极度贫困的情况下也是如此。这些国家行动的模型有利于在个人需要长期支持的情况下，依然培养他们的个人性。它们维持着一个共同的参照系，希望以此指导每个个人的行动。它们将个人当作**个案**，个人在享有权利方面是相似的，但每个人需要解决的问题又是不同的。个体差异不再完全属于集体中的不平等问题。不平等和不同之间的关系因此成了政治问题。当代的个人主义并非因为利己主义战胜了公民意识，而是我们对世界的体验发生了变化。

个人，是制度问题，而不是主体性问题

从自我疗愈到个人化的公共行动，方方面面都在塑造一种新的个人性。这些要素的存在方式已经不再是社会阶级之间的冲突，也不再是纪律框架下的个人性。构成这些要素的期待、问题和解决方法都是另一番模样。我们已经改变了我们的“意义世界”，改变了划分真理和谬误的方式。这涉及整个自我制度体系问题。在我看来，将之看作制度变化，可以让我们避免将个人主义过于简化地归结为私有化，换言之，我们可以避免认为它是“一个公共和共同世界的前提”[123]。

从服从到行动，从纪律到自主，从认同到身份，这些转变消除了公民与个人之间和公共与私人之间的界限。我们当然可以对此表示遗憾，但不能掩盖。因为掩盖这点不但毫无用处，甚至还在政治上是有害的。这种局面是冲突概念丧失社会生产能力造

成的。但冲突的衰落并不意味着我们会不可避免地陷入无法再与他人分享世界的境地。“个人”是无法完全依靠自己的，他无法真正独自面对自己的选择，相反，他也不会成为多个“主体性”的“缝合体”，他做不到像在超市选商品一样选择自己的生活方式。

在道德约束松懈的同时，精神约束侵入了社会生活：强调解放和行动的社会氛围不成比例地扩大了个人的责任，让人以为独自拥有自己的感觉变得十分突出。人的内在世界开始进入旋风肆虐的历史时期。所以，社会学家们才会常常用“社会关系的心理化”这个有点偷懒的说法去概括这种去制度化的感受。今天的社会关系的确可以说是心理化的（因为过去的社会关系是“被框架化的”，而现在的却诉诸“个人的”东西），它是在泛化社会契约的环境下，这个“我”（主体性）和那个“我”（形成了主体间性的两个“我”之间的关系）之间建立的联系，其目的是自我的（相互）实现。传统上，个人被看作自私的个体（因此必须接受共同体的约束），现在，我们发生了移情，以为光凭个人就可以形成一个社会。科学方法往往无可指摘，却难以掩盖概念上的混乱。一个社会是由行动者组成的，是由制度维持的。换句话说，正如马塞尔·莫斯（Marcel Mauss）所写的那样，它是“行动的整体或完全制度化的思想的整体，个人必须面对它，它也或多或少地强加于个人”[124]。不过，这是一个参照系随时可能被修改的整体，也是一个个人随处可以找到支持的整体。

国家、工作、学校和私人生活全都趋向于强调人的主动性，再加上前所未有的道德自由和各种参照系数目的激增，这些都让精神处于一种全新的社会局面，即全新的个体局面中。应对新出现的个体问题的方式是支撑个人，哪怕这种支撑需要持续终生。它是由药物、心理治疗和社会政策等多方面形成的一个维持体系。相关的产品、人员和组织都参与其中。这些来自各行各业的行动者构成了实现这一公共关系服务或私人关系服务的一个个环节，他们奉行着同样的规则：生成能够自己行动起来的个人性，促使个人借助自己的内在力量改变自己。这样的规则可以被作为支配的工具，也可以被用作让人重新融入社会的手段或治疗手段。现在，行动者的对抗、策略或判断都是围绕对这条规则的想象构建的，而不是基于诸如“最后一战”或社会保险之类的思路。这条规则已经深入我们的习惯，成为社会风俗，产出了很多高频词汇（制订计划、签订合同、激发动力等），它已经与我们融为一体。它已经完全得以确立。这种新的生产个人性的公共形式是一种自我的制度。

在不到半个世纪的时间里，个人的制度方式就发生了转变。人们先是从第一波解放浪潮中积累了转变，用私有化后的人去对抗以共同目标为中心确立的义务，菲利普·里夫在 1966 年就预言说，这些自我实现的福音会在未来取得胜利。我们现在正处于第二波浪潮中，它强调个人的主动性，强调人对绩效标准的服从：个人主动性成了个人保持社会性的必要条件。抑制和冲动，懒散的空虚和刺激的充实，像影子一样跟随着这种能动性。理想与制约，双双发生了变化。

20 世纪 60 年代末，解放是年轻人联合的口号：一切皆有可能。这场运动是反体制的：家庭被看作不透风的房间，学校被看作兵营，工作（及其对立面——消费）被看作异化，法律（指资产阶级的法律）被看作人们必须摆脱的统治工具。（“需要禁止那些禁止行为。")前所未有的自由风气得到了物质条件进步的加持,各种生活道路变为可能,这种向上流动性在那十年里变成了有形的现实。之所以在 20 世纪 70 年代初的公开辩论中,疯癫会被看作现代压迫的象征,而不是精神病,那是因为当时的人们相信一切皆有可能——所以我们才会听说,疯子不是病了,他只是与众不同,他的痛苦来自社会对他的与众不同的不认可。三十年之后,一种反向的力量却似乎已经铺天盖地笼罩下来:没有什么事是可能的。一种被现实压垮的无力感侵入人们的精神。物质生活条件的根本改善之路已被封闭,一部分人开始与社会脱节,"社会排挤"一词的出现证实了这种感觉。各式各样对意义的需求变得俯拾皆是。"法律不可犯"和"界限不可逾越"这类命题显然正在取代人们不想为自由选择生活设限的集体愿望。

我相信,抑郁症的历史有助于让我们理解这种社会和精神上的逆转。抑郁症以不可抗拒之势崛起,它引发的两对对称改变深深影响了 20 世纪上半叶建立的个人主体:第一对是精神自由和身份不安全感,第二对是个人主动性和行动无力感。这些改变揭示了神经性冲突在精神病学抑郁性的匮乏中地位被颠覆的那些因为人的改变而构成的关键因素。个人不得不面对来自自己无法掌控之地的那些未知信息,必须面对那个被西方人称为"无意识"的顽固部分:它不是内在各部分因冲突建立关系后出现的内心**裂缝**,而是一个内在**深洞**,在那里,既没有冲突,也没有关系。因此,我们并没有更少承受冲突主体力图消除的那个法则所带来的压力,而是法则本身改变了:它们制造的不再是神经症里的病态冲突,而是成瘾性的病态关系。因此,颤抖着恳求禁忌回归是没用的,无休止地不断提醒社会必须给不知天高地厚的人设立限制也是没用的。因为我们无法走回头路，现在真正需要做的是，明白我们身上那个未知之地已经发生了变化，它对应的代价和收益也都发生了变化。

道理说起来其实很简单。解放或许让我们从愧疚和服从的剧本里摆脱了出来，但它无疑将我们引向了责任和行动的另一场大戏。所以，抑郁性的疲惫取代了神经性的焦虑。

结　论

可能性的重量

一切都变得如此复杂，以至于需要一个非凡的头脑来理解这一切。因为仅仅玩好游戏已经不够了；另一些问题在不断地浮现：**这个游戏**现在还能玩吗？怎么玩才是个好游戏？

——路德维希·维特根斯坦

《杂论(1937)》[*Remarques mêlées*(1937)]，1984 年

没有父母，没有名字，柯南伯格式的英雄

试图……仅仅依靠技术的咒语为自己**制造**一个本质。

——塞尔日·格伦伯格(Serge Grünberg)

《大卫·柯南伯格》(*David Cronenberg*)，1992 年

抑郁症威胁着必须选择如何做自己的人，就像原罪困扰着敬畏上帝的灵魂，又像内疚在撕裂陷入内在冲突的人。抑郁症不仅是心理的不幸，更是一种生活方式。20世纪下半叶，关于个人性的最重要事实是:无限可能的想法对抗着无法掌控的现实。抑郁症的兴起凸显了这种对峙所导致的紧张和压力，因为关注"允许"问题的世界已经让位给了"可能性"的世界。

写这本书的灵感来自科幻作品[1]，尤其是大卫・柯南伯格的电影。这位导演探索了人的内心世界。但他探索的不是敏感的人或神经质的人的内心，他忽略了那些"婚床上"的失败者，这些人曾在一个世纪前是弗洛伊德的主要顾客（女性居多)。柯南伯格的剖析镜头捕捉到了令人眩晕的精神景观——它深入相信一切皆有可能的人们的变异血肉中。他的镜头在人的"动物性部分中"[2]四处翻查。双胞胎、远程传输、药物、视频和车祸，这些都是他用来描绘人类内心变异和身体突变的手段。在电影《苍蝇》(1986)里，主人公的身份在人类和昆虫之间摇摆不定，药物介入了主人公从人类转向畸形的过程。在刚开始变异时，主人公发现自己能力倍增，他成了自己的强大主宰，一切变得皆有可能——

这是他的尼采时刻。在电影《孽扣》(1988)里，一对双胞胎变成了“生物学意义上的同性爱人”，他们之间的最小(冲突)距离失效了，这个距离本可以让他们作为两个不同的**个人，彼此独立**。在这条“走向颠倒的路”[3]上没有冲突，我们看见的只是两个融合在一起的人，没有任何女人能够将这对男人分开，他们无止境地陷入上瘾的境地。如果那个必须选择如何做自己的人是“树上最成熟的那颗果实”，那么，这颗果实会最先坠落就不足为奇了——这是它的民主时刻。

在双重性里粉碎人的身份(《孽扣》)，在人类与昆虫的身份中犹豫不决(《苍蝇》)。这些电影分别从不同方面探讨了当代人的困惑：以相同的事物代替冲突，而绝对的陌生感又使冲突再次出现(主人公到底是一只苍蝇，还是说他仍存有部分人的身份，只是一个生活在苍蝇外表下的**主体**?)。离我们最远的存在和离我们最近的存在互相交织。《苍蝇》这部科幻电影剖析了人与非人之间的界限，给观众带来了大脑的愉悦。柯南伯格遵循着一个定理：某种东西在我们体内变异，但我们从未离开人类的范畴。

这正是抑郁症和成瘾教给我们的东西。可能性的大陆随着旧有道德体系的衰落逐渐浮现且逐步稳固，而抑郁症和上瘾却带着我们走到其中的一些区域。在这个空间中，有着“不存在禁止的违背”[4]，还有不存在放弃选项的选择和不是疾病的异常。其中显然存在一些有关内在的亟待解决的问题，民主社会的一个人类学分支已经开始专门研究它们。我写这本书的目的更多不是展示科学成果，而是希望描述正在发生的“这个心灵结点”的变化，正如詹姆斯·G. 巴拉德(James G. Ballard)所说，它是“外部现实与精神宇宙在一种独特振动中的相遇”[5]。这就是精神病学和精神病理学在理解人类时选择的兴趣切入点。两个学科的语言都是为了描述这些构成人的不可捉摸的振动。我不想像念咒一样重复“主体危机”这个词，而是更希望用这些学科的研究成果来说明主体性变化向我们展示的那些前景。

从抑郁症里无迹可寻的主体到成瘾问题里对失去主体的怀念，从做自己的激情到自我奴役，我们已经走上了这条“走向颠倒的路”。1800 年时，病态的人的概念随着“疯癫—谵妄”这个极点的出现而出现。1900 年时，病态的人的概念因为内疚造成的困境而有所改变，因为内疚撕扯着在试图超越自己的过程中变得神经兮兮的人。2000 年时，病态的人是在责任感方面出现问题的个人，但他已经从父辈的法律、旧有的服从体系和对外部规则的顺从中解放了出来。抑郁症和成瘾分别是主宰者个人的正面和反面，这样的个人相信自己才是自己生活的主宰，而事实上他是一个“具有双关意义的主体：他既是行动者主体，又是病人主体即病人”[6]。

抑郁症用很具体的方式提醒我们，做自己的主人并非意味着一切皆有可能——我们的内心会起起落落，会收缩也会放松。既然抑郁症还能**让我们宕机**，那么，我们可以认为抑郁症是在提醒我们，我们从没有离开过人类的范畴，人类仍然被束缚在一个意义系统中。它既超越了我们，又构成了我们。象征维度同样是人类的一部分。在过去，宗教担负了象征维度，负责给每个人分配不可抗拒的命运。从传统的民主逻辑来看，人类掌握了自己的历史。从当代技术逻辑来讲，人类掌握了自己神经质的身体。抑郁症告诉我们每个人的是在无限可能的时代存在着无法掌控的领域。我们的确已经有能力从自然角度去操纵自身的精神和肉体，我们的确可以通过多种手段来突破自己的极限,然而,这种操纵无法将我们从任何东西里解放出来。因为尽管限制和自由在改变,但人类“无法缩减的部分”[7]并没有减少。它们只会改变——但不增亦不减,而我写这本书正是希望帮助读者了解这些改变。弗洛伊德曾认为,“人因为在放弃程度上无法达到社会的要求,才会变得神经质”[8]。那么,我们可以说,抑郁症是因为人必须忍受一切皆有可能的幻觉才会产生。

抑郁的向内爆发和成瘾的向外爆发相对应,抑郁症患者的匮乏感和瘾君子向外寻找感觉相对应。抑郁症,这个疾病的交叉点,被我用作了转向的十字路口,为的是描绘现代主体性的这种转变,现在的人们不得不承担把自己照顾好的繁重任务。现在,选择才是常态和规范,不稳定性是它的代价。正是在这样的背景下,这些疾病才构成了当代内在世界的阴暗面。主宰者个人的公式是:精神自由和个人能动性,身份不安全感和行动无能。

在这种摇摆里,蕴含着一些对我们集体心理十分关键的东西。毫无疑问,现在的我们在思想上仍然过于拘泥于对冲突主体的僵化看法。因为在思考人面临的新问题和了解自己方面,我们做得很差,思考工具极其匮乏。同理,在创造一个新的未来方面,也是如此。现在的我们还在哀叹逝去的美好时光,感叹当时的界限是多么分明,当时的进步又是如此确定无疑。这些表现说明我们还留恋回溯带来的幻觉,所以,“现代性危机”现在才会依然成为被反复讨论的对象。然而,界限同样可以是场所,迷宫也可以是可驻留的空间——前提是我们能找到那根阿里阿德涅之线。由个人组成的社会并非注定只能生产单子一样的人——这些单子一样的人只有在逛市场的时候才能短暂相遇,只会作为法律上的人去拟定合同，只能要么抑郁空虚地内爆，要么不断做出冲动行为，向外爆炸。在这一切发生的同时，社会的政治参照系其实也在改变，公共政策的形式同样改变了样子，行动方式正在被翻新。

当问题不再是人是否获得了自由，而是人是否能够成为自己且具有行动能动性时，抑郁症和成瘾就变成了“无法控制”的代名词。它们提醒我们，未知是人类的一部分，过去如此，今天依然如此。未知的内容和表现形式会发生改变，但永远不会消失——这就是为什么我们永远无法离开人的范畴。这是抑郁症给我们的教训。自我与自我之间存在着一个无法再被缩减的极限距离，这是人类经验所固有的，只有在这个前提下，人才是自己的主人，才是自己行动的源头。

抑郁症是在保障一个迷失方向的人，而不仅仅是他的不幸，它是人展示能量时的代偿物。制订计划、激发动力和加强沟通，这些概念主导着我们的规范文化。[9]它们是我们时代的通行密码。而抑郁症既是一种时间病（抑郁症患者没有未来），也是一种动力病（抑郁症患者没有动力，他们的行动变迟缓，语言变慢）。抑郁症患者很难制订计划；他们缺乏这么做的精力和动力。抑郁症患者无论体现为冲动还是强迫，他们都处于抑制中，他们与自己和他人都沟通不畅。他们与我们的社会化规范正好相反。了解这点，我们就不会对“抑郁”和“上瘾”两词在精神病学和日常用语中使用频率的爆炸性上升感到惊讶。因为责任被承担，随之而生的疾病就需要被治疗。有缺陷的人和冲动的人是雅努斯的两个面孔。

注 释

导言 主宰者个人/神经症的回归

1 M. De Fleury, *La Médecine de l'esprit*, Paris, Félix Alcan, 1898, p. 316.

2 百忧解将是唯一出现在这本书里的药物商标名,因为它已经成为一种象征。对于其他精神类药物,我将只给出化学分子名。百忧解的分子名是"氟西汀"。

3 A. Ehrenberg, *Le Culte de la performance*, Paris, Calmann-Lévy, 1991, rééd. Hachette-Pluriel, 1996 et *L'Individu incertain*, Paris, Calmann-Lévy, 1995, rééd. Hachette-Pluriel, 1996.

4 Montesquieu, *De l'esprit des lois*, Paris, Garnier-Flammarion, 1979, p. 466.

5 C. Lefort, « Réversibilité: liberté politique et liberté de l'individu », 1982, repris in *Essais sur le politique—XIX e siècle-XX e siècle*, *Paris*, Seuil, 1986, p. 216.

6 每个人如何实践它,就是另一个问题了。

7 "制度"一词强调了自我的社会性质。在这点上,我借鉴了文森特·德斯科姆斯(Vincent Descombes)从维特根斯坦和莫斯那里发展来的自我概念。这个概念一方面承认存在"一些人们无须协议就必须承认的意义",另一方面则认为这些意义具有外部性,即"其意思在我们每个人心中如同已经确立的规则,它不依赖于任何个人之间的协商"。参见:*Les Institutions du sens*, Paris, Minuit, 1996, p. 288。个人的概念因此是中性的,因为无论对个人的具体表述如何，整个社会对个人的表述都是一样的。但个人性、主体和个人概念是“现代化的”。

8 举一个例子：让-皮埃尔·尚特（Jean-Pierre Changeux，*L'Homme neuronal*，Paris，Fayard，1983）将每一个思想事件都类比成一个物理事件，而在马克·让尼罗德（Marc Jeannerod，*De la physiologie mentale—Histoire des relations entre biologie et psychologie*，Paris，Odile Jacob，1996）看来，思考是一种无限个体化的能力，是其他物种无法拥有的，它篆刻在人类的基因里。他写道："自然创造出了新的形式：思想就是其中之一，它出现在适应性战略的形成过程中。这种战略最大限度地发挥了环境在个体基因形成中的作用，最大限度地减少了纯遗传因素的干预。"（第 187 页）

9 我将参考格拉迪斯·斯温关于疯癫的博士论文《疯癫的主体》（*Le Sujet de la folie*，Toulouse，Privat，1977，rééd. Calmann-Lévy，1997，précédé de « De Pinel à Freud » par Marcel Gauchet。关于这篇论文的重要性，见下文，本书的第一章。

10 在我看来，精神病学家就这两个倾向带来的问题展开讨论是至关重要的。然而目前的情况是，这样的讨论少之又少，至少在大学的精神病学研究里是这样。少数例外之一：É. Zarifian，*Le Prix du bien-être*，Paris，Odile Jacob，1996。

11 除非精神症状是由某种上瘾物（酒精、毒品）或某种感染引起的。

12 症状是孤立表现出的病态迹象，综合征是一组系统地相互关联的症状的集合。

13 丹尼尔·维德洛切说："疾病的概念首先是为实践目的服务的。它确认一个可辨识的状态，然后去处理。因此重点不在于区分正常状态和病态。"参见：D. Widlöcher，*Les Logiques de la dépression*，Paris，Fayard，1983 et 1995，p. 31。

14 关于限制了精神病学"本体论"的这种异质特征，可参见以下著作：G. Lantéri-Laura，*Psychiatrie et connaissance*，Paris，Sciences en situation，1991。

15 就法国方面而言，我尤其使用了《脑》和《精神病学发展》这两种期刊，同时也使用了其他精神学期刊所做的调研。英美文献方面，我经常借鉴的是高频率引用的文章、英文教科书的内容、在业界被奉为标杆或常被讨论的作者的文章。本书第一章是我个人对 19 世纪的精神病学与精神疾病的历史所做的梳理。

16 我研究了从 1955 年到 20 世纪 80 年代的《她》和《玛丽-克莱尔》这两份女性杂志的相关文章，以及从 20 世纪 60 年代到 80 年代《快报》上的相关文章。

第一部分　疾病主体

导言　抑郁症有着怎样的历史?

1　参见:*infra*, chapitre Ⅵ。

2　美国的情况,参见:S. Speaker, « From "happiness pills" to "national nightmare": changing cultural assessment of minor tranquilizers in America, 1955-1980 », *The Journal of the History of Medicine and Allied Sciences*, vol. 52, juillet 1997。

3　在本书的研究中,我们只会描述其中的一些差异。因此在这方面,无论是就精神病学的历史还是就精神分析学的历史而言,都依然存在巨大的研究空间。

第一章　精神造物的起源

1　J. Rouart, « Dépression et problèmes de psychopathologie générale », « Symposium sur les états dépressifs » (21 novembre 1954), *L'Évolution psychiatrique*, n° 3, 1955, p. 461. 句子由我选取且加粗。这次研讨会由精神病学发展组织和巴黎精神分析协会共同举办,法国精神病学协会也有参加。

2　参见:*infra*, chapitre Ⅳ。

3　« Posséder un corps, écrit Paul Ricœur, c'est ce que sont des personnes »,*Soi-même comme un autre*, Paris, Seuil, 1989, p. 46.无意识的概念是这种紧张关系的核心。无意识是一种让我们能够将动物性融合到整体人类概念里的方式。甚至弗朗索瓦·鲁斯特朗说:"无意识这个概念所发挥的作用……也可以由人类的动物性这个概念来发挥。"参见:*Influence*, Paris, Éditions de Minuit, 1990, p. 8。另见 G. 坎吉勒姆在论述条件反射生理学和内疚之间的关系时发表的一些具有前瞻性的论述:G. Canguilhem, *La Formation du concept de réflexe aux XVIIe et XVIIIe siècles*, Paris, Vrin, 1955。此处引用的是 1977 年的版本。

4　古希腊会说因为某某事而痛苦,因为必须要有外在对象,痛苦才存在。但现代人却只是在痛苦,因为很可能他自身就是他痛苦的对象。参见:J.-P.

Vernant，« L'individu dans la cité »，in *Sur l'individu*，Paris，Seuil，1987。

5 我们知道，在尼采那里，笛卡尔的"我思"概念重要性下降，即便尼采还没有完全将它缩减成纯粹的想象，但也认为它只是存在本身泛起的泡沫而已："一切成为意识之物都是从头到尾被事先布置好的、被简化过的、被模式化的，都是可以被诠释的——这就是内在'感知'的真实过程，也是思想、情感和贪欲之间的因果链，就像主体和客体之间的因果链一样，它对我们来说是绝对隐藏的——而且它还有可能是纯粹的想象。"参见：*Fragments posthumes*，cité par P. Ricœur，*op. cit.*，pp. 25-26。上文引号部分由尼采自己添加。用利科(Ricœur)的话来说，尼采阐述了一种"反我思"。在精神病学里，"未知"与"无意识"这两个词的混用十分普遍。亨利·艾曾在一场讨论无意识的著名研讨会上，用这样的话作为开场白："无意识对于意识来说是未知的，这就是无意识的定义。"*L'Inconscient*，Paris，Desclée De Brouwer，1966.

6 皮埃尔·雅内写道："心理学的事实既不是精神的也不是身体的，它发生在整个人身上，因为它是一个人在作为整体行动。"Pierre Janet，*De l'angoisse à l'extase*，Paris，Félix Alcan，1928，vol. Ⅱ，rééd. Paris，Odile Jacob，coll. « Opus »，à paraître en 1999.

7 关于文化史，参见：H. Glaser (*Sigmund Freud et l'âme du XXe siècle*，Paris，PUF，1995，éd. allemande，1976)，C. Schorske (*Vienne fin de siècle. Politique et culture*，Paris，Seuil，1983，éd. américaine，1979)，J. Le Rider (*Modernité viennoise et crise de l'identité*，Paris，PUF，1990)，J. Seigel (*Paris Bohême—1830-1930*，Paris，Gallimard，1991，éd. américaine，1986)。关于社会史，参见：A. Corbin，« Coulisse »，in P. Ariès et G. Duby (dir.)，*Histoire de la vie privée*，vol. 4，1987 et G. Vincent，« Une histoire du secret »，in *ibid.*，vol. 5。

8 A. Corbin，« Coulisse »，*loc. cit.*，p. 480.沉默的对话者指布娃娃。

9 近期，德国的研究者在某些抑郁症患者血液里找到了一种名为"博尔玛"(Borma)的病毒。参见：« Un virus responsable de la dépression? »，*La Recherche*，octobre 1996。还可参见：*Le Quotidien du médecin*，30 juillet 1996。

10 H. Ey，« Commentaires critiques sur l'*Histoire de la folie* de Michel Foucault »，*L'Évolution psychiatrique*，36，n° 2，1971，p. 243. 艾还说："与精神病概念相连的是人在作为个人时候的组织问题。"(第 256 页)因此，核心争论点应该在"精神病概念的道德问题"。他提出问题的方式如下："要么精神病是一种自然的病理现实，是对人应该承担的责任的不幸削弱。要么它是一种文化造物，是社会压迫导致的恶果。无论是哪种情况，它都让人的自由受到了威胁。”（第 243 页）艾对精神病学定义的阐述，参见本书第二章。

11 M. Foucault, *Naissance de la clinique*, Paris, PUF, 1963. “临床”指的是：来到病人的床边。« Un regard loquace », p. Ⅷ. 如果想要了解 18 世纪末精神病学的背景以及关于身体和道德的争论，可以参见：J. Goldstein, *Console and Classify. The French Psychiatric Profession in the Nineteenth Century*, Cambridge University Press, 1987（这本书刚刚才被翻译成法语。法语名为：*Consoler et classifier—L'essor de la psychiatrie française*, Le Plessis-Robinson, Les Empêcheurs de penser en rond, 1997）。

12 “对我们而言，恶魔是那些邪恶且受排斥的欲望，是被拒绝和被压抑的冲动。我们只是抛弃了中世纪时期将精神造物投射到外部世界的理解方法；现在我们认为它们是由内心生活滋生的，存在于病人的心里。”摘自：« Une névrose démoniaque au XVIIe siècle », in *Essais de psychanalyse appliquée*, Paris, Gallimard, 1933, rééd. coll. « Idées », 1973, p. 212。

13 而且 19 世纪时，神经病学在教会和各种心灵组织里的名声都很不好：围绕着夏尔科的研究进行的为神经衰弱症争夺地位的斗争，就是在教会和国家之间冲突加剧的情况下进行的。（参见：J. Goldstein, *op. cit.*, chap. 9。）法国的精神病学界因为意识到自己与教会必然竞争，而采取了各种防范措施（参见：I. Dowbiggin, *La Folie héréditaire*, Paris, EPEL, 1993, préface de G. Lantéri-Laura）。

14 格拉迪斯·斯温曾阐释过，皮内尔的研究之所以重要，不在于他把精神病患者从自己的枷锁中解放了出来，而在于他发明了现代精神病学，即他将患病的主体当作主体来治疗。（*Le Sujet de la folie*, *op. cit.*）精神病学发展组织曾在 1969 年 12 月于图卢兹举办的以“疯癫史”的意识形态概念为主题的学术研讨会上提到过类似观点。乔治·多梅松强调说，“皮内尔的功绩在别处（而不在于解脱枷锁）；古斯多夫（Gusdorf）说他是医学界的拉瓦锡（Lavoisier）”，而不仅仅是做了善事而已（参见：« Lecture historique de L'*Histoire de la folie* », *L'Évolution psychiatrique*, *op. cit.*, p. 235）。他还说：“皮内尔的精神病学著作，其意义远远超出了对精神病患者的解放，其真正的价值在于他的方法的应用。”（第 236 页）皮内尔之所以被看作解放者，主要源于他的儿子西庇阿（Scipion）和塞梅莱涅（Semelaigne）对他的宣传。格拉迪斯·斯温曾写书揭示过这个关于皮内尔的传说是如何建构的。（*Ibid.*）

15 用黑格尔的话说，这是“理性中的简单矛盾，它现在仍然存在”，cité par

G. Swain, « De Kant à Hegel: deux époques de la folie » (1977), repris dans *Dialogue avec l'insensé*, précédé de M. Gauchet, « À la recherche d'une autre histoire de la folie », Paris, Gallimard, 1994。保罗·伯切里(Paul Bercherie)对这种看法提出了异议。在他看来,皮内尔拒绝了他那个时代的主流思想,即他不认为精神错乱是大脑病变造成的。"他的立场所导致的第一个后果是,他为癫狂可治愈的想法提供了理论基础:因为精神病人的大脑没有患病,仅仅是他们的心灵功能受到了损害。这就让道德治疗变得可能,也让疯癫有了潜在的可治愈性。"参见:*Les Fondements de la clinique—Histoire et structure du savoir psychiatrique*, Paris, Ornicar, 1980, pp. 36-37。换句话说,精神病患者之所以能被道德治疗,并不是因为他尚存理智,而是因为他的疾病没有生理基础。但是皮内尔没有将这个研究思路继续下去。伯切里同斯温一样,他们都认为间歇性躁狂症的发现对于支撑疯癫可治愈的说法起到了决定性作用。而扬·戈尔茨坦(Jan Goldstein)的研究证实了斯温的论点,但他在著作里没有引用斯温(第三章)。

16 G. Swain, *Le Sujet de la folie*, *op. cit.*, p. 143.

17 T. De Quincey, *Les Confessions d'un mangeur d'opium anglais*, Gallimard, Paris, 1990, p. 96. 这个问题在《不确定的个人》(*L'Individu incertain*)一书中被论及。关于托马斯·德·昆西和 19 世纪,参见:« La guerre à l'intérieur de soi », chap. 1.

18 H. Ey, art. cité, p. 258. 艾只在形容精神病患者时说过这类话。

19 R. Mauzi, *L'Idée de bonheur dans la littérature et la pensée françaises au XVIIIe siècle*, Paris, Albin Michel, 1979, rééd. 1984 (la première édition de cette thèse d'État date de 1965, chez Armand Colin). 在这本书里,引用了很多有关忧郁的其他图书。

20 F. Roustang, *Influence*, *op. cit.*, p. 65. 鲁斯特朗在《感觉论》(*Traité des sensations*,1754)里评论孔狄亚克(Condillac)时曾提出,幸福是比较快乐和不快乐的一种手段:"因此观察这个原则的实施结果,是我们观察自己的唯一途径。"(第 267 页,Éd. Fayard, 1984, cité p. 65。)

21 R. Mauzi, *op. cit.*, p. 590.

22 Y. Bonnefoy, Préface à J. Starobinski, *La Mélancolie au miroir*, Paris, Julliard, 1989, p. 7.

23 R. Klibanski, E. Panovski et F. Saxl, *Saturne et la mélancolie*, Paris, Gallimard, 1989, « La mélancolie comme exacerbation de la conscience de soi »,

pp. 371-387.

24 在 1988 年的序言里，第 19 页。

25 R. Klibanki, E. Panovski, F. Saxl, *op. cit.*, p. 376. 马克·富马罗利(Marc Fumaroli)写道：除了法国“向悲伤宣战”且坚决选择了健康，其他欧洲各国都在庆祝悲伤，将其作为一个灵魂的崇高不幸，陶醉于它的痛苦。M. Fumaroli, « Nous serons guéris si nous le voulons », 收录于同样出色的著作：« Tradition de la mélancolie », *Le Débat*, n° 29, mars 1984。

26 R. Klibanki, E. Panovski, F. Saxl, *op. cit.*, p. 376.

27 让·斯塔罗宾斯基写道：“是神经和大脑在控制着一个人的思想和身体行动。”Jean Starobinski, *Histoire du traitement de la mélancolie des origines à 1900*, 洛桑大学博士论文, Bâle, Geigy, 1960, p. 49。

28 *Ibid.*, p.83.

29 “在强迫症和忧郁症里，障碍的起源来自道德情感的紊乱，而后者又会对理解力产生影响。躁狂症的特点是普遍性妄想，其原理是理解力发生障碍，而这种障碍又会导致道德情感的紊乱。Art. « Monomanie », *Dictionnaire des sciences médicales*, 1819, tome 34, p. 114, cité par M. Gourevitch « Esquirol et la lypémanie. Naissance de la dépression mélancolique », in P. Pichot (dir.), *Les Voies nouvelles de la dépression*, Paris, Masson, 1978, p. 14. 古列维奇进一步解释说：“是埃斯基罗尔在 1819 年第一个承认了伴随着丧失生存意志的情绪低落本身已经足够严重，称得上是一种病理现象。”(第 12 页)

30 E. Esquirol, *Des passions considérées comme causes, symptômes et moyens curatifs de l'aliénation mentale* (1805), éd. de G. Swain, 1980, cité par G. Lantéri-Laura, « Introduction historique et critique à la notion de douleur morale en psychiatrie », in Rémi Tevissen (dir.), *La Douleur morale*, Paris, Éditions du Temps, 1996, p. 12.

31 M. Gourevitch, « La dépression, fille de l'art romantique », *Psychologie médicale*, vol. 16, n° 4, 1984, p. 705.

32 M. Gourevitch, « Esquirol et la lypémanie », art. cité, p. 17.

33 *Ibid.*, p. 38. 以及 G. Swain, « Permanence et transformation de la mélancolie » (1989), repris in *Dialogue avec l'insensé*, p. 168。R. 卡斯特尔 1976 年说：“它打开了……一个空间，刚开始没有很好被定义，但属于疾病的延伸。”*L'Ordre psychiatrique*, Paris, Minuit, 1976, p. 177 (« Les monomanes et les fous », pp. 174-182).

34 G. Swain, « Permanence et transformation de la mélancolie », p. 179.

35 参见:G. Lantéri-Laura, « Introduction historique et critique à la notion de douleur morale en psychiatrie », pp. 13-16。认真对待精神病学思想的历史学家少之又少,但他们很好地论述了自己的观点。格拉迪斯・斯温在我们上文引用的他的文章中当然提到了这点。还有保罗・伯切里,他说,"这种关于原初痛苦的想法出现在用欢快的情感语调描述疯癫之前,它本就是值得讨论的。但最终这种想法被相当广泛地认为是精神病理学理解上的一个进步",同上书,第60页。皮埃尔・雅内指出,吉斯兰"使得一切精神疾病都从讨论感情生活的障碍开始",见:De l'angoisse à l'extase, *op. cit.*, p. 10。

36 让-皮埃尔・法雷(Jean-Pierre Falret)论述了间歇性疯癫,儒勒・塞格拉斯同化了精神痛苦和忧郁痛苦。G. Lantéri-Laura, « Introduction historique et critique à la notion de douleur morale en psychiatrie », pp. 17-21. 马塞尔・高切特(Marcel Gauchet)正确地认识到疯癫与意识有关,在这个问题上,"人们面对的是意识和无意识的共存"(« De Pinel à Freud », in G. Swain, *Le Sujet de la folie*, *op. cit.*, p. 49),这在神经症概念的诞生中是关键的一步。

37 « De la mélancolie sans délire », dixième leçon clinique (11 février 1894), *extraite de Leçons cliniques sur les maladies mentales et nerveuses*, Paris, Asselin, 1895, in R. Tevissen (dir.), *op. cit.*, p. 34. 此处塞格拉斯是在向吉斯兰和格里辛格致敬。

38 *Ibid.*, p.33.粗体由我添加。

39 *Ibid.*, p.36.塞格拉斯在这里说的是他的一个病人。

40 摘自泽尔丁(Zeldin)的著作: T. Zeldin, *Histoire des passions françaises, 1848-1945*, Paris, Éd. Recherches, 1979, rééd. Seuil, coll. « Points », vol. 5., p. 25。泽尔丁无疑是首批关注这方面的历史学家之一,他在1973年(这本著作初版的年份)就呼唤书写"个人忧虑的历史",他指出"这是一个尚未有人涉足的全新领域",第71页。

41 G. Canguilhem, *La Formation du concept de réflexe aux XVIIe et XVIIIe siècles*, *op. cit.*, p. 7.

42 T. Zeldin, *op. cit.*, p. 28.

43 R. 雷伊(R. Rey)写道:"疼痛被认为是疾病不可避免的伴随物,它更多是被描述,然后被归入疾病的背景,而不是为了研究它本身才记录它。"R. Rey, *Histoire de la douleur*, Paris, La Découverte, 1993, p. 10.

44 G. Canguilhem, *op. cit.*, p. 149.

45 F. J. Sulloway, *Freud-Biologiste de l'esprit*, Paris, Fayard, 1981 (édition américaine 1979).苏洛威(Sulloway)揭示出达尔文对弗洛伊德的影响是双重的:一是内在精神冲突的概念是把所有动物物种为生存而斗争的特性置换到精神领域;二是现代的一切都能在过去中找到关键。苏洛威的这本书内容紧凑,详细描述了弗洛伊德在生物学和神经学领域受的训练。苏洛威的贡献在于他证明了《科学心理学概要》(*L'Esquisse d'une psychologie scientifique*)这本著作具有决定性意义。弗洛伊德虽然开始了这本书的写作,但在 1895 年放弃了(这本书的手稿在 1950 年被发现)。"弗洛伊德在生物学上的这段迷途"(尤其在法国,他的这段经历被看作迷途)其实在精神分析学的诞生中起到了至关重要的作用。苏洛威指出"谜团的关键"在于弗洛伊德没有写出的那部分,"防御机制问题,尤其是病态压抑问题"(第 116 页)。

46 E. Clarke et L. S. Jacyna, *Nineteenth Century Origins of Neuroscientific Concepts*, University of California Press, 1987.这两位作者都指出反射活动是引起最多关注的主题。他们把认识到反射活动可以出现在意识里这点归功于 19 世纪的德国精神病学宗师威廉·格里辛格。对格里辛格而言,心理行为是由"各种精神运动"构成的,第 137 页。生理学家威廉·卡彭特(William Carpenter)发展出了条件反射是一种基本的生物功能的概念,并把这个概念扩展到了"心理学王国",第 139 页。还可参见:M. Jeannerod, « Les voies du réflexe », *in op. cit.*。

47 M. Gauchet, *L'Inconscient cérébral*, Paris, Seuil, 1992, p. 82. 正如作者指出的,大脑无意识的说法首先源于威廉·卡彭特使用的"无意识的大脑"一词。

48 "弗洛伊德在谈到布吕克时写道:他是对我产生过影响的最伟大的权威人物。"转引自:P. Gay, *Freud, une vie*, Paris, Hachette, 1991, p. 40。还可参见:Sulloway, pp. 12-13。弗洛伊德将他的第三个儿子取名为"恩斯特"。

49 转引自:G. Canguilhem, *op. cit.*, note 5, p. 153, et M. Gauchet, *L'Inconscient cérébral*, *op. cit.*, p. 122。这句话摘自儒勒·苏里(Jules Soury)引文的缩略版:Jules Soury, *Le Système nerveux central*, G. Carré et C. Naud, 1899, 2 vol。这本具有批判性和历史性的著作只少量提到了反射问题,但研究脑部科学史的历史学家们大量引用过这部著作。关于埃克斯纳的著作如何对弗洛伊德的概念产生影响,可参见:Sulloway, *op. cit.*, p. 108。

50 亚当·克拉布特里(Adam Crabtree)在谈到卡彭特时写道:"'脑活动'(cérébration)一词不是指思想,而是指大脑中的反射活动。'无意识的脑活动'

这个词是为了解释那些看似智慧但没有浮到人意识层面的活动。"A. Crabtree, *From Messmer to Freud. Magnetic Sleep and the Roots of Psychological Healing*, New Haven et Londres, Yale University Press, 1993, p. 256.

51 卡彭特写道:"只要我们谈感觉,我们就处于心理学的领域中。那么,我们就会符合逻辑地想要为'精神'寻找一个落脚之处,比如甚至认为它在脊髓中。"Canguilhem, « Le concept de réflexe au XIXe siècle » (1964), repris dans *Études d'histoire et de philosophie des sciences*, Paris, Vrin, 1994 (7e éd.), p. 301.

52 19 世纪末发现了神经细胞,这让描述反射的途径成为可能。E. Clarke et L. S. Jacyna, *op. cit.*, chap. 4.

53 很罕见,因为需要大量的投资。I. Dowbiggin, *op. cit.*, et J. Goldstein, *op. cit.*

54 T. Zeldin, *op. cit.*, p. 82.

55 19 世纪期间,先是建立了认为综合征与病变之间必然有联系的思维模式。到了世纪末时,又因为巴斯德主义和在克劳德·伯纳德(Claude Bernard)研究基础上发展出的生理学进步确立了单一病因论。G. Lantéri-Laura, « La connaissance clinique: histoire et structure en médecine et en psychiatrie », *L'Évolution psychiatrique*, n° 47, vol. 2, 1982.

56 Frankfurter Zeitung, 8 février 1893, cité par H. Glaser, *op. cit.*, p. 98.

57 P. Pachet, *Les Baromètres de l'âme—Naissance du journal intime*, Paris, Hatier, 1990.

58 我主要参考了: T. Zeldin, *op. cit.*, A. Rabinbach, *The Human Motor. Energy, Fatigue and the Origins of Modernity*, Berkeley-Los Angeles, University of California Press, 1990, 尤其是第六章的内容, et H. Ellenberger, *Histoire de la découverte de l'inconscient*, avec une présentation d'É. Roudinesco, Paris, Fayard, 1994 (éd. am., 1970, première édition française, 1974), et M. Huguet, *L'Ennui et ses discours*, Paris, PUF, 1984, 尤其是第五章的内容。除了描述美国的情形之外(F. G. Gosling, *Before Freud. Neurasthenia and the American Medical Community, 1870-1910*, Urbana et Chicago, University of Illinois Press),我没有找到其他国家系统性研究神经衰弱发展史的著作。

59 准确的书名是 *A Practical Treatise on Nervous Exhaustion*。

60 这本书被当时的所有相关历史学家都引用过。

61 转引自：T. Zeldin, *op. cit.*, p. 89。

62 A. Rabinbach, *op. cit.*, p. 160.

63 然而，在法国，由于遗传主义传统占有的特殊地位，人们常常将遗传因素和社会因素混合起来解释。Rabinbach, *ibid.*, pp. 156-157.

64 E. Durkheim, *Le Suicide*, Paris, PUF, rééd. coll. « Quadrige », 1995, p. 33.该书首次出版于1897年。

65 W. Erb, *Sur l'accroissement de la maladie nerveuse à notre époque*, 1895, cité par S. Freud, « La morale sexuelle "civilisée" et la maladie nerveuse des temps modernes », 1908, *in La Vie sexuelle*, Paris, PUF, 1982 (6e éd.), p. 30.

66 *Ibid.*, p. 30.

67 参见上文已经引用的著作：Carl Schorske, Hermann Glaser, Jacques Le Rider, Jérôme Seigel, et M. Huguet, *op. cit.*。最后这篇文章在讨论"新的怀疑式英雄的烦恼"的时候提到了左拉，第163页。在此基础上，还可以参考佩蒂隆(P.-Y. Pétillon)在论述穆齐尔时的令人激动的章节：« L'empire évanoui », *in L'Europe aux anciens parapets*, Paris, Seuil, 1986. Cet empire est celui du Moi.

68 转引自：H. Glaser, *op. cit.*, p. 59。

69 *Ibid.*, p. 61.

70 Krafft-Ebing, *Pathologie et thérapie de la neurasthénie*, 1896, et W. Erb, *op. cit.*, cités par S. Freud, art. cité, pp. 30 et 31.

71 P. Dubois (dit de Berne), *Le Traitement moral des psychonévroses*, 1904, cité par M.-C. Lambotte, *Le Discours mélancolique. De la phénoménologie à la métaphysique*, Paris, Anthropos, 1993, p. 29.

72 P. Janet, *La Force et la faiblesse psychologiques*, Paris, Maloine, 1932 (Collège de France, cours de 1930), p. 12.

73 涂尔干对神经衰弱症的关注和在生物学领域的信念，参见：*Crime, Madness and Politics in Modern France. The Medical Concept of National Decline*, Princeton University Press, 1984, chap. 5.

74 J. Carroy, *Les Personnalités doubles et multiples*, Paris, PUF, 1993, p. XIII. 这本书与同作者的另一本书《催眠、暗示和心理学》(*Hypnose, suggestion et psychologie*, Paris, PUF, 1988)都对研究精神的唯物主义化历史

具有重大启发意义。比如这本书发展出了一个有意思的观点，它认为可以通过催眠性暗示来指明主体是什么，而不再需要中枢神经系统的参与来定义主体。

75 J. Starobinski，« Le mot réaction. De la physique à la psychiatrie »，*Diogène*，n° 93，1976，p. 5. 还可参见：« La notion de réaction en psychopathologie »，*Confrontations psychiatriques*，n° 12，1974，在这本分册里，斯塔罗宾斯基出版了这篇作为来源的文章的最初版本。

76 Article « Réaction »，*Dictionnaire des sciences médicales*，Paris，1874，tome Ⅱ，3e série，cité par Starobinski，« Le mot réaction. De la physique à la psychiatrie »，art. cité，p. 12.

77 I. Hacking，*Rewriting the Soul-Multiple Personnality and the Sciences of Memory*，Princeton，Princeton University Press，1995，基于 « l'étude historique définitive »（p. 183）d'Esther Fischer-Homberg，*Die Traumatische Neurose: von Somatischen zum soziale Leiden*，Berne，Huber，1975。在此，我引用的是海克（Hacking）的概述（他的这本书刚被翻译成法语）：Hacking，*L'Âme réécrite—Étude sur la personnalité multiple et les sciences de la mémoire*，Le Plessis-Robinson，Les Empêcheurs de penser en rond，1998.

78 *Ibid.*，p. 185.

79 G. Swain，« De la marque de l'événement à la rencontre intérieure. Images populaires et conceptions savantes en psychopathologies »（1983），repris in *Dialogues avec l'insensé*，p. 157.

80 G. Lantéri-Laura，*op. cit.*，p. 76. 这本书的第三、四章论述了如何以及为什么精神失常的概念会演化成精神病的概念。这段话也在第五章里得到了佐证。

81 保罗·伯切里指出，在19世纪的最初十几年，"在实践萨尔佩特里耶尔的理论模型方面，雅内取代了夏尔科（卒于1893）。从此之后，人们开始通过分析人格障碍来理解精神病症状"，参见：*ibid.*，p. 180。关于夏尔科经由对记忆的研究在人格理论的诞生里起到的关键作用，参见：J. Gasser，*Aux origines du cerveau moderne—Localisations*，*langage et mémoire dans l'œuvre de Charcot*，Paris，Fayard，1995。夏尔科改变了对记忆的理解：与其认为记忆是大脑里一个可定位的中心，还不如说它是人格障碍的一个症状。这使得记忆问题从神经学转移到了心理学。关于夏尔科通过论述歇斯底里症而对无意识概念的起源起到的作用，可参见：M. Gauchet et G. Swain，*Le Vrai Charcot—Les chemins imprévus de l'inconscient*，suivi de deux essais de J. *Gasser* et A. Chevrier，

Paris, Calmann-Lévy, 1997。

82 P. Janet, *Les Névroses*, Paris, Flammarion, 1909, p. 380. « Tiroir commode », p. 371. 朱利安·鲁阿特写道："随着皮埃尔·雅内的出现，神经症这个疾病类别已经不再是乱七八糟的破烂地，人们不能再把那些因特征不明而不能装入精神病框架的东西统统扔进那里。"见上述引用文章，第 463 页。

83 弗洛伊德写道："也许在这里可以说，内疚感从根本上说不过是焦虑的变体，在其后期阶段，它完全与**面对超我的痛苦**(angoisse devant le Surmoi)没有了区别。"*Malaise dans la civilisation*, Paris, PUF, 10e édition, 1986, pp. 94-95. 他又说，"它隐藏在所有症状的背后"，见第 95 页。雅内写道："我试图阐明它(即焦虑)出现在抑郁的人身上，这些人没有能力实施由高张力心理活动支撑的行为。" *Les Médications psychologiques*, Paris, Félix Alcan, tome Ⅱ, 1919, réédité par la Société Pierre Janet, 1986, p. 242.

84 S. Freud, *Malaise dans la civilisation*, *op. cit.*, p. 93.

85 « Les névroses, maladies de l'évolution des fonctions », *in Les Névroses*, *op. cit.*, pp. 383-394.

86 *Ibid.*, p. 386.

87 P. Janet, *Les Médications psychologiques*, tome Ⅱ, *op. cit.*, p. 303.

88 P. Janet, « Quelques définitions de l'hystérie », *Archives de neurologie*, 25, 1893, p. 28 *sq.*, citée par O. Anderson, *Freud avant Freud*, Le Plessis-Robinson, Les Empêcheurs de penser en rond, 1998 (éd. originale en suédois, 1962), p. 173.

89 *La Force et la faiblesse psychologiques*, *op. cit.*, p. 13. 雅内参考了自己的著作：*Les Obsessions et la psychasthénie*, 1903。

90 *Les Névroses*, *op. cit.*, p. 365.

91 P. Janet, *Les Médications psychologiques*, *op. cit*, tome Ⅲ, p. 469.

92 *Ibid.*, pp. 469-470.

93 *Ibid.*, tome Ⅱ, p. 215.

94 J. Maître, *Une inconnue célèbre. La Madeleine Lebouc de Janet*, préface de G. Lantéri-Laura, Paris, Anthropos, 1993, p. 140. 马特(Maître)还补充了一个更为中肯的观点："这个技巧对雅内而言十分重要，这点是雅内的理论系统与精神分析流派之间最显著的对立之一。"第 140 页。马特还指出了两个流派在匮乏说和冲突说上的对立，第 142 页。还可参见：A. Crabtree, *op. cit.*, chap. 15。关于精神衰弱、抑郁和忧郁中的耗竭模式，参见下面这篇引用文献十分丰富的论文：M.-C. Lambotte，*op. cit.*，chap. Ⅰ。

95 根据关于初步沟通的著名公式："歇斯底里症患者是因为回忆重现而痛苦。"J. Breuer et S. Freud，*Études sur l'hystérie*，Paris，PUF，1985 (1re éd.，1895)，p. 5. 布雷尔也讨论了雅内，见第 185 页。

96 *Ibid.*，p. 194.我们知道，弗洛伊德的"经济"观点指向的是能量的富余。互相对立的力量造成了冲突，而神经性疾病是这种冲突的不良结局，升华则是它的良性结局。

97 S. Freud，« La sexualité dans l'étiologie des névroses »，1898，repris dans *Résultats*，*idées*，*problèmes*，Paris，PUF，1984，p. 84.

98 S. Freud，*art. cité* (1908)，p. 33.

900 *Ibid.*，p. 35.

100 J. Starobinski，« Le mot réaction. De la physique à la psychiatrie »，*art. cité*，p. 27.

101 J. Breuer et S. Freud，*Études sur l'hystérie*，Paris，PUF，1985 (1re 1895)，p. 247. 这是这本书的最后一句话。

102 "痊愈常常发生在健康和病态在病人那里达成了相互容忍的妥协之时"，参见：« La sexualité dans l'étiologie des névroses »，art. cité，p. 96。

103 文森特·德斯科姆斯指出，弗洛伊德笔下的"无意识"，这个名词事实上是其副词面的精彩扩展。(副词是修饰动词的，此处是指弗洛伊德赋予了"无意识"能动性。——译者注)(« L'inconscient adverbial »，Critique，n° 449，octobre 1984.)名词的"无意识"是在表达"他无意识地那么做了"。之所以说是"精彩扩展"，是因为这让我们觉得无意识可以企图什么。它通过发讯息(症状)来表达自己。从这个意义上说，无意识是有企图的。因此无意识没有被看作一种自动反应或意识的解体。

104 *Études sur l'hystérie*，*op. cit.*，p. 216. 这句话在原文中被加粗强调。

105 在回顾了神经症的起点是"抑郁本身"之后，雅内在批判弗洛伊德时谈到了"根本性问题"："症状更多地是由疾病规律决定，而不是由偶然的回忆来决定。因此，只有在临床观察的确让对病人的历史回顾变得必不可少时，才应该对症状进行历史性的解释。"*Les Médications psychologiques*，tome Ⅱ，*op. cit.*，pp. 262 et 263.

106 杰奎琳·卡洛伊(Jacqueline Carroy)引用了弗洛伊德在 1890 年发表的一篇题为《精神治疗》的文章的摘要："它最重要的特征，对我们来说也是最重要的特征，在于被催眠者对催眠师的态度。……他(只)对让他进入催眠状态的人是**清醒的**,只听到他和看到他,理解他并对他做出反应。这种现象在催眠中被称为"链接",这种状况在一些人的睡眠中也会发生。例如,母亲给孩子喂奶时。它是如此令人惊讶,以至于它应该能够引导我们去理解被催眠者和催眠师之间的关系",参见:*ibid.*, p. 227(粗体为弗洛伊德所加)。艾伦伯格(H. Ellenberger)描述了雅内的梦游影响理论:如果说雅内看到了病人对治疗师产生的爱的感觉,那么,对雅内而言,"病人的基本需求依然是方向指引。这些观察导向了两个治疗结论:第一,治疗师必须完全控制病人的精神;第二,他必须通过逐渐拉开治疗间隔,教会病人在没有他的情况下自己生活和行动"。*Ibid.*, p. 187.对母亲的依赖、对催眠师的依赖,都是最终必须摆脱的依赖。

107 « La morale sexuelle civilisée », p. 36. *Malaise dans la civilisation* (1929),在这本书中弗洛伊德用长篇阐释了这个观点。

108 É. Durkheim, *op. cit.*, pp. 44-45. 粗体为我所加。

109 P. Janet, *Médications psychologiques*, tome 1, p. 5. 雅内在这本长达 1100 页的著作的开篇就明确表达了自己的观点。雅内在第二卷中讨论了弗洛伊德。

110 阿兰·科尔宾(Alain Corbin)写道:"在整个世纪(19 世纪),专家们都仍然相信无意识的绝对影响,将它看作'影响内在功能的阴暗讯息,会断断续续地表现为有意识的行为'(让·斯塔罗宾斯基)。……弗洛伊德的天才并不仅仅在于发现主体的大部分区域逃脱了意识掌控且参与决定着精神活动,而在于他破除了有机体生活对无意识的垄断,给无意识安置了精神装置本身。"*Ibid.*, p. 439.

111 *Malaise dans la civilisation*, *op. cit.*, p. 80.

112 我们将在第七章详细论述这点。

113 S. Freud, *Malaise dans la civilisation*, *op. cit.*, p. 96.

114 J. Starobinski, « Le remède dans le mal », *Nouvelle Revue de psychanalyse*, n° 17, 1978, p. 274. 杂志这一期的主题是"治愈的理念"。

115 J. Le Rider, *op. cit.*, p. 13.

116 这是雅内引用的儒勒-约瑟夫·德杰琳的话,参见:*La Force et la faiblesse psychologiques*, *op. cit.*, p. 12。

第二章 电击:技术、情绪和抑郁

1 P. Janet, *La Force et la faiblesse psychologiques*, *op. cit.*, p. 269.

2 S. Freud, *Abrégé de psychanalyse*, Paris, PUF, 1949, 1985, p. 51.

3 Cité par G. Lanteri-Laura, « Introduction historique et critique à la notion de douleur morale en psychiatrie », *in* R. Tevissen, *op. cit.*, p. 15.

4 S. Freud, *Inhibition, symptôme, angoisse* (première édition 1926), Paris, PUF, 1995, 2e éd., rééd. coll. « Quadrige », 1995, p. 45.

5 J. Laboucarie, « Discussion », *L'Évolution psychiatrique*, n° 3, 1955, *op. cit.*, p. 571.

6 关于这点，尤其可以参见：M.-N. Evans, *Fits and Starts—A Genealogy of Hysteria in Modern France*, Ithaca et Londres, Cornell University Press, 1991, chap. 3, et M. Micale, *Approaching Hysteria—Disease and its Interpretations*, Princeton, Princeton University Press, p. 169 *sq*.

7 M. Montassut, *La Dépression constitutionnelle*, Paris, Masson, 1938. 时至今日，人们有时候还会引用蒙塔苏特(Montassut)来定义“抑郁人格”，比如佩隆-马格南(P. Péron-Magnan)和加利诺夫斯克(A. Galinowsk)。P. Péron-Magnan et A. Galinowski, in A. Féline, P. Hardy, M. de Bonis (dir.), *La Dépression. Études*, Paris, Masson, 1991, p. 104 *sq*.

8 M. de Fleury, *Les États dépressifs et la neurasthénie*, Paris, Félix Alcan, 1924.

9 M. Montassut, *op. cit.*

10 M. Montassut, « La fatigue du neurasthénique », *L'Évolution psychiatrique*, n° 2, 1939, p. 69.

11 P. Savy, *Traité de thérapeutique clinique*, Paris, Masson, 1948, tome Ⅱ, p. 1996.

12 *Ibid.*, p. 2055.

13 萨维还写道：“至关重要的是让当事人确信我们理解他的病痛是真实的，是凶暴的，而不会将其归结为纯粹的想象。”*Ibid.*, p. 2059.“有些医生很认真，也受过良好教育，却对病人的精神状态缺乏了解，特别是当疾病没有发生在身体而是发生在精神上时。”第 2067 页。

14 M. Montassut, « Le traitement physique de la dépression constitutionnelle », *L'Évolution psychiatrique*, n° 1, 1937, pp. 71-72.

15 P. Savy, *op. cit.*, p. 2058.

16 萨维写道：“没有什么比精神衰弱状态的演进更多变了。它可以是短暂的,也可以是无休止的,可以是能治愈的,也可以是无法治愈或复发的……然而,难上加难的还有,在所有可能的演进情况里,说明或预测具体一个人最有可能会向着哪个方向变化。"*Ibid.*, p. 2061.

17 M. Montassut, art. cité, p. 95.

18 咖啡因、丙胺(1931 年合成的一种安非他命)、马钱子碱、可乐等。P. Savy, *op. cit.*, p. 2005.

19 *Ibid.*, pp. 2059-2060.

20 *Ibid.*, p. 2064.粗体为我所加。

21 研究疼痛史的历史学家罗斯琳·雷伊写道:"围绕鸦片的真正争论在于它所具有的现实效果:它到底是一种镇静剂、安神剂,还是相反,是一种兴奋剂?"*Ibid.*, p. 149."对立的医学观点在治疗学领域相互碰撞,而这种将缺乏刺激视为疾病原因的医学促进了鸦片的传播。"第 151 页。关于这点,还可以参见杰克逊著作里的翔实论述:S.-W. Jackson, *Melancholia and Depression. From Hippocratics Times to Modern Times*, New Haven et Londres, Yale University Press, 1986, p. 394。

22 这种不确定性在使用抗抑郁药后会反复出现,因为当抑郁症本身具有阶段性特点时,在不一定了解原因的情况下,一段发作也可能会自然结束。

23 H. Ey, « Système nerveux et troubles nerveux » *L'Évolution psychiatrique*, n° 1, 1947, p. 97.

24 M. Leiris, *L'Âge d'homme*, Paris, Gallimard, 1939, p. 10.

25 A. Corbin et G. Vincent, in *op. cit.*, et P. Lejeune, *Le Moi des demoiselles. Enquête sur le journal d'une jeune fille*, Paris, Seuil, 1993.

26 M. Foucault, *Surveiller et Punir*, Paris, Gallimard, 1975.

27 关于这些,参见《新当代法国史》的第 12、13 卷:*Nouvelle Histoire de la France contemporaine*, J. Becker et S. Bernsein, *Victoires et frustrations, 1914-1929*, Paris, Seuil, 1990 et H. Dubief, *Le Déclin de la IIIe République, 1929-1938*, Paris, Seuil, 1976 ; N. Mayer, « L'atelier et la boutique: deux filières de mobilité sociale » et J.-F. Sirinelli, « Des boursiers conquérants? École et "promotion républicaine" sous la IIIe République », in S. Berstein et O. Rudelle, *Le Modèle républicain*, Paris, PUF, 1992 ; S. Hoffmann, *Sur la France*, Paris, Seuil, 1976。

28 S. Freud, *Malaise dans la civilisation*, *op. cit.*, p. 80.

29 J. Donzelot, *L'Invention du social*, Paris, Fayard, 1984, p. 98.

30 I. Théry, « Vie privée et monde commun—Réflexions sur l'enlisement gestionnaire du droit », *Le Débat*, mai-août 1995, p. 142.

31 *Études sur l'hystérie*, *op. cit.*, p. 200. 这句话被布雷尔自己加粗强调过。阿兰·科尔宾写道,在 19 世纪,"他们(指医生们)从未停止谈论高频率的非自愿泄精,让人相信,这种令妇女在性上感到沮丧的做法很是普遍"。*Ibid.*, p. 543.

32 S. Freud, *Abrégé de psychanalyse*, *op. cit.*, p. 43.

33 亨利·艾在 1948 年写道:"不断扩大的'综合征'概念使这些症状实体之间的相互限制变得不那么有效了。描述疾病的过程里呈现出大量的过渡性描绘或繁杂的种类。在皮肤病学和胃肠病学中,如同在心脏病学和神经病学中一样,大型的病理群倾向于取代特定的病症。" *Études psychiatriques. Historique, méthodologie, psychopathologie générale*, Paris, Desclée de Brouwer, 1948, p. 27.

34 F. Nietzsche, *op. cit.*, pp. 79 et 78.

35 参见本书下文,第二部分。

36 艾担任国际精神病学协会的秘书长直到 20 世纪 60 年代中期。

37 J. Delay, « Discours d'ouverture du premier congrès mondial de psychiatrie », rééd. dans *Aspects de la psychiatrie moderne*, Paris, PUF, 1956, p. 50. 1900 年的大会是在世界博览会期间的巴黎举行的。它的会场"由援助问题主导",以"宿命论"为标志,第 49 页。克雷佩林在某日写道:"当心了,听我讲话的年轻医生们。疯子是危险的,而且他会到死都如此。不幸的是他的死亡却很少很快到来。"这句话是转引的,原出处未知。*La Folie maniaque-dépressive*, 1913, rééd. Paris, Jérôme Millon, 1993, « Présentation » de J. Postel et D.-F. Allen, Kraepelin, *op. cit.*, p. 12.

38 M. Jaeger, *Le Désordre psychiatrique. Des politiques de santé mentale en France*, Paris, Payot, 1981, p. 122. 耶格(Jaeger)明确指出,如果有一场"精神病学的革命",那么它更多是为了精神病学家,而不是为了病人(第 117 页)。关于战后精神病学界的气氛,参见下书中的描述:J. Ayme, *Chroniques de la psychiatrie publique*, Ramonville Saint-Agne, Éres, 1995。关于对所谓的精神病学"现代化改革"的评价和用专业逻辑进行的解释,参见:R. Castel, *La Gestion des risques*, Paris, Éditions de Minuit, 1981, chap. 1。

39 见下面这一具备前瞻性的著作:F. Fourquet et L. Murard, « Histoire de la psychiatrie de secteur ou le secteur impossible? », *Recherches*, n° 17,

mars 1975。

40　马塞尔·耶格尔认为，在 1950 年到 1970 年间，“医院在管理上、病人的赤贫状况以及‘治疗者’的内部等级关系方面，都没有发生任何根本性的变化。……任何想要改变的愿望都会很快被机构收编”。*Op. cit.*, p. 141.

41　例如，米歇尔·玛丽-卡丁（Michel Marie-Cardine）在 1996 年写道：“就第一届世界精神病学大会的记录来看……精神病学在治疗领域似乎还非常不成熟。”In« Pharmacothérapie et psychothérapies: historique des recherches », *Revue internationale de psychopathologie*, n° 21, 1996, p. 44.

42　U. Cerletti, « Résumé du rapport », in H. Ey, P. Marty, J. Dublineau（研讨会总结的发表），*Premier Congrès mondial de psychiatrie* (1950, Paris), vol. Ⅳ, *Thérapeutiques biologiques*, Paris, Hermann, 1952, p. 15.

43　法国精神分析学各流派的领袖人物都参加了这次研讨会。É. Roudinesco, *La Bataille de cent ans. Histoire de la psychanalyse en France. 1925-1985*, Paris, Seuil, 1986, vol. 2, p. 187.

44　在 1975 年起草的一份关于神经安定剂的报告中，亨利·艾对“生物治疗法（已经）经常被全盘放弃”的状况表达了遗憾，参见：« Neuroleptiques et techniques psychiatriques », *Confrontations psychiatriques*, n° 13, 1975, p. 41。保罗·巴尔维特（Paul Balvet）写道：“无论如何，在所有这些或多或少取得了成功的尝试中（甚至是在那些失败的尝试中），精神病人（尤其是住院的精神病人）都不再只是口头上是病人，他们都在实际上成了‘病人’。无论是难以接触的疯子，还是神秘莫测的疯子，都被转化为了我们有能力对其采取行动的病人，成了我们有能力改造的人。在发生这种转变的过程中，精神病学家意识到自己不再害怕他们，也意识到直到转变发生之前自己其实一直在害怕他们。”P. Balvet, « Ébauche pour une histoire de la thérapeutique psychiatrique contemporaine », in P.-A. Lambert (textes publiés par), *La Relation médecin-malade au cours des chimiothérapies psychiatriques*, Paris, Masson, 1965, pp. 10-11.

45　E. Kraepelin, *op. cit.* 关于精神分裂症的历史，参见：J. Garrabé, *Histoire de la schizophrénie*, Paris, Seghers, 1992, et R. Barrett, *La Traite des fous. La construction sociale de la schizophrénie*, Le Plessis-Robinson, Les Empêcheurs de penser en rond, 1997, chap. 7 et 8。据我所知，还不存在专门写精神分裂症的社会文化史方面的著作。

46　E. Kraepelin, *op. cit.*, p. 128. 粗体为原作者所加。克雷佩林谈论的是忧郁症和严重的忧郁症。

47 E. Minkovski, *Le Temps vécu*, Paris, PUF, coll. « Quadrige », 1995 (1933), p. 67.这句话被明可夫斯基加了下划线。这段话重复的是明可夫斯基的分析:第 64—71 页。我记得明可夫斯基是布洛伊勒的学生,他先是在法国将现象学引入精神病学,后来又参加了促使法国精神分析运动诞生的活动,是精神病学发展组织的创始人之一。

48 E. Minkovski, *ibid.*, p. 67.

49 现象学经常对这种做法进行谴责,认为它描述上很精巧,但就是无法在探究原因上有建树。

50 参见安德烈·鲁米欧(André Roumieux)所写的、关于安托南·阿尔托(Antonin Artaud)被关在罗德兹(Rodez)精神病院里的描述:*Artaud et l'asile. Au-delà des murs, la mémoire*, tome 1, Paris, Séguier, 1996。电击疗法是如此成功,人们排队去治疗。在我看来,休克疗法的历史,尤其是电击疗法的历史,依然有待书写。我们可以列举两篇只有叙述的文章:G. E. Berrios, « Early electroconvulsive therapy in Britain, France and Germany: a conceptual history », in H. Freeman et G. E. Berrios (dir.), *150 Years of British Psychiatry*, Londres, Athlone, 1996, et « The scientific origins of electroconvulsive therapy: a conceptual history », *History of Psychiatry*, vol. 8, 1997。如下作品有一个章节写了相关的逸事:N. S. Endler et E. Persad, *Electroconvulsive Therapy. The Myths and the Realities*, Vienne-Stuttgart-Berne, Hans Huber, 1986。

51 关于这些,我使用了:J. Delay, « L'œuvre de Henri Claude », *Études de psychologie médicale*, Paris, PUF, 1953。安德烈·布勒东(André Breton)以他为原型在《娜佳》(*Nadja*)里塑造了一个人物。

52 此刊物将图尔·德·莫罗看作精神药理学的远祖,因为他曾用大麻制造过实验型的精神病。

53 当然,雅克·拉康也是大师。只是在我们叙述的这段有关私人生活的不幸历史里,拉康几乎没有发挥作用:当(法国的)精神分析"发现"抑郁症时,人们参考的不是拉康。参见本书下文,第二部分。

54 这些信息取自德莱 1946 年的就职演讲。J. Delay, *Aspects de la psychiatrie moderne*, pp. 9-10 et 15.

55 É. Roudinesco, *La Bataille de cent ans. Histoire de la psychanalyse en France. 1885-1939*, Paris, Ramsay, vol. 1, 1982.

56 *L'Évolution psychiatrique*, n° 4, 1946, cité par É. Roudinesco, *ibid.*,

p. 416.

57 Cité par J. Delay, *ibid.*, p. 16.

58 J. Goldstein, *op. cit.*, et I. Dowbiggin（这本书分析了其机构目的和职业目标）, *op. cit*。这个理论的领军人物是瓦伦丁·马格南（Valentin Magnan）。他在圣安妮的行政部门工作了四十年。在《回到未来：瓦伦丁·马格南、法国精神病学和精神疾病的分类，1885—1925》（收录于：*Social History of Medicine*, vol. 9, n° 2, 1996）一文中，伊恩·道比金（Ian Dowbiggin）描述了这个理论是如何在20世纪第一个四分之一的时间内衰落的。

59 关于"精神病理学的纪元"的到来，参见：Paul Bercherie, *op. cit.*。

60 关于机构心理疗法，参见：F. Fourquet et L. Murard, *op. cit.*。

61 H. Ey, « Neuroleptiques et techniques psychiatriques », art. cité, pp. 33-35. 在维尔市的治疗和社会适应中心，慢性精神病患者在1921年至1937年间的占比是36%，在1938年至1954年的占比下降到了16%，见第35页。关于这两种疗法方式的联合使用，参见：Paul Balvet, « Ébauche pour une histoire de la thérapeutique psychiatrique contemporaine », art. cité。关于胰岛素疗法，他写道："它证明了精神分裂症的可治愈性，并在我们的头脑中清除了'早发性痴呆症'这个概念。尽管这个概念已经属于布洛伊勒首次发表文章的年代，但它直到今日却依然在我们脑中挥之不去。"第7页。

62 H. Baruk et J. Launay, « Aperçu historique sur la psychopharmacologie », *Annales Moreau de Tours*, tome Ⅱ, Paris, PUF, 1965, p. 4. 反过来，功能性障碍则完全可能引起病变。J. Delay, *Études de psychologie médicale*, p. 233 *sq*.

63 H. Baruk et J. Launay, art. cité. 在20世纪30年代，"某些化学介质的作用，如5-羟色胺，在再现实验性精神病上的用途"得到了强调，见第7页。

64 H. Baruk et J. Launay, *ibid.*, pp. 4 et 5.

65 所有这些都值得进行更加精确的研究。我在这里甚至还没有提到脑电图和基于巴甫洛夫理论的动物实验性神经症在其中发挥的作用。

66 Gustave Roussy, « Préface » à Jean Delay, *Les Dérèglements de l'humeur*, Paris, PUF, 1946, p. X. 与所有人一样，鲁西（Roussy）也将这两种类型的中心之间的关联归结为"使用了休克法，无论那是导致人昏迷的震荡还是致人癫痫的震荡"，见第9页。

67 查尔斯·费雷（Charles Feré）在1899年的一本著作里写的话，参见：cité par F.-J. Sulloway, *op. cit.*, p. 259。苏洛威指出，弗洛伊德有费雷的书，显

然也对杰克逊的学说非常熟悉,他那个时代的所有神经学家都是如此。

68 法国的杰克逊主义派的宣言著作是:C. von Monakow et R. Mourgue, *Intégration et désintégration de la fonction*,1928。仅仅是它的接受史就值得深入研究。本能的动态机制在有机体的功能分化中起到了首要作用。Delay, « Le jacksonisme et l'œuvre de Ribot », in *Études de psychologie médicale*, *op. cit*. "宣言"一词是德莱所用。还可参见:P. Guiraud, *Psychiatrie générale*, Paris, Le François Éditeur, 1950, chap. Ⅴ。他写道:"我们第一次看见了用真正的生物学思维来阐述神经精神病学。"(第 164 页)亨利·艾也多次阐述了这个学说。关于杰克逊的思想,参见:M. Baland, « Les fondements psychologiques de la notion d'automatisme mental chez John Hughlings Jackson », *L'Information psychiatrique*, juin 1989, octobre 1989, janvier 1990。

69 古斯塔夫·鲁西帮德莱强调了这点:"让·德莱是从杰克逊法则的角度去研究情绪障碍的。"参见:*op. cit.*, p. X。关于艾的杰克逊主义思想,我们可以阅读:T. Trémine, « Henri Ey et le fil rouge du jacksonisme », *L'Information psychiatrique*, n° 7, septembre 1997。

70 Henri Ey, *Études psychiatriques. Historique*, *méthodologie*, *psychopathologie générale*, Étude n° 7, « Principes d'une conception organo-dynamique de la psychiatrie », p. 163.在艾看来,"雅内是本世纪最伟大的法国精神病学家",第 158 页。

71 *Ibid.*, p. 150.

72 *Ibid.*, p. 149.

73 H. Ey, « Les limites de la psychiatrie et le problème de la psychogenèse », introduction à L. Bonnafé, H. Ey, S. Follin, J. Lacan, J. Rouart (éd.), *Le Problème de la psychogenèse des névroses et des psychoses*, sl, Desclée de Brouwer, 1950, pp. 13 et 14. 粗体为艾自己所加。艾与拉康就精神因果论进行对话是这次研讨会的核心。

74 *Ibid.*, p. 12.

75 *Ibid.*, pp. 19 et 20.

76 H. Ey, « Système nerveux et troubles nerveux », art. cité.

77 Paul Guiraud, *op. cit.*, p. 184. "为什么(弗洛伊德)称这些冲突是'心理性'的? 因为除了用心理学的方法,我们还不知道该如何描述和研究它们。但这并不能说明这类冲突没有生理病理的方面。"(第 199 页)

78 Paul Guiraud, *ibid.*, p 200.

79　Paul Guiraud, *ibid.*, pp. 581, 586, 600 et 606. 在1950年的世界精神病学大会上，吉罗说："精神分析学对妄想症发病机制方面的贡献十分珍贵。" « Pathogénie. Étiologie des délires », in H. Ey, P. Marty, J. Dublineau（研讨会的总结）, *Premier Congrès mondial de psychiatrie*, vol. 1, *Psychopathologie générale*, vol. Ⅰ, Paris, Hermann, 1952, p. 22。这本书对精神病学进行了概述（与莫里斯·迪德合作写成，第一版于1922年出版），直到20世纪50年代末，它都不但是精神病学学生的入门书，也是所有想要了解精神病学的医生们的科普书。迪德和吉罗的研讨会成果发表于：*L'Évolution psychiatrique*, 58, n° 4, octobre 1993。

80　*Le Problème de la psychogenèse des névroses et des psychoses*, *op. cit.*, pp. 25 et 41.

81　J. Delay, *Les Dérèglements de l'humeur*, *op. cit.*, p. 5.

82　J. Delay, *ibid.*, p. 73.德尔马斯·马萨莱（Delmas Marsalet）在1950年的大会上证实了忧郁症的治疗成功率。*Op. cit.*, p. 100. 他出版了一本关于电击疗法的厚重著作，他在其中对不同的电击效果一一做了解释。*Électrochoc et thérapeutiques nouvelles en neuropsychiatrie*, Paris, Baillère, 1946. 情绪综合征不是由脑膜或神经系统的任何其他区域造成的，而是肌肉变化的结果。因此，与其说治愈的是情感冲击，还不说治疗的是意识的解离。

83　*Ibid.*, p. 11. 粗体为德莱所加。艾是这样描述忧郁意识的："任何了解和深入研究过忧郁意识的人都会承认，无论它多么具有人性和道德性，这种病态意识向我们展示的都是一副脱离实际的夸张景象（而且是有害且可怜的），而不是罪恶的现实状况。"H. Ey, « Contribution à l'étude des relations des crises de mélancolie et des crises de dépression névrotique », *L'Évolution psychiatrique*, n° 3, 1955, p. 542.

84　*Les Dérèglements de l'humeur*, *op. cit.*, p. 77. 电击"的确作为实验性治疗起到了作用，它可以治愈躁狂-抑郁性精神病。但对真正的神经衰弱症和精神衰弱（轻度忧郁症）的效果很有限，甚至无效"，第27页。乔治·多梅松写道："在这十五年来，我们大多数的专业期刊里都充满了与电击疗法有关的文章。"鉴于统计上的不一致性，他认为"那些仅仅满足于指出电击对'情感'的作用具有选择性的文章"没什么用处。相反，有必要进行疾病分类学研究。因为他与德莱一样，也认为休克疗法"会产生意想不到的效果，有时候会让一些元素从通常的实体里分离出来，有时则会改变临床状况"。G. Daumézon, « Nosographie et thérapeutiques de choc », *L'Évolution psychiatrique*, n° 1, 1950, pp. 247, 252 et 249.

85 我们知道,亨利·艾将自己的精神病学思想称为"器官动力学"(organodynamisme)。他写道:"对我们来说,有机体是一种运动,它的历史是精神出现且自我组织之地。正是这种结构上的两极性,而不是两种物质的二元性,决定了物质和精神的对立。因为我赋予了精神那一极意义和现实,所以我也赋予了器质性那一极意义和现实。"« Discussion du rapport de Lacan », in L. Bonnafé et alii, op. cit., p. 56. 在当时著名的精神病学家中,只有雅克·拉康逃过了这种结合思维,但当时的他还没有建立起自己的学说。

86 J. Delay, *Études de psychologie médicale*, p. 72. 塞莱蒂在 1950 年的大会上解释说,德莱的研究使他了解到,我们治愈的不是癫痫发作,而是"情绪反应本身"。德莱的一个学生强调说,塞莱蒂通过他的情绪研究为生物作用提供了坚实的理论基础。« Rapport des discussions qui ont eu lieu dans les divers pays avant le congrès », *Premier Congrès mondial de psychiatrie*, vol. Ⅳ, *Thérapeutiques biologiques*, *op. cit*.

87 J. Delay, *Les Dérèglements de l'humeur*, p. 9. 从某种角度上说,雅内在谈"精神苦痛"。

88 P. Wallez, *Limitation de la sismothérapie dans les états mélancoliques mineurs*, thèse de médecine, Paris, 1947-1948, p. 21.

89 根据朱利安·鲁阿特的说法,"对精神病学家来说,抑郁状态=忧郁。……当这种状态以典型形式呈现时,人们一打开咨询室的门就能认出谁有病,陷入抑郁的人的表情和神情都很有特点",参见:*ibid.*, art. cité, p. 460。三十年后,亚瑟·塔托西安写道:"即使在医学语言中,这个词也是在很晚才有了现在的含义,将一切悲伤情绪归到'抑郁状态'里的做法才变成了可能。……直到第二次世界大战之前,所有的论文和教科书都倾向于使用忧郁这个词,带有贬义和减轻严重程度的意味。"*Psychiatrie française*, May 1985, p. 264. 这份报告可能是我在法国见过的最全面的报告。

90 M. Le Mappian, « Aspects cliniques des états dépressifs », *L'Encéphale*, n° 5, 1949. 作者研究了 100 个病人,"最经常的情况是,到来的人承认自己状态异常,抱怨自己对万事缺乏兴趣,并表现出从无聊到悲伤的各种情绪,甚至呈现出焦虑或强迫类型的障碍",第 220 页。在 1954 年关于抑郁状态的研讨会上,让·拉布卡里(Jean Laboucarie)博士总结了一项针对 2000 人的研究,这些人都处于"忧郁状态和神经性抑郁状态",分别来自一家封闭的治疗机构和一家进出自由的治疗中心。他发现:处于忧郁状态和神经性抑郁状态的人在那家封闭机构里占客户人数的15%，在开放中心里占47%。« Discussion », in *op. cit.*, p. 564.

91 P. Wallez, *op. cit.*, pp. 21-22.

92 J. Delay, *Les Dérèglements de l'humeur*, p. 29. 保罗·内弗(Paul Neveu)重申了他的导师在第一次世界大会上的立场："大多数作者都在其他情况下，特别是在治疗神经症中，没有采用这种方法，因为它会导致持久且严重的近事遗忘症和创伤后遗症性质的记忆障碍。"他觉得一些同事过度吹嘘了电击在治疗"反应性抑郁症"或"轻微抑郁症"中的有效性。参见：rapport cité, p. 49。瓦莱(Wallet)在博士论文里也得出了同样的结论，他补充说："这些事实是如此众所周知，它们发生得又如此频繁，以至于我们认为没有必要再写这些观察。"参见：*op. cit.*, pp. 41 et 42。

93 Art. cité, p. 254.

94 *Ibid.*

95 C.-A. Martin et L. Crémieux « Traitement des psychonévroses par l'électrochoc », *Premier Congrès mondial de psychiatrie*, *op. cit.*, p. 289. P. 德尔马斯·马萨莱得出了相反的结论："显然，比起抹除与失去亲人、丧失社会地位或因莫须有罪名而遭到社会惩罚等相关的记忆，拆毁一个纯粹想象的妄想系统要更容易一些。"*Ibid.*, pp. 99-100. 延续这个思路，W. 萨金特(W. Sargant)提醒我们："大脑和身体一样，同样也不可避免地会要求我们将准确定义的正确治疗运用到同样被准确定义的精神疾病上。"« Indications et mécanisme de l'abréaction et ses relations avec les thérapeutiques de choc », *L'Évolution psychiatrique*, n° 4, 1950, p. 614.

96 *Ibid.*, p. 295. 他们补充说："通常情况下，后者甚至是无用的，因为病人已经通过自己的心理机制纠正了自己。"(第295页)

97 J. Delay, *ibid.*, p. 297.

98 J. Rouart, « Dépression et problèmes de psychopathologie générale », art. cité, p. 459.

99 J. Mallet, « La dépression névrotique », *L'Évolution psychiatrique*, n° 3, 1955, p. 483.他补充道："弗洛伊德虽然承认忧郁性抑郁状态的存在，但几乎没有真正考察过它们，这点似乎确实有点令人惊讶。"(第485页)根据弗洛伊德的说法，忧郁症的发作可以突然在强迫性或歇斯底里性的神经症中见到："触发的原因……包括遭受偏见、羞辱、失望等一切情况。"« Deuil et mélancolie », in *Métapsychologie*, Paris, Gallimard, 1968, p. 161.

100 J. Mallet, art. cité, p. 487. “由于神经症患者们残存了自恋(这使他们对自己的心理行为赋予夸大的价值),他们面对自己的欲望做出的反应就像正常人对自己的行为做出的反应。在歇斯底里的结构中,内疚让位于依赖,就像在强迫症结构中内疚会让位给自我折磨。”(第 490—491 页)

101 *Ibid.*, p. 483.

102 S. Freud, *Inhibition, symptôme et angoisse*, *op. cit.*, p. 83.

103 H. Ey, « Contribution à l'étude des relations des crises de mélancolie et des crises de dépression névrotique », art. cité, p. 547.

104 “‘在抑郁里’,这种内生性……似乎在两种情况下都是基本特征。”*Ibid.*, p. 535.“这种‘抑郁背景’……让病人成为这类神经衰弱者、这种‘焦虑者’、这种‘抑郁的人’、这种‘衰弱者’,他们的心灵真正‘转向了’忧虑。”*Ibid.*, p. 548.

105 J. Laboucarie, « Discussion », p. 565. 他以 2000 个案例的经验为基础,认为休克疗法对所有类型的抑郁都有效。因此,“忧郁性抑郁和神经性抑郁之间的对立是人为制造的。我们当然观察到了在取得效果的速度和程度上有区别,但精确而言,差异是由潜在的人格结构造成的。我们可以认为电击对抑郁的意识障碍起作用,但它不会影响人格障碍。”参见:discussion sur les rapports présentés in *ibid.*, p. 568。

106 M. Le Mappian, art. cité, p. 222.

107 艾认为他的杰克逊派学说得到了证实,因为“在**休克疗法**的影响下,我们在精神病的演变中观察到了多种效果”。他补充说:“这是一种非特异性的疗法,它改变了临床图景。”*Études psychiatriques. Historique, méthodologie, psychopathologie générale*, *op. cit.*, p. 154. 强调由艾所加。

108 德尔马斯·马萨莱说:“这些抑郁型的反应性精神病属于正常情感反应的夸张表现,我们很乐意将它们定义为‘合法的精神病’,并以此来强调指出电击疗法之所以对它们没什么效果,纯粹是因为它们位于正常和病态的边界上。”*Premier Congrès mondial de psychiatrie*, *op. cit.*, pp. 99-100. 两位美国的精神病学家在 1948 年判断说:“休克疗法的使用情形包括:病人因为过于激动并陷入抑郁或妄想而无法接受心理治疗,我们无法让他们的环境变得有益治疗,他们的反应和想法对自己和他人造成危险。”Rickles et Polan, *Archives of Neurology and Psychiatry*, vol. 59, 1948, p. 337, cité par G. Daumézon, art. cité, p. 250.

第三章　无法定义的疾病的社会化过程

1　在此之前，它只能提供巴比妥类药物。雅克·加瑟(Jacques Gasser)正在做一项研究，研究的是制药工业自20世纪20年代起在瑞士医院的处方行为中所发挥的影响。它的影响相当重要。关于制药工业在美国和英国抑郁症市场中采用的策略以及它们与研究的联系，参见英国精神病学家戴维·希利最近的著作：David Healy, *The Antidepressant Era*, Cambridge (Mass.)-Londres, Harvard University Press, 1997(奇怪的是，该书在1998年3月底才上市)。据我所知，这是第一本关于抗抑郁药和抑郁症历史的专著。希利既参考了精神病学文献，又大量采访了自20世纪50年代以来在精神药理学行业工作的研究人员和临床医生。参见他的访谈集：D. Healy, *The Psychopharmacologists*, Londres, Altman, 1996。1998年，他又出版了本书的第二卷。至于相关领域的法国人，只有皮埃尔·皮肖和特蕾莎·伦佩里埃被提到。

2　我们将在下一章里详细论述这点。

3　亨利·艾在1965年的一篇精神病学总结里写道："医生越来越意识到精神病理学所说的事实和疾病中的精神'成分'。"« Perspectives actuelles de la psychiatrie », *La Revue du praticien*, numéro spécial *L'Année du praticien*, tome XV, 7 décembre 1965, p. 72.

4　J. Lacan, *L'Angoisse*, séminaire 1962-1963, leçon du 19 juin 1963, ronéo.

5　D. Laplane « Avant-propos » au numéro spécial de *La Revue du praticien* consacré aux « Syndromes dépressifs », 1er octobre 1963.

6　P. Deniker, *La Psychopharmacologie*, PUF, coll. « Que sais-je? », 1966, p. 98. 二十五年后，两位圣安妮的精神病学家还在认为"这是一个相对新的概念"。H. Lôo et P. Lôo, *La Dépression*, Paris, PUF, coll. « Que sais-je? », 1991, rééd. 1993, p. 6.

7　D. Moussaoui, « Biochimie de la dépression. Analyse de la littérature », *L'Encéphale*, n° 4, 1978, p. 212.

8　J.-C. Scotto *et alii*, « Stratégie thérapeutique devant une dépression », *La Revue du praticien*, tome XXXV, n° 27, 11 mai 1985, p. 1633. 在同一期杂志上，丹尼尔·维德洛切说："在抑郁症领域，令流行病学分析变得艰难的原因是，比起其他领域的病症，如何定义抑郁症'病例'这件事还是过于微妙了。"(第

1613页）

9 J.-C. Scotto, « Éditorial », *L'Encéphale*, XXII, numéro spécial I, mai 1996, p. 1.

10 R. E. Kendell, « The classification of depressions: a review of contemporary confusion », *British Journal of Psychiatry*, n° 129, 1976, p. 15.

11 *Ibid.*, p.16.

12 我将在本书第五章讨论这种转变所面临的挑战。

13 H. van Praag, « The DSM-IV (depression) classification: to be or not to be? », *The Journal of Nervous and Mental Disease*, vol. 78, n° 3, mars 1990, pp. 148 et 149. 这篇文章发表于《精神障碍诊断与统计手册(第四版)》的准备阶段。手册于1994年才出版。在那些面向普通科医生的期刊里,我们也观察到了同样的困难。比如,在《医学影响周刊》(*Impact Médecin Hebdo*)1966年11月发表的一篇专题文章里,作者写道:"被最多提及的主要困难在于抑郁疾病的**定义**(粗体为原文所加)。事实上,尽管国际疾病诊断分类手册(DSM, ICD)的引入和使用带来了一些进步,但不同研究取得的结果依然无法一致。"参见第4页,在职医学培训补充。

14 M. Micale, *op. cit.*, et M.-N. Evans, *op. cit.*

15 海因茨·莱曼写道:"它们显然是最常见的精神障碍。" Heinz Lehmann, « Epidemiology of depressives disorders », in R.-R. Fieve (ed.), *Depression in the Seventies. Modern Theory and Research*, New York, Excerpta Medica, 1970, p. 21.

16 D.-F. Klein, « La physiologie et les troubles anxieux », in L. Chneiweiss et E. Albert (dir.), *Stress et anxiété: les faux-semblants*, Laboratoires Upjohn, sd (1993), p. 95.

17 克莱因在论述时将治疗经验与药理学剖析做了结合:"大量的病理表现……被恰当的治疗完全阻断,但日常的恐惧和社会敏感性却并未因此改变。" *Ibid.*, pp. 98-99.克莱因在1964年解释说,焦虑的一种形式——惊恐发作,对丙米嗪(第一批抗抑郁药)高度敏感。以他的研究为基础,弗洛伊德的焦虑性神经症被拆分成了两个综合征:惊恐发作和广泛性焦虑症。他还指出,一些针对广泛性焦虑症的研究会把广泛性焦虑症和抑郁症混为一谈,第107页。

18 H. Lehmann, *op. cit.*, p. 122. 抑郁综合征比焦虑综合征更有可能导致出现自杀企图。

19 我们知道,在加缪的《异乡人》中,主人公对母亲的去世完全没有情绪,这是一个加重他的审判的情节。没有悲伤和精神痛苦在书中完全被看作病态表现。

20 J. Delay et P. Deniker, *Méthodes chimiothérapeutiques en psychiatrie. Les nouveaux médicaments psychotropes*, Paris, Masson, 1961, p. 317.

21 A. Green, « Chimiothérapies et psychothérapies (Problèmes posés par les comparaisons des techniques chimiothérapeutiques et leur association en technique psychiatrique) », *L'Encéphale*, n° 1, 1961, p. 32. 这篇文章有 70 多页，用很长篇幅阐述了这项研究。

22 我把抗焦虑剂的问题放到了一边，因为它们一般被看作治疗症状的药物。J. Delay et P. Deniker, *op. cit.*, p. 432, entre autres.

23 A. Caldwell, *Origins of Psychopharmacology. From CPZ to LSD*, Springfield, Charles C. Thomas, 1970. 遗憾的是，这本书没有论述制度背景。J.-P. Swazey, *Chlorpromazine in Psychiatry. A Study of Therapeutic Innovation*, Cambridge (Mass.) et Londres, MIT Press, 1974. 这本书研究的是神经安定剂在精神科的早期使用。第二代神经抑制剂是在 1954 年随着利血平的衍生药物出现的。鉴于本书的写作目的，我们没有必要详述这个药物的故事。

24 A. Caldwell, *op. cit.*, p. 21. 保罗·吉罗在发表于 1950 年的一篇文章里提到了这件事。但他没有在同年举办的世界精神病学大会上谈这个研究。

25 合成工作是由化学家保罗·卡彭蒂埃(Paul Charpentier)实现的。西蒙·库瓦锡(Simone Courvoisier)随后进行了药理试验。她在 1955 年的研讨会上提交了一篇论文，参见：« Sur les propriétés pharmaco-dynamiques de la chlorpromazine en rapport avec son emploi en psychiatrie », *Premier Colloque international sur la chlorpromazine et les médicaments neuroleptiques en thérapeutique psychiatrique*, *L'Encéphale*, n° 5, 1956。她描述了研究团队如何通过动物实验来创造条件反射：它们是"在尽可能符合巴甫洛夫制定的规则的情况下进行的"(第 1249 页)，这证明它们有"去除精神影响"的功能(第 1255 页)。

26 H. Laborit, P. Huguenard, R. Alliaume, « Un nouveau stabilisateur végétatif (le 4560 RP) », *Presse médicale*, n° 60, 13 février 1952, cité par A. Caldwell, *op. cit.*, p. 135. 粗体由我所加。

27 A. Caldwell, *op. cit.*, p. 41. H. Laborit, *La Vie antérieure*, Paris, Grasset, 1989, p. 106. 学界对是谁发现了氯丙嗪对中枢神经的作用存在争议，

我在此不做评论[考德威尔(Caldwell)的书认为是拉博里发现的]。无论如何，拉博里是因麻醉学方面的研究获得了拉斯克奖，德莱是因精神病学方面的研究获得的拉斯克奖。

28 关于这种“戏剧性”效果的描述，比如可以参见：C.-L. Zirkle, « To tranquillizers and antidepressant. From antimalarial and antihistamines », in F. H. Clarke (ed.), *How Modern Medecines are Discovered*, Futura Publishing Company, sl, 1973。T. 卡默勒和与他一同写文章的同事们对此的惊讶要少一些，认为它与电击相比，优越性并不明显。Kammerer *et alii*, in Lambert, *op. cit.*, p. 33. 在第一届围绕精神治疗学中氯丙嗪和神经药物举办的国际研讨会上，几篇论文显示了不同的热情。比如，可以参见：A.-M. Rance, A. Jurquet et J. Roger, *L'Encéphale*, n° 4, 1956。

29 J. Delay, P. Deniker, J.-M. Harl, communication présentée le 26 mai 1952, citée par J. Delay et P. Deniker, *op. cit.*, p. 21.

30 W. 奥弗霍尔泽(W. Overholser)说：“巴比妥类药物虽然能使病人安静下来，却是以牺牲意识为代价的，甚至会让病人陷入昏迷。”« La chlorpromazine ouvre-t-elle une ère nouvelle dans les hôpitaux psychiatriques? », *Premier Colloque international sur la chlorpromazine et les médicaments neuroleptiques en thérapeutique psychiatrique*, *L'Encéphale*, n° 4, *op. cit.*, p. 313.

31 H.-E. Lehmann, « L'arrivée de la chlorpromazine sur le continent nordaméricain », *L'Encéphale*, n° XIX, 1993, p. 58.

32 P. Deniker, « Qui a inventé les neuroleptiques? », *Confrontations psychiatriques*, n° 13, 1975, p. 12. 这一期的主题是“神经安定剂：二十年后”，它的内容非常丰富。

33 P. Deniker, art. cité, p. 12.

34 参见：R. 库恩在自己使用氯丙嗪进行试验时发表的评论。A. Caldwell, *op. cit.*, p. 191.

35 J. Delay, « Introduction au colloque international », *Premier Colloque international sur la chlorpromazine et les médicaments neuroleptiques en thérapeutique psychiatrique*, *L'Encéphale*, n° 4, 1956, p. 305.这次大会发表了147 个演讲。

36 J. Delay, « Allocution finale », *L'Encéphale*, n° 5, 1956, *op. cit.*, p. 1184.

37 德莱和德尼科多次强调了这点。*Ibid.*

38 R. Kühn, « The imipramine story », in F.-J. Ayd et B. Blackwell (éd.), *Discoveries in Biological Psychiatry*, Philadelphie, Lippincott, 1970, p. 206. 以下带引号的句子都摘自这篇文章。

39 我们知道在忧郁症患者身上进行的抑制剂实验都没有取得好效果。当抑郁的主要表现是焦虑时，一些研究表明，“最好的办法是先让病人安静下来……然后再进行电疗”。J.-E. Staehelin et F. Labhard, « Les résultats obtenus par les neuroplégiques dans le traitement des psychoses et des névroses », Premier Colloque international sur la chlorpromazine et les médicaments neuroleptiques en thérapeutique psychiatrique, *L'Encéphale*, n° 4, 1956, *op. cit.*, p. 516. 对于神经症患者，这两位作者也给出了他们的结论。“除了失败以外，还是存在一些令人高兴的结果”(第 517 页)，比如缓解因神经症引发的打嗝或哮喘。他们注意到抑制剂在克制毒瘾方面的积极作用。斯塔赫林(J.-E. Staehelin)是巴塞尔大学精神病诊所的主任。

40 亨利・艾在大会纪要里写道：“库恩(属于大会比较边缘的人物)在会上提出了一种亚氨基二苄的衍生物，认为它对带有抑郁倾向的精神分裂症具备显著但不规律的治疗作用。”转载于：*Schizophrénie—Études cliniques et psychopathologiques*, Le Plessis - Robinson, Les Empêcheurs de penser en rond, sd, p. 363。艾甚至没有注意到库恩说的完全是另一种东西。

41 在很多文章中，这点至少已经在病人身上得到部分确认。比如，一项由德莱、德尼科和伦佩里耶尔在 137 名病人身上做的实验表明：“在忧郁症症状清晰明白的病人身上效果最好(74%)，而对简单抑郁症，有效果的比例只有 54%。”J. Lereboullet et R. Escourolle, « La neuropsychiatrie en 1960 », *La Revue du praticien*, tome Ⅹ, n° 27, 21 octobre 1960, p. 2913.然而，库恩在三十年之后写道：“抗抑郁药对反应性抑郁症作用良好。我们冒昧地特别强调这点。”« Psychopharmacologie et analyse existentielle », *Revue internationale de psychopathologie*, n° 1, 1990, p. 46.

42 粗体为我所加。库恩在一篇对当前精神病理学研究进行高度批判的文章中提到过这里的一些内容：“研究者不应该局限于**发现**精神药理学物质或多或少已经能被定义的那些作用，而是应该走得更远。他必须**发明**一个病态实体，让某些物质成为能够治疗它的特殊药物。……**他必须完成一种创造**。”« Clinique et expérimentation en psychopharmacologie », *Psychanalyse à l'université*, 11, 41, 1986, p. 115.

43 A. Broadhurst, entretien avec D. Healy, in *The Psychopharmacolo-*

gists, *op. cit.*, p. 119.

44 J. Guyotat, « Remarques sur les relations entre chimiothérapie et psychothérapie », in *Actualités de thérapeutique psychiatrique*, Paris, Masson, 1963, p. 92. 这本书是由里昂精神病学委员会出版的。这个委员会聚集的是药理学家和精神病学家,他们因重点关注精神药物在治疗精神疾病方面的作用而闻名。他们在 1956 年出版了第一本集体著作《精神病学中的氯丙嗪疗法》(*La Thérapeutique par la chlorpromazine en psychiatrie*)。德莱和德尼科指出,抗抑郁药物"能够产生亚欣快状态。然而,应该注意的是,它们基本上只针对抑郁状态,即只会发生在精神病患者或神经症患者身上,而不会发生在正常人身上,它们对正常人似乎几乎没有作用。我们没有观察到对这类药物的任何成瘾现象"。*Ibid.*, p. 432.只有镇静剂被指责。

45 « Monoamine oxidase inhibitors: an unfinished picaresque tale », in F.-J. Ayd et B. Blackwell (ed.), *op. cit.* 引号内的句子来自对这篇文章的摘录。

46 N. Kline, « Thérapeutique de la dépression », in *Tables psycholeptiques pour praticiens*, Genève, Médecine et Hygiène, 1964 et 1965, cité par P.-A. Lambert, *Psychanalyse et psychopharmacologie*, Paris, Masson, 1990, p. 52. 法国的一些研究指出异丙肼"似乎对淡漠、缺乏主动性和衰弱病特别有效果。……人们也观察到,它对以情感依赖和寻求额外满足为主要特征的歇斯底里性抑郁症效果很好,它经常对失眠症患者的身体方面的改善也有帮助"。J. Guyotat, « Iproniazide et inhibiteurs de la monoamine oxydase », *Actualités de thérapeutique psychiatrique*, *op. cit.*, pp. 295-296. 格林认为这种分子的基本问题是它"会让病人过度兴奋"。« Chimiothérapies et psychothérapies (Problèmes posés par les comparaisons des techniques chimiothérapeutiques et leur association en technique psychiatrique) », art. cité, p. 71.

47 1974 年,内森·克莱恩出版了一本关于抑郁症的书,题目为《从悲伤到快乐》(*From Sad to Glad*)。在它平装版(1984 年)的封面上,写着这样一句话作为卖点:"如果没有精神分析,你如何克服它(抑郁症)?"

48 参见:*infra*, chapitre Ⅵ。

49 在苏黎世 1957 年举办的第二届世界精神病学大会上,人们决定成立一个国际合作机构,将各个学科所有可能对精神药物感兴趣的人都聚集起来。这就是国际神经精神药理学会。这个协会组织了一些大型研讨会,许多国际上知名的专家在此交流会面。在法国,亨利·巴鲁克和雅克·劳内(Jacques Launay)于 1958 年成立了图尔·德·莫罗协会,并在 1962 年创建了同名年刊。

让・德莱、皮埃尔・德尼科和皮埃尔・图里耶(Pierre Thuillier)创建了"法语精神药理学协会"(Société de psychopharmacologie de langue française)等等。

50 D. Healy, *The Antidepressant Era*, *op. cit.*, p. 111.

51 J. Delphaut, *Pharmacologie et psychologie*, Paris, Armand Colin, 1961, p. 175.

52 C. Brisset, « La psychopharmacologie. Étude de nos moyens de connaissance des médicaments en psychiatrie », *L'Évolution psychiatrique*, vol. 41, n° 4, 1966, pp. 639-640. 1965 年 12 月 12 日的精神病学发展组织的年度会议的议题是"精神药理学与心理疗法"。布里塞与艾和伯纳德合著了著名的《精神病学专论》(*Traité de psychiatrie*)一书,这本书的第六版出版于 1989 年。

53 我们将在第六章论述 5-羟色胺再摄取抑制剂时讨论这些发明的生化方面。

54 J. Delay, « Adresse présidentielle » (discours d'ouverture), in H. Brill (ed.), *Neuro-Psychopharmacologie. Proceedings of the Fifth International Congress of the Collegium Internationale Neuro-Psychopharmacologie*, Amsterdam-New York-Londres-Milan-Tokyo-Buenos Aires, Excerpta Medica Foundation, 1967 (Congrès de Washington, 1966), p. XV.

55 J. Delay et P. Deniker, *op. cit.*, p. 377.

56 *Ibid.*, p. 357. 粗体由原作者所加。

57 J. Guyotat, art. cité, p. 91.

58 J. Guyotat, *ibid.*, p. 96. 古约塔特指出:"颇为奇怪的是,我观察到一些精神病学家会抵制化学物质对心理平衡产生作用这个普遍结论。他们可以接受化学物质作为次要因素对症状产生影响,但无法接受化学物质对整个心理状态产生全面影响。"(第 84 页)格林指出:"(抗抑郁剂的)优点——而且不算是小优点,在于它们能够与被大量作者提到的心理疗法联合使用。大部分学者(阿奇玛、拉卡米尔)都观察到,因为药物作用,患者对心理疗法变得更敏感了。"«Chimiothérapies et psychothérapies (Problèmes posés par les comparaisons des techniques chimiothérapeutiques et leur association en technique psychiatrique) », art. cité, pp. 69-70. 就研究化学疗法的精神分析学家而言,格林在这里还可以加上纳赫特(Nacht)、莱博维奇、迪亚特金、斯坦因(Stein)、马勒(Male)、布韦(Bouvet)以及里昂团队。

59 A. Sarradon, in « Assises départementales de médecine sur les états dépressifs » (1972), *Les Cahiers de médecine*, n° 7, juin 1973, p. 541.

60 J. Delay et P. Deniker, *op. cit.*, p. 423.

61 J. Guyotat, art. cité, et T. Kammerer, L. Israël et C. Noel, « Une dépression guérie par l'imipramine. Étude critique », *Cahiers de psychiatrie*, n° 14, 1960.

62 J. Guyotat, art. cité, p. 94.

63 C. Blanc, « La psychopharmacologie », *L'Évolution psychiatrique*, vol. 41, n° 4, 1966, p. 722.

64 J. Delay, « Adresse présidentielle », in H. Brill (ed.), *op. cit.*, p. XX.

65 C. Blanc, « Conscience et inconscient dans la pensée neurobiologique actuelle. Quelques réflexions sur les faits et les méthodes », in H. Ey, *L'Inconscient*, VIe colloque de Bonneval (novembre 1960), Paris, Desclée de Brouwer, 1966, p. 213.

66 T. Kammerer, R. Ebtinger, J.-P. Bauer, « Approche phénoménologique et psychodynamique des psychoses délirantes aiguës traitées par neuroleptiques majeurs », in P. A. Lambert, *op. cit.*, p. 17.

67 A. Green, « La psychopharmacologie: ouvertures, impasses, perspectives », *L'Évolution psychiatrique*, vol. 31, n° 4, 1966.

68 A. Green, « Les portes de l'inconscient », in *L'Inconscient*, *op. cit.*, p. 20.

69 A. Green, *ibid.*, p. 22.

70 "弗洛伊德说,一旦加入一定刺激,有机体就会做出运动反应,释放携带的能量,这就是我们在反射里看到的东西。"S. Lebovici et R. Diatkine, « Les pulsions et l'inconscient », in *ibid.*, pp. 57 et 59.

71 A. Green, « Chimiothérapies et psychothérapies (Problèmes posés par les comparaisons des techniques chimiothérapeutiques et psychothérapeutiques et leur association en thérapeutique psychiatrique) », art. cité, p. 89. 同样的内容也被与他同时代的学者引用过,比如纳赫特、拉卡米尔、斯坦因、马勒等。

72 J. Delay, in H. Brill (ed.), *op. cit.*, p. XXII.

73 H. Ey, « Neuroleptiques et techniques psychiatriques », art. cité. 强调由艾所加。

74 J. Delay, *Études de psychologie médicale*, *op. cit.*, p. 227. 这里说的是精神麻醉分析法。

75 L. Fouks, T. Lainé, Périvier, « Les inhibiteurs de la monoamine oxydase » (symposium de juin 1962 sur les états dépressifs), *Annales Moreau de Tours*, 1965, *op. cit.*, pp. 150 et 151.

76 C. Blanc, « La psychopharmacologie », *art. cit.*, p. 716.

77 药物疗法“大大增加了能够接受心理疗法治疗的病人的数量”。J. Delay et P. Deniker, *op. cit.*, p. 422.

78 P. Marchais « Essai d'approche clinique des états dépressifs névrotiques. Leurs indications chimiothérapiques actuelles », *Annales Moreau de Tours*, 1965, tome Ⅱ, p. 85.

79 胰岛素疗法“与护理工作共同营造了一种心理治疗的氛围。……对于几乎所有法国的驻院精神病医生而言,这是一个新发现。”Paul Balvet, art. cité, p. 7. 还可参考:A. Roumieux, *op. cit.*。

80 *Ibid.*, p. 9.

81 G. Daumézon, « Modification de la symptomatologie des troubles mentaux et de la sémiologie psychiatrique au cours des cinquante dernières années », *Journal de psychologie*, n° 4, 1977.

82 *Op. cit.*, p. 297.

83 L. Le Guillant *et alii*, art. cité, p. 1129.

84 “未来的精神病学不能……发生在杳无人烟的落后地区,不能只停留在为有缺陷的人设立的收容所或家庭聚居地上。”L. Fouks, « Bilan actuel de la thérapeutique chimique en psychiatrie et perspectives d'avenir », in H. Baruk et J. Launay (dir.), *Annales de thérapeutique psychiatrique*, tome Ⅲ, Paris, PUF, 1967, p. 7.

85 诺特博士(Dr C.-H. Nodet)在这次研讨会闭幕式的圆桌会议上说了这番话,第 194 页。主持会议的施奈德教授提出了一个疑问:“我常常有这样的感觉,我们会在这种和睦关系里经历两者的蜜月期,但我想知道这样的和睦能持续多久。”(第 185 页)

86 这是吕姆克的说法,参见:H.-C. Rümke, « Quelques remarques concernant la pharmacologie et la psychiatrie », *Premier Colloque international sur la chlorpromazine et les médicaments neuroleptiques en thérapeutique psychiatrique*, *op. cit.*, p. 341。吕姆克认为这些疾病是神经症,我们“迫切需要”将其与因人类有限性造成的种种冲突区别开来。有必要提一句,吕姆克是克雷佩林的一个学生。他还指出应该对精神性障碍和非精神性障碍进行深入的生物学

分析。

87 P. Kielholz, « État actuel du traitement pharmacologique des dépressions », *L'Encéphale*, n° 5, 1962, pp. 398-399.

88 C. Brisset, « La psychopharmacologie. Étude de nos moyens de connaissance des médicaments en psychiatrie », art. cité, p. 649.

89 J. O. Cole, « The future of psychopharmacology », in R.-R. Fieve (ed.), *op. cit.*, p. 83.

90 P. Kielholz, art. cité, p. 398.

91 M. Magdelaine, C. Magdelaine et J.-L. Portos, « La consommation pharmaceutique des Français », *Annales du CREDOC*, n° 3, juillet-septembre 1966, cité par H. Péquignot et P. Van Aamrongen, « Prescription et utilisation des neuroleptiques », *Confrontations psychiatriques*, 1975, *op. cit.*, p. 206.

92 D. Laplane « Avant-propos » au numéro spécial de *La Revue du praticien* consacré aux « Syndromes dépressifs », 1er octobre 1963.

93 J.-C. Sempé, « Pratiques et institutions privées », *L'Évolution psychiatrique*, novembre 1965, supplément au n° 3, « Livre blanc de la psychiatrie française », p. 141.

94 C. Blanc, art. cité, *L'Évolution psychiatrique*, vol. 41, n° 4, p. 709.

95 M. Henne, « Besoins nationaux et nombre de médecins psychiatres nécessaires à l'exercice de la psychiatrie en secteur privé et en secteur public », *La Revue du praticien*, 32, n° 4, p. 787.

96 Henri Ey, art. cité, *La Revue du praticien*, tome XV, 7 décembre 1965, p. 73.

97 J. Guyotat, « Perspectives actuelles de la psychiatrie », *La Revue du praticien*, tome XVIII, n° 31 bis, 7 décembre 1968, p. 111.

98 J.-C. Sempé, art. cité, p. 142.

99 Y. Bertherat, « Enquête sur l'exercice de la psychiatrie en France », *L'Information psychiatrique*, n° 3, mai 1965, p. 223.

100 J.-C. Sempé, art. cité, p. 148.

101 G. Daumézon cité par Yves Bertherat, art. cité, p. 234.

102 P. Balvet, art. cité, pp. 11 et 13.

103 据伊丽莎白·鲁迪内斯科(Élisabeth Roudinesco)所说,"在博内瓦尔研讨会后,驻院的实习医生都被拉康的长沙发吸引了"。« *L'Histoire de la*

folie », *op. cit.*, vol. Ⅱ, p. 316.

104 R. Castel, *La Gestion des risques*, Paris, Minuit, 1981, p. 94.

105 J.-C. Sempé, art. cité, p. 148.

106 H. Ey, art. cité (1965), p. 71.

107 *Ibid.*, p. 72.

108 P. Delmas-Marsalet, *Précis de psychobiologie*, 1961, J. Delay et P. Pichot, *Abrégé de psychologie*, 1962 ; P. Nayrac, *Éléments de psychologie*, 1962 ; C. Koupernik, *Les Médications du psychisme*, 1963.

109 G. Procaci, « Des médecins en quête d'auteur ou les ruses de la médecine du sujet », in J. Carpentier, R. Castel, J. Donzelot, J.-M. Lacrosse, A. Lovell, G. Procacci, *Résistance à la médecine et démultiplication du concept de santé*, Collège de France/CORDES, novembre 1980.

110 « Table ronde » in P.-A. Lambert (dir.), *op. cit.*, p. 204.

111 M. Perrault, « La thérapeutique en 1958 », *La Revue du praticien*, n° 33, p. 3761. 还可参见以下分析：Claude Legrand, *Médecine et malheur moral—Les modes de prescription de psychotropes dans la presse professionnelle depuis 1950*, MIRE-LERS, novembre 1996。

112 *Ibid.*, p. 3753.

113 *Ibid.*, p. 3754

114 *Ibid.*, p. 3754. 粗体为我所加。

115 R. Coirault, « Introduction au problème des états dépressifs », « Généralités sur la thérapeutique des états dépressifs », Symposiums des 26 mars et 16 décembre 1962, *Annales Moreau de Tours*, tome Ⅱ, 1965, p. 69.

116 D. Laplane, « Avant-propos », art. cité, p. 2979.

117 L. Bertagna, « La chimiothérapie des états dépressifs », *La Revue du praticien*, tome Ⅸ, n° 21, 21 juillet 1959, p. 2313.

118 M. Perrault, art. cité, *La Revue du praticien*, 1964, p. 3758. 拉普莱恩博士写道，活力剂“使对象获得了对人格发展至关重要的平衡性”。Dr Laplane, art. cité, p. 3761.

119 L. Bertagna, art. cité, p. 2313.

120 *Ibid.*, p. 2313.

121 “通过(丙米嗪的一个品牌名称)改善症状，效果可能相当显著，因为抑制的消失或者说不再优柔寡断会发生在基本的悲观情绪消失之前。”*Ibid.*,

p. 2314.

122 D. Laplane, « L'utilisation pratique des médicaments antidépressifs », *La Revue du praticien*, 9 décembre 1964, p. 184.

123 D. Laplane, art. cité (1963), p. 2979.

124 S. Follin, « Séméiologie des états dépressifs », *La Revue du praticien*, 1er octobre 1963, p. 2987. Thérèse Lempérière: « Ce qui est pathologique, c'est que la tristesse l'envahisse au point de l'absorber entièrement sans qu'il puisse s'en dégager », *ibid.*, p. 3021.

125 J. Lereboullet, « Nouveaux neuroleptiques et tranquillisants », *La Revue du praticien*, tome Ⅻ, numéro spécial, 7 décembre 1962, p. 122.

126 M. Bergouigan, « Les dépressions symptomatiques », *La Revue du praticien*, 1er octobre 1963, p. 3033.

127 A. des Lauriers, « Le risque de suicide chez les déprimés », *La Revue du praticien*, 1er octobre 1963, p. 3055. 皮埃尔·德尼科在同一个问题上提醒我们:"诊断抑郁症远非易事……此外,在医学用语和日常语言中,抑郁症这个词往往含义模糊,涵盖着非常不同的临床事实。"« Traitement des états dépressifs », p. 3063.

128 参见让·古约塔特关于氯米帕明缺乏致焦虑作用的评论,氯米帕明是百忧解问世前的主要参考药物。« Perspectives actuelles de la psychiatrie », *La Revue du praticien*, tome XⅧ, n° 31 *bis*, 7 décembre 1968, p. 117. J. 勒布莱特(J. Lereboullet)、C. 德鲁埃内(C. Derouesné)和 J.-P.克莱因提到过一种新分子,与氯米帕明相反,它具有活力剂的作用。« La neuropsychiatrie en 1967 », *La Revue du praticien*, tome XⅧ, n° 18, p. 2707.

129 这个问题经常被讨论。比如可以参见福克斯(Fouks)等人在 1962 年 6 月关于单胺氧化酶抑制剂的研讨会,参见已引用文章。("一种新的征候学正在药物的影响下诞生,持经典理论的人还对它一无所知。可以预见,年轻人会变得只知道它。")"抗抑郁药的普遍使用……让来诊所就诊的病人的症状不如过去典型,需要更为细腻的诊断。"A. Villeneuve, « Aspects modernes des troubles de l'humeur », *L'Encéphale*, Ⅴ, 1979, p. 431.

130 J. Delay, « Adresse présidentielle » (discours d'ouverture), in *op. cit.*, p. XIX.

131 P.-A. Lambert, « Sur quelques perspectives de la psychopharmacologie », *Confrontations psychiatriques*, n° 9, 1972, p. 238.

132 P. Fougère, *Les Médicaments du bien-être*, Paris, Hachette, coll. « On en parle », 1970, p. 8.

133 *Ibid.*, pp. 169-170. 据保罗·乔乍得(Paul Chauchard)博士所说，药品工业正在寻找“没有毒性的化学物……这些物质能够在任何情况下发挥作用。……这样，普通科医生就能拥有一种既好操作也很有效的药物，他们能够‘没有顾虑’地给那些所谓的神经质的人开出这种药。这些人轮流出现神经症的各种症状，具有发展出心身疾病的倾向。遭遇冲击的病人，‘在情感、家庭、职业或社会上遇到适应困难的人’都可以从这样的治疗中受益。……未来的研究一定会朝这个方向发展。……这些药会在未来成为真正的舒适性药物”。P. Chauchard, *La Fatigue*, Paris, PUF, coll. « Que sais-je? », 1968, 4ᵉ édition. 科伊罗(Coirault)医生在 1962 年强调抗抑郁药的毒性时，反而因此燃起了希望。他说出了那个时代反复出现的观点：“我们相信，无论如何，目前的研究都会为我们带来新药物，这些药物将具备完全的操作性，而且没有毒性……很快，我们就将拥有有效且无害的产品。”R. Coirault, art. cité, p. 70.“大量副作用和对因果关系认识的缺失都在清楚表明，我们离得到理想的抗抑郁药物还很远。”P. Kielholz, art. cité (1962), p. 401.

134 J. Delay, « Ouverture », *Premier Colloque international sur la chlorpromazine et les médicaments neuroleptiques en thérapeutique psychiatrique*, *L'Encéphale*, n° 4, 1956, *op. cit.*

135 M. Perrault, art. cité, pp. 3753 et 3762. 药理学家德尔波特(Delphaut)在 1961 年写道，“这种被称为‘快乐药丸’的药物(异丙嗪)能让人重拾生活的乐趣”, *op. cit.*。

136 R. Coirault, « Introduction au problème des états dépressifs », « Généralités sur la thérapeutique des états dépressifs », Symposiums de 1962, *Annales Moreau de Tours*, *op. cit.*, p. 69.

137 P. Deniker, art. cité, p. 3064.

138 L. Bertagna, art. cité, p. 2322.

139 P.-A. Lambert, art. cité, p. 238.

140 M. Porot, « Assises départementales de médecine sur les états dépressifs » (1972), *Les Cahiers de médecine*, n° 7, juin 1973, *op. cit.*, p. 468.

141 “抑郁症这个词被用得太多了，以至于它不再具备任何特殊意义。就连患有长期妄想症的人也会告诉医生说，他曾经‘因为抑郁症’住过院。”M. Laxenaire, *ibid.*, p. 467.

第二部分 神经症的黄昏

导言 神经性抑郁症的危机与主体面目的改变

1 根据流派不同,神经性抑郁症有时被归为内源性的,有时又被认为是外源性的。

2 P. Pichot, « Conclusions » du colloque « Confrontation multidisciplinaire européenne sur la dépression », Monaco, 5 et 6 décembre 1980, actes publiés dans *L'Encéphale*, vol. Ⅶ, n° 4, 1981, p. 567.

3 L. Israël, *L'Hystérique*, *le sexe et le médecin*, Paris, Masson, 1976, p. 31.

4 他在 1923 年写道:"分析的目的不是让病态反应变得不可能,而是让生病的自我获得能自己下决定的自由。"*Nouvelles Conférences d'introduction à la psychanalyse*, cité par Peter Gay, *En lisant Freud. Explorations et divertissements*, Paris, PUF, 1995, p. 98.

第四章 心理阵线:没有指令的内疚

1 H. Lehmann, « Epidemiology of depressives disorders »,in R. R. Fieve (ed.), *op. cit*.

2 1975 年,《快报》在一篇写抑郁症的专题文章里也引用了这个数字。后来,这个数字被反复引用(比如:« Les "trucs" anti-déprime », *Elle*, n° 1931, 1983)。还可参见艾森伯格的综述: L. Eisenberg, « La dépression nerveuse », *La Recherche*, n°, 119, février 1981.

3 A. Reigner, « La dépression... une mode? », Éditorial, *La Vie médicale*, hors-série « Les dépressions », septembre 1979, p. 3.

4 M. Ragot, « La dépression, la civilisation moderne et les médicaments thymo-analeptiques », *Annales médicopsychologiques*, 7, 4, 1977, p. 657. 在 1973 年举行的关于隐性抑郁症的大型研讨会上,许多发言者都提到了抑郁文明这个主题。P. Kielholz (ed.), *Masked Depression*, Vienne-Stuttgart-Berne, Hans Huber, 1973.

5 J. Bergeret, « Dépressivité et dépression dans le cadre de l'économie défensive », rapport présenté au XXXVIe Congrès des psychanalystes de langues romanes, juin 1976, *Revue française de psychanalyse*, n° 5-6, sept.-déc. 1976, p. 1019.

6 J.-C. Depoutot, « Névrose et dépression », *Annales médicales de Nancy*, n° 12, avril 1973, p. 869.

7 P. Rieff, *The Triumph of Therapeutic. Uses of Faith after Freud*, *ChicagoLondres*, University of Chicago Press, 1966, rééd. 1987.

8 O. Schwartz, *Le Monde privé des ouvriers. Hommes et femmes du Nord*, Paris, PUF, 1990, p. 76.

9 Lin Tsung-Yi, « L'étude épidémiologique des troubles mentaux », *Chroniques OMS*, n° 21, 1967, p. 568.

10 N. Sartorius, « Épidémiologie de la dépression », *Chroniques OMS*, n° 29, 1975, p. 465. 赛多利斯(Sartorius)引用的是莱曼给出的百分比。但这个数字似乎并没有得到世界卫生组织流行病学研究的验证。1981 年，赛多利斯再次引用了这个数字且认为它还会再增加(« La dépression: épidémiologie et priorités pour les recherches futures », *L'Encéphale*, Ⅶ, 1981, p. 530)。

11 G. L. Klerman et M. M. Weissman, « Increasing rates of depression », *JAMA*, 21 avril 1989. 这些研究使用了临床综合征的专业定义。这些定义被除了韩国和波多黎各以外的西方发达国家所用(瑞士、新西兰、美国等)。克勒曼的文章可以说是美国抑郁症流行病学最重要的参考文献。关于克勒曼，可参见米尔娜·魏斯曼(Mirna Weissman)对戴维·希利的采访：*op. cit.*, vol. 2。

12 我们将(在本书第六章里)看到，如果考虑到男性更容易酗酒，那么抑郁症发病率在男女之间的比率是一样的。因为在男性那里，酗酒是对抗抑郁症的一种方式。R. Führer et A. Lovell, « Troubles de la santé mentale—La plus grande "fragilité" des femmes remise en cause », in M.-J. Savrel-Cubizolles et B. Blondel, *La Santé des femmes*, Paris, Flammarion, 1996.

13 « Les déprimés sont de plus en plus nombreux à travers le monde », *JAMA*, vol. 18, n° 260, 15 mars 1993, p. 219, synthèse en français d'un article de 1992 du JAMA.

14 除了那些直接探讨疲劳的文章和文献，以及那些于 20 世纪 50 年代末在法国发表的关于心身医学的文章：比起医学文献，在面向大众的文章里，疲劳和抑郁症的重叠表现得特别明显。

15 M. Auclair, « L'abus de tranquillisants », *Marie-Claire*, février 1963.

16 M. Auclair, « Cette peur qui nous fatigue », *Marie-Claire*, octobre 1963.

17 M. Grégoire, «Être une femme équilibrée », *Marie-Claire*, mars 1970. 这篇文章还附有"一个女人走向自我源头的见证书",证言的题目是《我被精神分析了》。

18 《她》杂志在1955年到1976年间将所有关于神经症和抑郁症的文章都归类到了"神经"的标签下,在1976年到1983年间又改到"疾病/神经系统"的标签下。从1955年开始,"疲劳"专题开始包括精神障碍和神经疾病。1977年,杂志又增加了"压力"专题。

19 *Elle*, n° 508, 1955.

20 *Elle*, n° 614, 1957.

21 « Les malades refusent de se considérer comme tels », *Elle*, n° 671, 1958.

22 N° 740 à 745.

23 参见:« La maîtrise de soi » (n° 795, 1961),对抗抑郁症进行体育锻炼(« Étirez-vous: toujours, lorsqu'on se sent déprimé outriste, on a tendance à se replier », n° 903, 1963),产生剧烈情绪后的恢复方法(« Dépressions nerveuses, crises de tachycardie, ulcères d'estomac et crise de foie, voilà la note que vous paierez tôt ou tard », n° 904, 1963),准备面试(n° 905, 1963),针对"超级神经质"的放松(n° 906, 1963),"抑郁症患者"(« Comment apprendre le calme », n° 908, 1963),失眠症(« Comment faire si la hantise de ne pas dormir vous ôte le sommeil », n° 911, 1963)。

24 N° 1009.

25 « Le psychiatre soigne aussi bien les grandes fatigues que les grands désordres mentaux », n° 1057, 1966. « Comment vivre sans se fatiguer ni tuer ses nerfs » (n° 1050), « Si votre cafard est chronique, et si ces recettes ne peuvent en venir à bout, c'est qu'il s'agit d'un peu de fatigue, de dépression ou d'asthénie. Consultez un médecin » (n° 1060), « Ayez les moyens de combattre la dépression » (n° 1082).

26 *L'Express*, n° 778, 16-22 mai 1966.

27 摘自杂志《玛丽-克莱尔》,1972年9月。*La Déprime*, Stock, 1972.《玛丽-克莱尔》和《她》杂志都在1972年到1973年间围绕这本书发表过一些文章。皮埃尔·达尼诺斯在他自己书的最后一章里也表现出了亲近抗抑郁药的意味。

28 “这是治疗精神神经症的药物。它们(即抗抑郁药)甚至会作用于大脑中心。……它们将沮丧转化为欣欢,将迟钝转化成活力。但是,它们不能在缺乏严格监督情况下使用(即这往往意味着需要病人住院才能使用它们)”,*Elle*, n° 1040, 1965。

29 P. Bugard (dir.), *Stress, fatigue et dépression. L'homme et les agressions de la vie quotidienne*, Paris, Doin, 1974, vol. 1 et 2.

30 *Ibid.*, vol. 1, p. 12.

31 « L'excès même de ces choix sera aussi traumatisant que l'absence de choix », écrit Bugard à ce propos, vol. 1, *ibid.*, p. 163.

32 对一些人而言,抑郁症的增加,尤其是心因性疾病的增加,主要源自工业化造成的压力,因为它过于强调个人能力。对另一些人而言,他们认为更多是生活的不稳定性让人们进入一个缺乏持久性的世界,比如离婚、家庭破裂、换工作等。还有一些人认为,抑郁症的增加是因为我们对生活的要求比先辈更高。他们还指出这个时代充斥着物质主义。W. 瓦尔彻强调,“必须特别提到现代生活中不断增加的持续性紧张因素,这些压力来自我们坚持将个人成绩和成功视为存在的根本标准(全部标准和最终标准),来自认为个人能力会影响到我们的工作表现和家庭行为的观点”。W. Walcher, « Psychogenic factors responsible for triggering off masqued endogeneous depression », in P. Kielholz (ed.), *op. cit.*, p. 180.

33 *L'Express*, 3-9 janvier 1981.

34 *L'Express*, 2-8 juin 1969. 他继续写道:“事实上,疲惫的人抱怨的基本是自己的生活。当他背痛时,他感受到的是焦虑。”他在巴黎为疲劳症患者举行了两次咨询会(其中一场在圣安妮医院进行):绝大多数病态疲劳的案例都属于抑郁症(1969 年 9 月)。这位医生在 1970 年创建了名为“疲劳学习小组”(GEF)的组织,主要讨论的是因紧张和压力导致的衰弱反应。M. Loriol, « Construction de la maladie et influence professionnelle: l'exemple de trois approches de la fatigue », *Sciences sociales et santé*, vol. 13, n° 2, 1995.

35 *Marie-Claire*, février 1976.

36 *L'Express*, *ibid.*《快报》向读者广泛介绍了治疗“神经疲劳及其并发症、神经性抑郁症、神经症”的方法,为此提到了“放松”“呼吸新鲜空气”“抗疲劳”“精神药物(即兴奋剂)、镇静剂、神经抑制剂和神经镇静剂、代谢纠正剂”等治疗方法(1964 年 5 月 7 日至 14 日)。但它只字未提抗抑郁药。1968 年 11 月 11—17 日的那期提到了比夏学术峰会针对焦虑症举行的圆桌会议。1969 年 5

月10—16日的期刊提到了疲劳和心身医学等。

37 另见：« Quand la dépression vous guette », *Marie-Claire*, septembre 1969, et « Tension nerveuse », *Marie-Claire*, novembre 1969.

38 这些观点都在下书中得到了阐述:« La télévision, terminal relationnel », *L'Individu incertain*, *op. cit.*。

39 杰奎琳·米歇尔分析了她在书出版后收到的大量邮件:"大多数给我写信的人都对我书中的故事产生了共鸣:'当我阅读您的故事时,我以为读到了自己的故事。'又或者'您讲的不是您自己! 您说的就是我。'最重要的是不要独自承受这种没人愿意承认的疾病,从而把它变成了没人愿意治疗的疾病。" « Comment, où guérir de la dépression? La question que l'on m'a posée 2597 fois », *Marie-Claire*, mars 1973.

40 *Ibid.*

41 A. Ehrenberg, *Le Culte de la performance*, *op. cit.*, 2e partie, chap. Ⅲ, et *L'Individu incertain*, *op. cit.*, chap. 2 et 5.

42 I. Théry, *Le Démariage. Justice et vie privée*, Paris, Odile Jacob, 1993, rééd. coll. « Opus », 1996, chap. Ⅱ.

43 A. Haynal, « Le sens du désespoir », rapport au XXXVIe Congrès des psychanalystes de langue romane, juin 1976, *Revue française de psychanalyse*, n° 1-2, janvier-avril 1977, p. 96.强调由海纳尔所加。

44 P. Rieff, *op. cit.*, p. 247.

45 *Ibid.*, pp. 242-243.

46 *Ibid.*, p. 255. 这就是罗伯特·卡斯特尔在描述20世纪70年代的概况时谈到的"心理学新文化"。Robert Castel, *La Gestion des risques*, *op. cit.* 针对同时期美国情况的分析,参见:C. Lasch, *Le Complexe de narcisse—La nouvelle sensibilité américaine*, Paris, Robert Laffont, 1980 (éd. américaine, 1979),以及另一本更具历史角度的著作,R. Sennett, *Les Tyrannies de l'intimité*, Paris, Seuil, 1979 (éd. américaine, 1974), part. p. 258 *sq.*。还可参见:R. Castel, F. Castel et A. Lovell, *La Société psychiatrique avancée*, Paris, Grasset, 1979, Ⅲe partie.

47 P. Rieff, *op. cit.*, p. 252.

48 让-玛丽·拉可斯(Jean-Marie Lacrosse)提出过"规范集合"(coalition a-normatives)的概念,参见:Jean-Marie Lacrosse, « Enquête sur le mouvement du potentiel humain », in J. Carpentier, R. Castel, J. Donzelot, J.-M. Lacrosse,

A. Lovell, G. Procacci, *Résistance à la médecine et démultiplication du concept de santé*, Collège de France/CORDES, novembre 1980, p. 126。这种对界限扩展情况的关注被相关作者极力强调过。我很感激让-玛丽·拉可斯在里夫的书没有被翻译成法语的情况下读过它。

49 Cf. infra, chap. V.

50 A. Janov, *Le Cri primal*, Paris, Flammarion, 1975.

51 « Crier pour guérir », *Entretien avec M. Kohler*, *Elle*, n° 1414, 1973. 当雅诺夫的书以法语出版时,该杂志在 1975 年专门写了一篇介绍这种技术的文章(« Criez pour guérir », n° 1548,1975)。

52 A. Lowen, *La Dépression nerveuse et le corps*, Paris, Tchou, 1975.对洛温的引用都出自这本书。

53 洛温认为,"比起解决精神问题,对人格的身体面和能量面开展治疗会更容易,也更有效率"。

54 M. Cohen, « Revitalisation, décomposition ou redéfinition du catholicisme. Le Renouveau charismatique français entre salut religieux et psychothérapie », *Recherches sociologiques*, 1997. 这篇文章重点介绍了三个案例:新道路团体(Communauté du Chemin neuf)、真福会(les Béatitudes)和新世界基金会(la Fondation du monde nouveau)。G. Charuty, « Les charismatiques et la santé. Le souci thérapeutique des chrétiens charismatiques », *Le Débat*, n° 59, mars-mai 1990. 整个宗教社会学都体现了同一种趋势(可参见这三位作者的相关研究:D. Hervieu-Léger, F. Champion ou J.-L. Schlegel)。

55 M. 科恩写道:"对健康(治疗)的需求在对精神层面的新期待中不断增长,它催生了新的宗教主张。这些主张需要考虑这种需求,并以各种方式整合心理治疗的知识和实践。"(Art. cité.)

56 A. Lovell, « Paroles de cure et énergies en société: les bioénergies en France », in J. Carpentier, R. Castel et alii, *op. cit.*, p. 85.

57 *Ibid.*, p. 89.

58 罗伯特·卡斯特尔在着手评估这个关键时期时指出,一个新的监管体系正在形成,它就是"技术心理学"(les techno-psychologies)。其目的不是让病态的人重新找回心理平衡状态,而是鼓励所谓的"心理成长",让人们对自我感觉良好,对他人保持开放。在这里,我将改变卡斯特尔的假设,我认为与其说这个新体系在"正常和病态的分界线之上"发展出了一种新的心理文化(R. Castel, *La Gestion des risques*, *op. cit.*, p. 9),还不如说它生产了我们正文里所说的另一种规范性。卡斯特尔的假设让我们收获颇丰,因为它让我们看到了精神医学是如何走出疾病领域的。它从社会意义上变成另一个教条,实质化了“正常”和“病态”这两个概念,从而导致出现了社会关系的心理学化和舒适的医学化这两个命题。结果:当代的精神疾病变得无可想象。

59 P. Rieff, *op. cit.*, p. 239, cité par J.-M. Lacrosse, in *op. cit.*, p. 165.

60 A. Haynal, Présentation du rapport, in *op. cit.*, p. 10.

61 J. Bergeret, « Dépressivité et dépression dans le cadre de l'économie défensive », *rapport cité*, p. 915. 美国精神分析学家提供的文献反映,在他们接诊的病人里,自恋导致的病态数目增加。克里斯托弗·拉什(Christopher Lasch)根据这些文献提出了“自恋文化”的观点。他着重参考的文献之一是:O. Kernberg, *Borderline Conditions and Pathological Narcissism*, New York, Jason Aronson, 1975。赛内特(Sennett)说:心理学家和精神分析学家对自恋的分析“构成了真正的社会性书写”。Sennett, *op. cit.*, p. 261. 他从其中看到了公共文化的衰退。利波维茨基(G. Lipovetsky, *L'Ère du vide*, Paris, Gallimard, 1983)接受了这些观点,但转用了更积极乐观的角度进行反思。

62 关于这个概念的历史,参见:M. Timsit, « Les états-limites. Évolution des concepts », *L'Évolution psychiatrique*, n° 4, 1971。

63 “我们将看到,治疗实践显示,病人在自己的思想联想和治疗师的干预作用下不断在两种状态中演变。尽管这两种状态的区分不一定明显,但也足以识别,它们就是焦虑和抑郁。”P.-A. Lambert, « Sur quelques aspects psychanalytiques des traitements de la psychose maniaco-dépressive », *L'Évolution psychiatrique*, 1976, n° 3, p. 558.

64 G. Fossi, « La psychanalyse de la dépression: nouvelles propositions théoriques », in J. Bergeret et W. Reid (dir.), *Narcissisme et états-limites*, Paris, Dunod, 1986, p. 54. 与焦虑相比,抑郁的感觉如同弗洛伊德家的穷亲戚,弗洛伊德并不重视它。一些精神分析学家因此批评弗洛伊德说:“这里存在着矛盾,似乎抑郁的影响总是不被正视;就好像给予焦虑重视——理所当然地——就会掩盖抑郁,而在焦虑—抑郁的双模型里,重视焦虑又是以忽视抑郁换来的。弗洛伊德从一开始就已经……赋予了抑郁穷亲戚的地位。”A. Haynal, « Présentation du rapport Le Sens du désespoir », p. 5. 海纳尔引用卡尔·亚伯拉罕(Karl Abraham)(1912)的话说:“虽然神经性焦虑状态已经在精神分析文献里大量出现,抑郁状态却没有受到相同的关注。”*Ibid.*, pp. 23-24.

65 « L'humeur et son changement », *Nouvelle Revue de psychanalyse*,

n° 32，automne 1985，p. 5.

66 Selon M. Timsit，art. cité.

67 J. Bergeret，« La dépression dite "névrotique" et le praticien »，*Concours médical*，n° 12，1972，p. 2218. 引号为原作者所加且未说明引文出处。

68 L. Dujarier，« Considérations psychanalytiques sur la dépression »，*Psychiatries*，n° 36，1979，p. 47. "在最近十至十五年间,精神分析界对情感障碍给予了极大的关注",参见:A. Villeneuve，art. cité(1979)，p. 436。还可参见:P.-A. Lambert，art. cité，*L'Évolution psychiatrique*，1976，p. 3。在1975年《精神分析新刊》专门讨论"空虚表现"的文章开篇里,盖·罗索拉托(Guy Rosolato)写道:"在目前的分类学讨论中,抑郁症应该更加频繁地被提到。"Guy Rosolato，« L'axe narcissique des dépressions »，p. 5.

69 P. Fédida，« L'agir dépressif. Contribution phénoménologique à une théorie psychanalytique de la dépression »，*Psychiatries*，n° 28，1976，p. 48.

70 R. Kühn，« Dépression endogène et dépression réactionnelle »，*Psychiatries*，n° 36，1979，p. 15.

71 精神分析学家传统上会将弗洛伊德的《哀悼和忧郁症》(上文已引)作为参考文献。在这个问题上,被弗洛伊德作为参考文献的卡尔·亚伯拉罕的著作也常常被引用。

72 S. Freud，« Deuil et mélancolie »，in *op. cit.*，p. 152.

73 S. Freud，*Inhibition*，*symptôme et angoisse*，*op. cit.*，pp. 81 et 83. 情感概念是安德烈·格林在第三十界罗曼语精神分析学家大会上演讲的主题:André Green，« L'affect »，*Revue française de psychanalyse*，n° 5-6，1971。

74 让·拉普兰什和让-巴蒂斯特·庞塔利斯(Jean-Baptiste Pontalis)用的是"无助"(désaide)这个词。

75 S. Freud，*Inhibition*，*symptôme et angoisse*，p. 83.

76 A. Haynal，*op. cit*，p. 14.

77 就这段引文而言,参见:M. Timsit，art. cité.。Timsit attribue au travail de J. Borel，*Le Déséquilibre psychique*，Paris，PUF，1947，« la description [clinique] la plus achevée »，p. 690。蒂姆西特(Timsit)似乎第一个坚持认为"亚抑郁总是明显出现,即便很轻微,它的不平衡感也是强烈的、让人难以忍受的。……它会导致有害的过度行为,个人为此会去寻求即刻的缓解或安慰。"J. Borel cité par M. Timsit，p. 692.

78 参考文章是:O. Kernberg，« Borderline personnality organization »，

Journal of American Psychoanalysis Association, n° 15, 1967。克恩伯格(Kernberg)不仅仅是一位理论家。他目前还是国际精神分析协会的主席。他还写过一篇文章:E. Kestemberg, « Problèmes posés par la fin des traitements psychanalytiques dans les névroses de caractère », *Revue française de psychanalyse*, n° 3, mai-juin 1966.

79 L'article « Idéal du Moi », in J. Laplanche et J.-B. Pontalis, *Vocabulaire de la psychanalyse*, Paris, PUF, 1967.

80 米歇尔·德·穆赞(Michel de M'uzan)在1973年写道:"与要求不去做的超我不同,我们知道,理想自我会鼓励人去做。因此对希望的理想和对过程的希冀都附着在它上面。"米歇尔·德·穆赞在另一篇文章里也写了同样的话:M. de M'uzan, *De l'art à la mort*, Paris, Gallimard, coll. « Tel », 1977, p. 108。

81 A. Haynal, « Une très grande partie des cas dits d'évolution dépressive chronique se situent quelque part dans la frange des états-limites », art. cité, p. 38.

82 L. Dujarier, art. cité, p. 47. 粗体为我所加。

83 L. Israël, *op. cit.*, p. 157.

84 A. Haynal, *op. cit.*, p. 37. L. 杜加里尔(L. Dujarier)说:"我们经常谈论神经性抑郁症。事实上,我们将它说成具有自恋特征的神经症。……它几乎总属于神经性歇斯底里症。"L. Dujarier, art. cité, p. 40. 一位奥地利精神病学家在1973年写道:"今天,歇斯底里症已经以肉眼可见的速度在诊断中消失了;神经症越来越具备抑郁症的特征……与此同时,享受着健康的人们越来越将快乐作为工作的动力,'责任'的概念被扔进过时的模型中。"H. Demel, « Observations on the clinical picture of masked depression from the standpoint of practical social psychiatry », in Kielholz (ed.), *op. cit.*, p. 248.

85 J. MacDougall, *Plaidoyer pour une certaine anormalité*, Paris, Gallimard, 1978, p. 218.

86 D. Widlöcher, « Le psychanalyste devant les problèmes de classification », *Confrontations psychiatriques*, n° 24, 1984, p. 145.

87 让-弗朗索瓦·纳罗特(Jean-François Narot)说,这是一种"或多或少带有异域色彩的弥散性痛苦",参见:Jean-François Narot, « Pour une psychopathologie historique. Enquête sur les patients d'aujourd'hui », *Le Débat*, n° 61, septembre-octobre 1990, p. 169。"我们被越来越多……的抑郁症患者所需要,

在他们身上,抑郁不能被视为神经症或精神病心理结构演变过程中的简单插曲。"J. Bergeret, in Bergeret et Reid, *op. cit.*, p. 162.

88 J.-F. Narot, art. cité, p. 166.

89 G. 多梅松在讨论 T. 卡默勒时提及"需求的升级,尤其是辅助生活的需求增多":« Les limites de la psychiatrie », *Actualités psychiatriques*, n° 4, 1977, p. 17。亨利·斯图尔曼(Henri Sztulman)强调说,"精神病质疑自由,神经症质疑幸福",第 18 页。

90 Manuscrit G, cité par A. Haynal, « Le sens du désespoir », art. cité, p. 36. S. Freud, *La Naissance de la psychanalyse*, Paris, PUF, 1986 (6e éd.), p. 92.

91 纳赫特和 P.-C. 拉卡米尔在 1959 年用"难以抑制、贪得无厌"来描述抑郁症患者。参见:*Revue française de psychanalyse*, n° 5, 1959。

92 A. Haynal, « Le sens du désespoir », art. cité, p. 102.

93 L. Dujarier, art. cité, pp. 36-37. "内疚也常出现在抑郁症中,但比起羞耻,还是要少得多",第 37 页。杜加里尔坚决质疑了第三十届大会上贝热雷的报告。他还指出,我们"有可能被缺乏有意识的内疚感这点欺骗,从而认为患者没有达到俄狄浦斯情结的水平,导致错误地将问题的焦点完全集中在讨论自恋和前俄狄浦斯状态上"。« États-limites et dépression », *Revue française de psychanalyse*, *op. cit.*, p. 1093.

94 C. Barazer, « Honte, vergogne, ironie », in « Modernités, résonances psychiques », *Psychanalyse, traversées, anthropologie, histoire*, n° 1-2, 1997. 他写道,大多数对羞耻的精神分析研究都"区分了反映建立在内疚基础上的内化法则的过错问题和反映缺乏自恋理想的过错问题。"

95 杜加里尔写道:"感到内疚,是主体在从自己固定不变的抑郁状态中走出来。"Art. cité, p. 37.

96 J. Bergeret, « Dépressivité et dépression dans le cadre de l'économie défensive », rapport cité, p. 1022. 参见下书中的多篇论文:J. Bergeret et W. Reid (dir.), *op. cit.*。"从本卷收录的各篇论文中,我们可以得出这样的结论,近几十年来我们观察到的抑郁症在个人和集体层面上的增加,只能用个人和集体遇到了严峻困难来解释,它反映的是,在个人无意识和社会文化环境的既有关系里,就自恋层面而言,出现了相当大的新困难。"(第 3—4 页)

97 J. Bergeret, « Dépressivité et dépression dans le cadre de l'économie

défensive », rapport cité, pp. 830-831. “俄狄浦斯情结太过频繁地被认为是一种需要防止的缺陷”, *ibid.*, p. 1020。还参见：A. Jeanneau, « Les risques d'une époque ou le narcissisme du dehors », in J. Bergeret et W. Reid, *op. cit.* “没有内疚指令”这种说法来自耶诺。

98　A. Haynal, « Le sens du désespoir », *art. cité*, p. 113. 他在导言中说，“我没讨论那些‘等价物’(吸毒成瘾、厌食症)”，第 21 页。

99　L. 杜加里尔说，“因为这些病人似乎真的是在进行抵抗抑郁症的自我保护”，参见：art. cité, p. 46。“这种情况下，使用镇静剂和巴比妥类药物治疗轻微成瘾症的做法很常见”，第 41 页。关于对酒精成瘾的精神分析学综述，可参见：A. de Mijolla et S.-A. Shentoub, *Pour une psychanalyse de l'alcoolisme*, Paris, Payot, 1973。1963 年，拉普莱恩医生在《临床医生杂志》上写道：“这类病人从各种药物(巴比妥类药物、安非他命，甚至酒精饮料)中寻求自身缺乏的克服恐惧的力量，这样的做法已经不是个例。”参见：art. cité, p. 2994。

100　R.-L. Akers, « Addiction: the troublesome concept », *The Journal of Drug Issues*, vol. 21, n° 4, 1991, p. 780.

101　成瘾的新概念“得以发展，从根本上说，是因为人们在如何评价没有致瘾性、药性较为温和却具有明显破坏性的药物方面，遇到了困难。……没有人想让自己看起来是在为滥用毒品找借口或在降低问题的严重性。……于是，那些传统上不被认为是成瘾物的药品现在也有可能因为成瘾含义的改变而被认为是毒品”，参见：R.-L. Akers, *ibid.*, p. 782。

102　20 世纪 70 年代前半期，李・罗宾斯(Lee Robins)针对越战老兵的研究，尤其是诺曼・津伯格(Norman Zinberg)的研究(*Drug, Set and Setting*, Harvard University Press, 1984)都说明了这点。津伯格根据自己的临床研究，结合美国民族志和社会学研究海洛因消费的文献，展现了人与海洛因关系的极端多样性。

103　B. Alexander et A.-R.-F. Schweighofer, « Defining addiction », *Canadian Psychology*, vol. 29, n° 2, 1988.

104　S. Peele, *The Meaning of Addiction. Compulsive Experience and its Interpretation*, Lexington Mass, Lexington Books, 1985, p. 134. 1989 年，皮尔出版了一本小册子：*Diseasing of America. Addiction Treatment out of Control*, Lexington Books, 1989。他对疾病概念的滥用和发生在他眼皮底下的治疗工业的欺骗做法，尤其是那种自助式治疗法，进行了批判。但他批评的严厉程度远远比不过现实的严酷：无论是海洛因、肥胖还是其他饮食失调问题，又

或者是烟瘾或酒瘾,大部分人是在没有得到任何帮助的情况下自己走出来的——所谓的治疗只是一种补充。“美国针对成瘾的治疗工业存在着矛盾,它设法维持了自身的巨幅增长,却没有证明任何有效性。”(第 232 页)

105 在 1996 年 1 月提交给美国心理学会的一项研究中,这一行为被描述为真正的成瘾。网络重度使用者符合精神病学用来判断酒精成瘾和药物依赖的病理标准。这些人已经在使用网络方面失去了自控能力,即便网络对他们的生活造成了损害,他们也无法阻止自己去使用。他们中的大多数是中年人,这些人“表面看起来状态良好,但内里却存在着严重问题”。J. Keen et S. Page, « Net oversuse called “true addiction” », *USA Today*, 7 janvier 1996.

106 M. Timsit, art. cité, p. 703.

107 G. Painchaud et N. Montgrain, « Limites et états-limites », in J. Bergeret et W. Reid, *op. cit.*, p. 29.

108 S. Rado, « La psychanalyse des pharmacothymies », réédité dans *Revue française de psychanalyse*, n° 4, 1975, pp. 606 et 609. 焦虑性抑郁是紧张型抑郁的另一种是说法,它强调的是内在紧张以烦躁或焦虑的形式表现出来。

109 *Ibid.*, p. 618.

110 S. Lebovici, art. cité (1955), p. 513. 贝热雷说:“求助于药物——无论它们被认为是‘药品’还是‘麻醉品’,都是现代人的常见防御方式,这种做法与群体的抗抑郁活动有关,它是为了对抗抑郁情绪对个人的侵袭。”Bergeret, « Dépressivité et dépression dans le cadre de l'économie défensive », rapport cité, p. 916.

111 J. Bergeret, *ibid.*, p. 907. « Conclusion et prospective », introduction à la discussion de son rapport « Dépressivité et dépression dans le cadre de l'économie défensive », art. cité, p. 825.

112 P.-R. Robbins, « Depression and drug addiction », *Psychiatric Quarterly*, *48*, n° 3, 1974. 这项调查针对的是华盛顿退伍军人医院的 114 名海洛因成瘾者。关于成瘾品、毒品和酒精的新近综述,可参见:le numéro spécial de *European Addiction Research*, 1996, 2, n° 1-2。

113 J.-J. Deglon, « Dépression et héroïnomanie », *Psychologie médicale*, 16, 5, 1984, p. 793. 十年之后,X. 拉奎尔(X. Laqueille)和 C. 斯巴东(C. Spadone)在总结文章《治疗毒物成瘾过程中的抑郁障碍》(*L'Encéphale*, sp Ⅳ, 1995) 中强调说:“抑郁是毒物成瘾的核心问题。”(第 14 页)

114 J.-J. Deglon, *ibid.*, p. 793. 齐美定是最早的 5-羟色胺类抗抑郁药之

一，它对情绪的影响非常显著："齐美定对 5 -羟色胺的选择性作用可能解释了其良好效果。"(第 795 页)关于这种化合物，见本书第 7 章。

115 D. Bailly, « Recherche épidémiologique, troubles du comportement alimentaire et conduites de dépendance », *L'Encéphale*, XIX, 1993, p. 290.

116 O. Flournoy, « Le Moi-idéal: vecteur de vide », *Nouvelle Revue de psychanalyse*, « Figures du vide », *op. cit.*, p. 45.

117 关于精神分析与新的心理技术互相竞争，参见：R. Castel, *La Gestion des risques*, *op. cit.*。

第五章 医学前沿：处理抑郁情绪的新方法

1 P. Pichot (dir.), *Les Voies nouvelles de la dépression*, *op. cit.*这本书的导演完美描述了新的抑郁症分类法，正是它代替了过去的三分法。

2 A. Villeneuve, art. cité, p. 436.

3 L. Israël, *op. cit.*, p. 156.

4 1997 年的一本面向大众的抑郁症图书的封底就是这样写的，参见：« La dépression n'est ni folie ni faiblesse de caractère », H. Lôo et T. Gallarda, *La Maladie dépressive*, Paris, Flammarion, 1997。

5 "再显然不过，抑郁症一词其实是大量临床症状的一个共有分母。对于那些仅仅表现为某种反应模式或一种综合征的情况，抑郁症的界限还需要进一步明确。"P. Pichot, « Conclusions », art. cité (1981).

6 J. Kristeva, *Le Soleil noir*, Paris, Gallimard, 1987, p. 31. 由于作者完全了解精神病学家在研究抑郁症动力学方面做的研究，所以这篇文章是作者在有意识地表明自己的立场。

7 A. Colvez, E. Michel et N. Quemada, « Les maladies mentales et psychosociales dans la pratique libérale. Approche épidémiologique », *Psychiatrie française*, 10, 1979. 事实上，第一份调查报告发表于 1973 年，但只包含了沃克吕兹一个村庄的数据。P.-M. Brunetti, *L'Encéphale*, n° 61, 1973.

8 *Ibid.*, p. 12. 这是一个反复出现的观点："大多数学者认为，某些形式的周期性酗酒可被等同为抑郁症，它们带有强烈的自我攻击性，甚至是自杀的意味。因此仅仅按照酗酒来对待它们是不够的。"D. Bendjilali, « Place de la toxicomanie dans la dépression masquée. Valeur dépressive de certaines conduites pathologiques », *Actualités psychiatriques*, n° 1, 1980, p. 90. 还可参见：E.

Rochette et M. Brassinne, « La toxicomanie: un comportement antidépressif », *Concours médical*, n° 41, 1980. 库佩尼克(Koupernik)在评论这篇文章时提到了安非他命:“我在很多以衰弱症和其他含糊不明的病症为主的病人身上观察到了强烈的成瘾现象。”(第 6267 页)我们在这本论文集中能够看到很多论述成瘾主题的文章:Kielholz (éd.), 1973, *op. cit.*, *passim*。

9 87.1%的普通科医生和 52.2%的精神科医生会开药。但只有 14.4%的普通科医生会建议复诊,这个比例在精神科医生那里达到了 51.6%。A. Colvez et alii, *ibid.*, p. 22. 根据亚瑟·塔托西安的说法,普通科医生接诊的精神障碍患者占就诊人数的比例会因为调查背景和调查标准的不同而不同,但大致是在 10% 到 25% 之间。A. Tatossian, « Les pratiques de la dépression: étude critique », art. cité, p. 273. 我从塔托西安这里借用了“三联”的说法。

10 P. Aiach, I. Aiach et A. Colvez, « Motifs de consultation et diagnostics médicaux en matière de troubles mentaux: analyse de leurs correspondances, approche critique sur le plan épidémiologique », *Psychologie médicale*, 15, 4, 1983, p. 552.

11 *Ibid.*, p. 554.

12 C. Lasvigne, *La Dépression vue par les médecins généralistes du 11e arrondissement de Paris*, thèse de médecine, Paris - Ⅵ, 1978, cité par T. Lempérière et J. Adès, « Problèmes posés au médecin praticien par la dépression », *L'Encéphale*, n° V, 1979, pp. 484-485. P. Mineau et P. Boyer, « La notion de dépression en médecine générale ; à propos d'une enquête statistique réalisée auprès de 59 médecins », *Annales médico-psychologiques*, 137, 1979, p. 632. D. Cremniter, J. Delcros, J.-D. Guelfi, J. Fermanian, « Une enquête sur les états dépressifs en médecine générale », *L'Encéphale*, vol. Ⅶ, 1982. “看起来似乎……就一般而言,普通科医生会在没有精神病医生的参与下自己处理病人。”(第 531 页)

13 P. Mineau et P. Boyer, « La notion de dépression en médecine générale; à propos d'une enquête statistique réalisée auprès de 59 médecins », art. cité.

14 疲劳是一个永恒的主题。比如,1976 年的杂志里不但有很多相关文章,而且还出了专题(« La fatigue, mal du siècle », n° 1267)。“刺激—安定类药物越来越多被用在抵抗这类压力和沮丧的组合上。从长远看,它们其实会加重疲劳”,第 97 页。我还看到 1977 年(第 1650 期)的另一篇相关文章。疲劳和压力是每年都会被专题报道至少一次的话题。

15 A. Tatossian, art. cité, p. 277.

16 P. Kielholz, « Psychosomatic aspects of depressive illness. Masked depression and somatic equivalents », in P. Kielholz (ed.), *op cit.*, p. 12.

17 他是抑郁症 5 -羟色胺假设的主要推动者,他从 20 世纪 60 年代开始就一直致力于基于该假说的研究。参见:infra, chap. Ⅵ。

18 T. Lempérière, « Les algies psychogènes », *Entretiens de Bichat. Psychiatrie*, 1973 (conférence du 3 octobre). 在这些座谈中,同样来自圣安妮的哈吉姆(G. Hakim)在名为"抑郁症的现代特征"(« Aspects modernes de la dépression»)的演讲中,特别强调了隐性抑郁症的存在。另见:M. Gourevitch, « Les psychalgies », *Concours médical*, n° 45, 1979。这篇文章的作者认为,给病人开处方不一定是为了药物的药理疗效,也可以是为了发挥处方在医患关系上的效果。洛桑大学精神病综合医院的院长马塞尔·伯纳(Marcel Burner)论述了职业变化、社会向上流动和衰弱之间的关系。他强调在疲劳之下掩盖着一些冲突面。Marcel Burner, « Thérapeutique des états de fatigue », Symposium « La fatigue: problème ou maladie », Lausanne, 4 mai 1985, *Psychologie médicale*, n° 8, vol. 18, 1986.

19 G. Hole, « La dépression masquée et sa mise en évidence », *Les Cahiers de médecine*, n° 7, juin 1973, *op. cit.*, p. 847.

20 还可参考:J.-M. Sutter, « Problèmes posés en médecine générale par les formes atypiques des états dépressifs », in *ibid.*。在大多数关于隐性抑郁症的文章中,酗酒和吸毒都被等同于抑郁。

21 "他们的抑郁本质会因为对抗抑郁药是否迅速反应而得到验证,但对症疗法(强化剂和兴奋剂)和镇静剂却不会有效。"G. Hakim, *art. cité*, p. 251. 还可参见:les interventions sur « Les états dépressifs camouflés » aux Assises départementales in *Les Cahiers de médecine*, *op. cit.*, p. 486 *sq.*

22 A. Tatossian, art. cité, p. 276. 关于普通科医生的逻辑,我使用了这篇报道第 272 页到第 283 页的内容。

23 T. Lempérière et J. Adès, art. cité, p. 489. 例如,他们在研究结论部分谈到了普通科医生视角里的抑郁症:"如果普通科医生难以在抑郁症的迷宫中找到方向,其部分原因难道不是因为我们精神科医生对抑郁症的概念不够清晰吗?"

24 T. Lempérière et J. Adès, *ibid.* p. 487.

25 M.汉密尔顿(M. Hamilton)写道："病人对药物副作用的抱怨程度与他们的疾病严重程度成反比。"M. Hamilton，*L'Encéphale*，Ⅴ，1979，p. 653.

26 A. Godard et M.-H. Regnauld，« Consommation des psychotropes »，*Revue française de santé publique*，n° 33，1986. 从 1978 年到 1984 年，苯二氮草类药物的消费量增加了约 60%(成人从每年人均 45 片的消费量增加到了 75 片)。

27 抗焦虑药：阿米替林(amitriptyline)、马普替林(maprotiline)、多塞平(dosulépine)。兴奋剂：诺米芬辛(nomifensine)、维洛沙嗪(viloxazine)、氨肽素(amineptine)。

28 除了前文提到的那些药以外，精神科医生正在讨论的其他新型化合物还有曲唑酮(trazodone)、氟伏沙明(fluvoxamine，1988 年上市的一种选择性 5-羟色胺再摄取抑制剂)、氟西汀(即百忧解)和芬氟拉明(fenfluramine)。这些药物当时尚未上市。1979 年，罗纳德·菲芙(Ronald Fieve)估计，以维洛沙林(viloxazine)为例，"即使剂量非常大，也不会造成危害"。他还说："三环类抗抑郁药的毒性已经是西方医学界主要的自服毒急症之一。"« La recherche pour de nouveaux antidépresseurs：orientations actuelles »，*L'Encéphale*，vol. Ⅴ，n° 5，1979，p. 674. "新的抗抑郁药尽管药效通常有所削弱，但几乎没有副作用，这让它们受到了许多普通科医生的青睐。"J.-C. Scotto，T. Bouger，Scotto，T. Bougerol，R. Arnaud-Castel-Castiglioni，« Stratégies thérapeutiques devant une dépression »，*La Revue du praticien*，« La dépression »，n° 35，1985，p. 1634.

29 它"正在改变普通科医生的治疗实践，它很可能会改变目前尚有极高比例的抑郁症患者仅仅接受镇静剂、抗疲劳药剂甚或神经安定剂治疗的情况"。T. Lempérière et J. Adès，art. cité，p. 487.

30 A. Tatossian，art. cité，p. 280.

31 A. Godard et M.-H. Regnauld，art. cité.

32 G. Maruani，« Antidépresseurs，doping ou autolytique? »，*Psychologie médicale*，16，1984，pp. 638 et 639.

33 "区分焦虑和抑郁在诊断上是重要问题。"J.-D. Guelfi et R. Olivier-Martin，« Modalités d'appréciations de l'anxiété. Conséquences thé rapeutiques »，*La Revue du praticien*，vol. 22，n° 12，21 avril 1972，p. 1926. 这是一个反复出现的话题：例如，1985 年的《临床医生杂志》就用了一篇长文来讨论这个问题(P. Hardy et I. Le Goc，« Anxiété et dépression »)。所有关于抑郁症的研讨会也会提到这个问题。

34 A. Tatossian, art. cité, p. 289.

35 至少在 1979 年(蒙特卡洛)、1980 年(蒙特卡洛)和 1981 年(苏塞)的三次学术讨论会,这个主题都是诸多论文讨论的方向。

36 J.-P. Boulenger et D. Moussaoui, « Perspectives pharmacologiques en psychiatrie biologique », *Perspectives psychiatriques*, Ⅱ, 76, 1980, p. 115. 粗体为我所加。这本特刊回顾了生物精神病学自 20 世纪 50 年代创立以来的发展历程。

37 H. Lôo et G. Cuche, p. 599. 粗体为我所加。

38 G. Maruani, art. cité, p. 639. "最初的八天对病人而言至关重要:因为会存在自杀的风险,病人的不适感会加剧,半途而废的趋势也会很强烈。抑郁症患者通常会迫于周围人的压力而放弃治疗。" L. Bertagna, J.-P. Chartier et C. Brisset, « Commentaires de "Les dépressions" de C. Koupernik », *Concours médical*, n° 15, 1975.

39 抑郁症是行动的病症,我将在第六章里详细考察这点。

40 J.-C. Scotto et alii, art. cité (*La Revue du praticien*, 1985), p. 1637.

41 J.-C. Poignant, « Revue pharmacologique sur l'amineptine », *L'Encéphale*, vol. Ⅴ, 1979, p. 709. 在一篇基于 40 个临床案例的论文里,作者们指出,氨肽素对反应性抑郁症和神经性抑郁症有效,"它似乎有利于人际关系,使医患的治疗关系更融洽",而且"就征候学而言,我们认为氨肽素……不仅在生理上而且在精神上都是一个很好的去抑制剂"。M. Laxenaire et P. Marchand, « Essais cliniques de l'amineptine (à propos de 40 cas) », *Psychologie médicale*, vol. 11, n° 8, 1979, p. 1731.

42 J.-D. Guelfi, «Implications pratiques des données modernes de la psychopharmacologie », *L'Évolution psychiatrique*, n° 4, vol. 45, 1980, p. 808. Godard et Regnauld, art. cité, p. 7. 菲芙认为像诺米芬辛这样的药物同安非他命类似。Fieve, art. cité (1979), p. 679. 珀罗(M. Porot)在 1973 年强调有必要警惕强化剂和精神兴奋剂:"现在将安非他命类归入 B 类药物能够避免不久以前还在犯的错误,这类药物太容易引发焦虑反应,却没有任何治疗效果。"M. Porot, « Principes généraux de la thérapeutique des états dépressifs », *Les Cahiers de médecine*, *op. cit.*, p. 575.

43 比如,1979 年 5 月在蒙特克洛举行的名为"情绪失衡的现代治疗方法"的研讨会上,有发言者指出:"目前取得的进展主要涉及耐受性和那些具有更明显镇定或刺激作用的抗抑郁剂。这些进展能让我们为诸如焦虑性抑郁症等病症选择更恰当的初期治疗方案，也能让我们为尽管默默无闻却警惕心强的门诊治疗提供更好的选择。”L. Colonna et M. Petit, « Sémiologie dépressive et orientation de la prescription », *L'Encéphale*, vol. Ⅴ, n° 5 1979, p. 642.

44 R.-R. Fieve, in R.-R. Fieve (ed.), *op. cit.*, p. 2.

45 带介绍性质的论证，参见：*La Dépression*. Actes des Ⅶ[es] Journées nationales de la psychiatrie privée, *Psychiatries*, n° 36, 1979, p. 7。

46 穆萨维说："问题的复杂性在于抑郁症作为一个类别却包含了巨大的异质性，还在于抑郁症药物具有很大异质性。”D. Moussaoui, « Place respective des différents antidépresseurs en thérapeutique », *L'Encéphale*, Ⅴ, 1979, p. 703.

47 “这类人群长期服用各种药物，这会导致他们病症的初期典型表现被最终掩盖。”C. Ballus et C. Gasto, « Le rôle du généraliste dans l'assistance psychiatrique », in P. Pichot et W. Rein (dir.), *L'Approche clinique en psychiatrie*, Le Plessis-Robinson, Les Empêcheurs de penser en rond, vol. Ⅲ, 1991, p. 74.

48 汉密尔顿说："即便有例外，大部分已发表的研究都证实了这个普遍观点。” M. Hamilton, « Le pronostic dans les dépressions », *La Revue de médecine*, 21-28 janvier 1980, p. 142. 在1970年的纽约研讨会上，一位精神药理学家总结了由美国国家心理健康研究所主持、乔纳森·科尔指导的关于住院病人的抑郁症治疗的研究。这项研究在接受氯丙嗪、丙米嗪、苯二氮䓬和安慰剂治疗的患者之间进行了比较："神经性抑郁症患者在使用安慰剂时与使用任何活性药物时的效果相同。这些最新实验结果与调研得到的结果一致，即丙米嗪对内源性抑郁症特别有益，但对神经性抑郁症的价值不大。”艾伦·拉斯金继续写道："总体而言，我希望我们的实验结果能鼓励研究人员继续寻找具有更加广泛实用性且真正有效的抗抑郁药物。”« Drugs and depression subtypes », in R. R. Fieve (ed.), *op. cit.*, pp. 94-95.

49 R. Kühn, « Dépression endogène et dépression réactionnelle », art. cité, p. 16.

50 R. Kühn, « The treatment of masked depression », in Kielholz (ed.), p. 190.

51 “现在的疗效标准不足以‘个性化’每种药物，它们的目标症状只有抗焦虑、镇静或刺激。”L. Colonna et M. Petit, art. cité, p. 642.

52 R.-R. Fieve, art. cité (1979), p. 674.

53 我将在下一章详细介绍 5-羟色胺。

54 尤其参见：H.-M. van Praag (ed.), *Neurotransmission and Disturbed Behavior*, Amsterdam, Bohn BV, 1977。这本书在二十年后才又提到这点：W.-B. Essman (ed.), *Serotonin in Health and Disease*, New York, Spectrum, 1997。

55 O. Lingjaerde, « Le rôle de la sérotonine dans les troubles de l'humeur », *L'Encéphale*, V, n° 4, 1979, p. 500.

56 氨肽素、诺米芬辛、米安色林(miansérine)、吡贝地尔(piribédil)、溴隐亭(bromocriptine)。

57 J.-P. Boulenger et D. Moussaoui, art. cité, p. 117.

58 林加德(Lingjaerde)说："然而，将精神病理症状简化为某个单胺能系统的功能失调，这样的做法似乎会让治疗结果带有偶然性。"O. Lingjaerde, art. cité, p. 116. 洛和库克(Cuche)指出："将单胺能作为抑郁症源头的假说似乎是一种近乎荒谬的简单化做法。"H. Lôo et H. Cuche, *op. cit.*, p. 596. 这些研究者都参考了下面这项研究：É. Zarifian, « Dépressions: hypothèses monoaminergiques », *Annales de biologie clinique*, 37, 1979。穆萨维说："关于抑郁症的生物紊乱和抗抑郁药物的作用机制的研究文章汗牛充栋，但有关这类方法的治疗率的临床数据和研究却少得可怜。"D. Moussaoui, art. cité, p. 702.

59 É. Zarifian et H. Lôo, *Les Antidépresseurs*, Paris, Laboratoires Roche, 1982. 1983 年，皮埃尔·德尼科和爱德华·扎里夫安指出，抑郁症"尽管在临床上是一个单一概念，但在生化领域却是一个异质的实体"。Pierre Deniker et Édouard Zarifian, «Perspectives d'utilisation de la L. Dopa en psychiatrie », *Entretiens de Bichat*, 1983, p. 339. 多巴是多巴胺的前身。扎里夫安在 1973 年通过撰写关于多巴的医学论文通过了博士答辩。

60 Tissot, art. cité (1984), p. 621.

61 D. Widlöcher et J. Delcros, « De la psychologie du deuil à la biochimie de la dépression », *La Revue du praticien*, numéro spécial consacré aux « Dépressions », 11 septembre 1978, p. 2963. "目前，在病人的叙述中，抑郁一词满天飞，有时候在医生的语言中也是如此。这个词不但被用来表达悲伤或反映生活困难导致的压力状态，还被用来描述各种形式的心境疾病。" D. Widlöcher et F. Binoux, « La clinique de la dépression », article introductif, p. 2953. 这本专刊是从心理病理学角度编写的。

62 J.-C. Scotto, art. cité (1985), p. 1633.粗体为我所加。

63 手册第一版可以追溯到 1952 年。制作它是为了帮助诊断比精神病更轻的其他精神类疾病。在第二次世界大战期间，当时的精神病分类法对军事精神病学家来说用处不大，因为它们不能用来诊断因战斗而导致的精神疾病。手册第一版是基于退伍军人管理局的数据分类制作的。它为精神病学提供了一个工具，让后者开始面向非住院人群和仅患有轻度精神病的人。手册第二版以世界卫生组织《国际病病分类（第八版）》中有关精神障碍的部分为基础制作，二者都在 1968 年出版。"心境障碍"一词起初出现在军事管理术语中，后来被手册第一版采用。*The Rhetoric of Science in Psychiatry*, New York, Aldine de Gruyter, 1992, S. Jackson, *op. cit.*, et A. Young, *The Harmony of Illusion. Inventing Post-traumatic Stress Disorder*, Princeton, Princeton University Press, 1995, pp. 94-107.

64 G. N. Grob, *Mental Ilness and American Society—1875-1940*, Princeton, Princeton University Press, 1983, et R. Castel, F. Castel, A. Lovell, *op. cit.*

65 关于阿道夫·迈耶，参见：G.-N. Grob, *op. cit.*, p. 112 *sq.*

66 关于透过法国精神分析看法国式"主体"的特征，参见：infra, chap. Ⅶ。

67 S.-A. Kirk et H. Kutchkins, *op. cit.* 还可参见：M. Wilson, « DSM-Ⅲ and the transformations of american psychiatry », *American Journal of Psychiatry*, 150, 3, mars 1993, et A.-M. Freedman, « American viewpoints on classification », *Integrative Psychiatry*, 7, 1991.

68 有关抑郁症的部分，参见：N. Sartorius, « Description and classification of depressive disorders—Contribution for the definition of the therapy-resistance and of therapy resistant depression », *Pharmakopsychiat*, 7, 1974, p. 76.

69 D. Healy, *The Antidepressant Era*, *op. cit.*, chap. 3.

70 更宽泛地说，我们当时在法国看到的更多是笼统争论，缺乏建立在严谨论据上的辩论。1984 年在里尔举办的公共精神病学大会的一次工作坊上，有研究者讨论了手册第三版。J.-P. Descombey, « Subjectivité, scientificité, objectivité, objectivation: le DSM-Ⅲ et ses retombées sur la pratique et la recherche », *L'Information psychiatrique*, vol. 61, n° 5, juin 1985.这位研究者认为手册第二版预示着精神病学的终结。《精神病学交锋》(*Confrontations psychiatriques*)在 1984 年做了一期专题，描述了新分类法，进行了反思。这期杂志的编者巴伊-萨林(Bailly-Salin)表达了很强的忧虑："精神病学的精髓或许……会被抽空。"(第 7 页)但他也强调"重新思考目前的分类法"是有益的。

法学教授兼精神分析师皮埃尔·勒让德尔在文章中将手册看作打着美国管理模式的旗号进行去主体化的活动。

71 自20世纪60年代以来，这类方法一直在被呼吁采用。举两个例子。为了解决诊断混乱的问题，保罗·基尔霍兹在1962年建议："有必要为各种抑郁表现创建一个术语表和国际诊断标准。"Art. cité，p. 403.让·德莱在1966年的华盛顿国际神经精神药理学会研讨会上指出："鉴于精神类药物数量的增多和种类的多样化，鉴于这些药物的应用范围已经扩展到几乎所有形式的精神疾病，对于我们而言，发展出更严格的评估手段已经变得必需。这些手段对于获得有效统计数据不可或缺，我指的是在诊断和治疗的评估方面能取得一致性的统计数据。"Art. cité，p. 19.他还说："经验表明，临床医生最容易就基本症状达成一致意见，他们只会简单观察是否存在症状，但不会做病因学的诠释。"（第20页）

72 缺乏对法国精神病学职业现状的研究。罗伯特·卡斯特尔在《风险管理》一书中用了一章来讨论，参见：Robert Castel，*La Gestion des risques*，*op. cit.*。奥吉恩（A. Ogien）和托利多（M. Tolédo）在《精神病学职业》一书中研究了机构内的精神病学，参见：« Le métier de psychiatre »，in P. Aïach et D. Fassin (dir.)，*Sociologie des professions de santé*，La Garenne-Colombes，Éditions de l'Espace européen，1992。

73 我们可以在下面这部著作中找到法国心理学和精神分析学关系史的一些要素：D. Anzieu，« La psychanalyse au service de la psychologie »，*Nouvelle Revue de psychanalyse*，« Regards sur la psychanalyse en France »，n° 20，1979。

74 扎里夫安指出，目前，精神病理学只在心理学里讲授（*Ibid.*，p. 119）。他说，1996年，法国的精神病学从业者大约由100所左右的大学型医院的医生、4000名公立医院的精神科医生和6000名私人诊所的医生组成。就大学型医院的医生而言，占主导地位的是圣安妮医院，他们倾向于"生物学化"精神病学（*Ibid.*，p. 113）。而多元方法主要在非大学系统的公立医生那里是主流。

75 C. Barazer et C. Ehrenberg，art. cité. 里戈（A. Rigaud）和马克（M.-M. Maquet）在他们的文章中也表达了同样的看法，参见：« Propos critiques sur les notions d'addiction et de conduites de dépendance. Entre lieux communs et chimères »，in D. Bailly et J.-L. Venisse (dir.)，*Dépendances et conduites de dépendance*，Paris，Masson，1994。

76 由柯克（Kirk）和卡奇金斯（Kutchkins）引用，参见：Kirk et Kutchkins，*op. cit.*，p. 6。唐纳德·W.古德温（Donald W. Goodwin）讲述了他如何作为"弗

洛伊德的狂热追随者"开始自己的职业生涯。而后他在圣路易斯的华盛顿大学工作,他的部分同事在未来推动了手册第三版的颁布。他说:"我喜欢这些医生,因为他们的思考方式是医生式的,而不是精神导师式的。他们有一套精神病学的实用方法,我能感觉到这套方法是科学的。"G. Edwards (ed.), *Addictions. Personnal Influences and Scientific Movements*, New Brunswick et Londres, Transaction Publishers, 1991, p. 145.

77 R. Castel, F. Castel, A. Lovell, *op. cit.*, p. 187 *sq.*

78 L.-N. Robins et D.-A. Regier (ed.), *Psychiatric Disorders in America. The Epidemiological Catchment Area*, New Yok, Free Press, 1991. 在这本书的导言里,作者着重指出了这三个问题。

79 后面两个版本的导言只是在此基础上从精神病理论角度对第三版导言做了一些细微改动。

80 R.-L. Spitzer, « Introduction », *Manuel diagnostique et statistique des troubles mentaux*, *troisième version*, trad. fr., Paris, Masson, 1983, p. 9.

81 负责手册第三版修订版法文版的编辑皮埃尔·皮肖写道:"它可能是全世界发行量最大的精神病学著作之一。……就像19世纪末克雷佩林的著作所取得的成就一样,它一出版,就迅速成为精神科医生无法忽视的参考文献。"*Manuel diagnostique et statistique des troubles mentaux*, *troisième version révisée*, trad. fr., Paris, Masson, 1989, p. Ⅴ.

82 斯皮策写道:"由于手册第三版在病理学领域不带理论性质,所以编者会事无巨细地描述精神障碍的各种表现形式,他们只在极少数情况下提到了障碍为何会发生……这种方法可被视作'描述性'方法,因为它对精神障碍的定义建立在对它特征的描述上。"*Ibid.*, p. 10.

83 费格纳等人(1972年)的文章和斯皮策等人的文章(1978年)是国际精神病学文献中引用次数最多的文章。圣路易团队的工作成果被翻译成了法语,由普兰蒂(F. Plantey)和普朗科(D. Pringuey)以"圣路易学院诊断标准"为题介绍了他们的文章。« Les critères diagnostiques de l'École de Saint-Louis », *L'Encéphale*, Ⅳ, 1978.

84 "手册第三版及其修订版反映了我们的领域越来越重视作为理解精神障碍基础的那些数据的可靠性",参见:« Introduction », *Manuel diagnostique et statistique des troubles mentaux*, *troisième version révisée*, p. ⅩⅩⅩ。

85 *Manuel diagnostique et statistique des troubles mentaux*, *troisième version*, *op. cit.*, p. 329.

86 *Ibid.*, Annexe C, p. 410.

87 R. Spitzer, *Manuel diganostique et statistique des troubles mentaux*, *troisième version révisée*, *op. cit.*, « Introduction », p. XXVIII.

88 抑郁症的可信度是 37,精神分裂症是 50。G. L. Klerman et alii, « Neurotic depressions: a systemic analysis of multiple criteria and meanings », *American Journal of Psychiatry*, n° 136, 1979, cité par A. Haynal, « Problèmes cliniques de la dépression », *Psychologie médicale*, vol. 16, n° 4, 1984, p. 610, et par P. Pichot, « Actualisation du concept de dépression », *L'Encéphale*, VII, 1981, p. 310. 克勒曼的研究在精神病学界很有名,因为它曾被作为手册第三版里删除神经性抑郁症的依据。比肖在法国也做过一个相似的研究:« Le concept de dépression névrotique n'a aucune homogénéité », *ibid.*, p. 314。

89 我在这里引用了柯克和卡奇金斯所举的症状例子,参见:Kirk et Kutchkins, *op. cit.*, p. 52。另见:F. Plantey et D. Pringuey, art. cité, p. 326。在手册第三版与后面的第四版和第五版里,只需要这些症状持续两周便可作数。

90 我就不再细述精神病学领域里决疑论的细节了。阐释者指出,在手册第三版修订版中,"心境"一词被"情绪"代替,而且在后来的第四版里还出现了新的分支。参见:C. B. Pull, « Critères diagnostiques » in J.-P. Olié, M. F. Poirier et H. Lôo, *Traité des maladies dépressives*, Paris, Flammarion, 1995, p. 247 *sq*。

91 R. Spitzer, p. 12. 粗体为斯皮策所加。

92 Entretien avec M. Wilson, art. cité, p. 407.

93 在论述神经性障碍的段落的结尾,斯皮策解释说:"同样道理,像《国际疾病分类(第九版)》那样,将所有具有精神病性质的障碍全部归到同一个类别的做法,也不合理。"第 14 页。

94 *Ibid.*, Annexe C, p. 410.

95 比如,1978 年,F. 埃米尔-勒比格雷(F. Amiel-Lebigre)在谈到世界卫生组织的分类时说:"目前人们对心境障碍的重视增多是伴随《国际精神疾病分类》的演化发生的。在该分类的第八次修订版(1964 年)中,有五个条目专门针对抑郁症。到了由 35 国专家参与修订的第九版中,与抑郁状态有关的条目增加到了十条。"F. Amiel-Lebigre , « Épidémiologie des dépressions », in P. Pichot (dir.), *Les Voies nouvelles de la dépression*, *op. cit.*, p. 21.《国际精神疾病分类》的第九次修订与制作《精神障碍诊断与统计手册(第三版)》的过程是平行进行的。

96　比肖说："神经性抑郁症……是精神病学中最经常下的诊断。"Pichot, « Actualisation du concept de dépression », art. cité, p. 310.

97　F. 埃米尔-勒比格雷说："抑郁症在评估上遇到的问题主要是在神经性抑郁症上。"F. Amiel-Lebigre , art. cité, p. 21.A. 海纳尔也说了同样的话，参见：« Problèmes... », art. cité, p. 610。罗斯(M. Roth)和克尔(T.-A. Kerr)写道："去掉神经性抑郁症的做法引出了不确定和矛盾，还导致了……很多问题。" M. Roth et T.-A. Kerr, « Le concept de dépression névrotique: plaidoyer pour une réintégration », in P. Pichot et W. Rein (dir.), *op. cit.*, p. 207.

98　G. Glas, « A conceptual history of anxiety and depression », in J.-A. den Boer et J.-M. Ad. Sitson (ed.), *Handbook of Depression and Anxiety. A Biological Approach*, New-York-Bâle-Hong-Kong, Marcel Dekker Inc., 1994, p. 36. 亚瑟・塔托西安指出："这种抑郁障碍优先于焦虑障碍的情况在手册第三版中显而易见。"Arthur Tatossian, rapport cité, p. 289.

99　在世界卫生组织的《国际疾疾分类(第十版)》的导言中，作者们这么写道："尽管存在一些问题，但'障碍'一词还是在分类法中被广泛使用。如果使用其他术语，比如'疾病'("affection"或"maladie")，将会引出更大的问题。'障碍'不是一个精确的术语：在《国际疾疾分类(第十版)》中，它仅用来表示在临床上可被识别的症状和行为的集合，而且在大多数情况下，这些症状和行为都与痛苦和个人的功能性紊乱有关。"*Classification internationale des troubles mentaux et des désordres du comportement*, trad. coordonnée par C.-B. Pull, OMS, Paris, Masson, 1993, p. 4.

100　M. Wilson, art. cité, p. 408. 柯克和卡奇金斯写道："诊断是将一个叙述感受模糊的病人变成患有被定义的精神障碍的客户的第一步。"Kirk et Kutchkins, *op. cit.*, p. 222.

101　F. Amiel-Lebigre, art. cité, in P. Pichot (dir.), *Les Voies nouvelles de la dépression*, *op. cit.* p. 21.

102　这是柯克和卡奇金斯对手册第三版的一个主要批评点。埃里克・丰邦内(Éric Fombonne)和瑞贝卡・福科尔(Rebecca Führer)写道："目前缺乏评估精神病理现象的有效标准，也缺乏精神疾病的真实证明，但这并不妨碍我们对具有明确定义的临床现象进行可靠的测量。……最后，人们往往会将有效性和定义实体这两件事混为一谈。目前我们在流行病学研究里发展出的方法是对临床现象提出的新定义和理解，以便提高测量的可信度。但有人却以有效度的名义对它提出批评。它实际上与有效度完全不是一回事。”Éric Fombonne et Rebecca Führer，« Épidémiologie et psychiatrie：questions de méthodes »，*Sciences sociales et santé*，Ⅳ，n° 1，février 1986，p. 111. 还可参见：É. Fombonne，« La contribution de l'épidémiologie à la recherche étiologique en psychiatrie：des facteurs de risque aux mécanismes de risque »，*Revue d'épidémiologie et de santé publique*，41，n° 4，1993.

103 A. Haynal，art. cité（1984），p. 612.粗体为作者所加。

104 A. Tatossian，art. cité，p. 296.粗体为作者所加。

105 L. Israël，« Fin des hystéries，fin d'une psychiatrie? »，1986，repris dans *Boiter n'est pas pécher*，Paris，Denoël，1989，p. 208.

106 J. Bergeret，rapport cité，p. 919.“例如，看看现在精神类药品是如何地大获成功，我们依靠它们来照顾我们紊乱的情绪，但它们又给我们制作出新情绪。我们吃了这种药，又吃那种药，这不算吸毒成瘾吗？从长远来看，这无疑具有破坏性。它会不会首先体现的是人们想要改变自身状态，想要让‘内在环境’立即改变的疯狂欲望呢？”« Présentation »，*Nouvelle Revue de psychanalyse*，*op. cit.*，p. 7.

107 H. Demel，art. cité，in Kielholz（ed.），pp. 248-249.

108 P. Legendre，*L'Inestimable objet de la transmission*，Paris，Fayard，1985，p. 362.

第三部分 匮乏的个人

导言 病态的行动，主体形象的第二次变化

1 无论怎么说，肯定自己都是一种努力，它有相应的要求，需要特殊的技能——即便这些技能不再是让身体服从纪律的那些旧技能。

第六章 抑郁性宕机

1 R. Jouvent et J. Pellet，« Les dépressions résistantes et leurs traitements »，*La Revue du praticien*，tome ⅩⅩⅩⅤ，n° 27，11 mai 1985，

p. 1647.

2 D. Widlöcher, « L'évaluation quantitative du ralentissement psychomoteur dans les états dépressifs », *Psychologie médicale*, n° 13, 1980, et « L'échelle de ralentissement dépressif: fondements théoriques et premiers résultats », *Psychologie médicale*, *ibid*.达尔库特教授(Pr Darcourt)写道："将精神动力减弱看作抑郁症的症状之一，这当然是传统做法，但在这些研究发表之前，过去的人们根本不会将减弱当作重要问题。"« Place du ralentissement parmi les autres symptômes dépressifs », *Psychologie médicale*, *ibid*., p. 61.

3 D. Widlöcher, « Fatigue et dépression », *L'Encéphale*, vol. Ⅶ, n° 4, 1981, p. 349. 本卷出版的是 1980 年在蒙特卡洛举行的"欧洲多学科对抗抑郁症"研讨会的论文。

4 *Ibid*., pp. 349 et 350. 维德洛切从中看到了"抑郁症所有临床形式共有的一个综合征"，这个综合征"是一种反应，因为它在临床上通常由心理事件引发，它也是人类正常情绪的一般基础"。他又说："这个理论与认为存在多个抑郁症的理论相反，也与(圣安妮派秉持的)情绪障碍理论相对立。"« L'échelle de ralentissement dépressif: fondements théoriques et premiers résultats », art. cité, p. 53.

5 D. Widlöcher, *Les Logiques de la dépression*, *op. cit*., p. 235.

6 D. Widlöcher, *ibid*., p. 255.

7 L. Colonna, H. Lôo, É. Zarifian, « Chimiothérapie des dépressions », *La Revue du praticien*, vol. XXII, n° 32, 11 décembre 1972, dossier « Médications psychotropes », p. 4437.

8 比如，可参见：« Les nouveaux antidépresseurs », *La Revue du praticien*, n° 268, tome 8, 26 sept. 1994, 或 M. Bourin, « Quel avenir pour les antidépresseurs? », *La Lettre du pharmacologue*, vol. 8, n° 4, avril 1994。

9 G.-R. Cloninger, « Indoleamines. The role of serotonin in clinical disorders », in Bloom et Kupfer (ed.), « FDA panel backs SB's anti-dépressant paxil », *Financial Times*, *Pharmaceutical Business News*, 9 octobre 1992, tableau, p. 479.

10 P. Lemoine, « Bien prescrire les psychotropes, les antidépresseurs », *Le Concours médical*, 18 mai 1991, p. 1413.

11 D. Ginestet, F. Chauchot, D. Olive, « Existe-t-il des classifications pratiques des psychotropes? », *La Gazette médicale*, 99, n° 21, 1992, p. 38.

12 H. Lôo, « Préface » à « La dépression: de la biologie à la pathologie », *L'Encéphale*, XX, décembre 1994, p. 619.

13 参见这本就论述这个疾病而言在世界范围内被采纳的参考书:J. Rapoport, *Le Garçon qui n'arrêtait pas de se laver*, Paris, Odile Jacob, 1991, rééd. coll. « Opus », 1998 (éd. américaine, 1989)。有关强迫症的精神病学文献浩如烟海。只举一个法国文献为例,参见: le numéro spécial de *L'Encéphale*, consacré à ce thème: « Les troubles obsessionnels-compulsifs et leurs traitements », XVI, sp. I, juillet-août 1990。自从嘉基公司在1964年推出了氯米帕明,强迫症这个类别就一直得到推销。Georges Beaumont, in Healy, *op. cit.*, p. 311 et D. Healy, « The history of British psychopharmacology », in H. Freeman et G. E. Berrios (ed.), *150 Years of British Psychiatry*, vol. II, *The Aftermath*, p. 74. 强迫症也被纳入《精神障碍诊断与统计手册(第三版)》中。

14 M. Bourin, « Quel avenir pour les antidépresseurs? », art. cité, p. 102. 还可参见:S. Champoux, « Antidépresseur: un terme trompeur », *Quotidien du médecin*, 12 juin, 1989, p. 28; C. Spadone, « Le big bang de la chimiothérapie psychotrope », *Abstract neuro & psy*, n° 100, 15-31 mai 1993; ou F. Peyré, « Les antidépresseurs en dehors de la dépression », *La Revue du praticien*, vol. 44, n° 17, 1994, p. 2300。

15 R. Decombe, D. Bentué-Ferrer, H. Allain, « Le point sur la neurotransmission dans les dépressions », *Neuro-psy*, vol. 6, n° 11, décembre 1991, p. 574.

16 S. Stora et S. Perretti, « À déprimés divers, antidépresseurs différents », *Actualité*, *Innovations-Médecine*, supplément au n° 35, 1996, p. 18.

17 S.-L. Brown et H.-M. van Praag (ed.), *The Role of Serotonin in Psychiatric Disorders*, Clinical and Experimental Psychiatry Monograph n° 4, New York, Brunner/Mazel, 1991. 尤其注意参见导论。此外,还可参见下面这篇文章:Brown, Bleich et van Praag, « The monoamine hypothesis of depression: the case of serotonin », 在同一卷。

18 它"是平衡的神经递质"。M. Briley, « Les récepteurs 5-HT, une famille nombreuse », *Le Journal international de médecine*, *op. cit.*, p. 6.

19 Herman van Praag, in D. Healy, *op. cit.*, pp. 370-372.

20　参见第五章。正如亚瑟·塔托西安所说："普通科的诊治结构以及到普通科就诊的病人的精神疾病程度轻微，这些现实似乎都在说明普通科的确更适合维度模式。"Arthur Tatossian, art. cité, 以及：D. Cremniter, « Aspects épidémiologiques de la dépression vue en médecine. Généralistes et psychiatres ne voient pas les mêmes dépressions », *La Revue du praticien*, n° 325, 22 janvier 1996, dossier « Les dépressions vues par les médecins généralistes »。

21　"尽管这些疾病的表现不同，它们都具备一个共同症状：所有病人都难以控制自己的冲动。"M.-H. Thiébot et M. Hamon, art. cité, p. 83. 还可参见：P. Benkimoun, « Sérotonine et agressivité », *Impact médecin hebdo*, n° 301, 24 nov. 1995, p. 34。

22　H. Dufour, « Les inhibitions dépressives », in « Le concept d'inhibition en psychiatrie », *L'Encéphale*, n° 5, supplément, 1978, p. 435.

23　参见研讨会上介绍征候学部分时的"导言"：Y. Pélicier, *ibid.*, p. 403。同样的观点，十五年后依然存在，比如：« L'inhibition, un concept fondamental », entretien avec Daniel Sechter, in *Le Journal international de médecine*, *op. cit.*, p. 12。

24　"躁动并非减弱的反面，而是掩盖减弱的一种方式。"D. Widlöcher, « L'échelle de ralentissement dépressif: fondements théoriques et premiers résultats », art. cité, p. 55.

25　L. 科隆纳(L. Colonna)写道："焦虑和抑制，我们很难在不提到一个词的情况下，去谈另一个词。" L. Colonna, « Les inhibitions anxieuses », *L'Encéphale*, n° 5, supplément, 1978, *op. cit.*, p. 439. J. 古约塔特写道："如果精神动力方面的抑制被消除，焦虑程度就会增加，因此抑制才会被看作对焦虑的一种防御。"J. Guyotat, « Inhibitions et antidépresseurs », *ibid.*, p. 533.

26　A. Braconnier et F. Morel, « Psychopathologie de l'impulsivité », *Psynergie*, 4e trim. 1995, p. 2.

27　*Ibid.*, p. 14.

28　D. Ginestet, F. Chachot et D. Olive, art. cité, p. 40.法国国家健康和医学研究所的研究员米歇尔·哈蒙(Michel Hamon)对《科学和未来》(*Science et Avenir*)杂志的访谈者说："就男性而言，他们的冲动、攻击甚至暴力行为通常与5-羟色胺的异常低水平脱不了干系。"« Sérotonine, l'inhibition », septembre 1995, p. 31.

29　A. Braconnier et F. Morel, art. cité, p. 5.

30 马尔丁(A. Martin)说,“精神病理学描述领域出现了一种强烈的膨胀趋势”,参见:« L'inhibition en psychopathologie. Historique de l'approche clinique », *Nervure*, hors-série « Psychasthénie et inhibition », janvier 1996, p. 25。

31 这是对多个中心的813名普通科医生的调查,调查评估了15 076名病人。*Le Quotidien du médecin*, 13 octobre 1997, et *L'Information psychiatrique*, novembre 1998, pp. 972-973.(来自“实验室信息”部分,因为该调查是由一家生产抗抑郁药的公司资助的。)

32 M. Bourin et C. Cerlebaud, « La dépression et les antidépresseurs en médecine générale », *Le Concours médical*, 8 juillet 1989, p. 2301. 作者分析了从卢瓦尔-大西洋省(Loire-Atlantique)所有普通科医生(690名医生)那里获得的调查问卷结果。

33 马尔丁写道:“在最近的研究中,人们倾向于将对抑制概念的关注聚焦到神经性抑制上,或者更准确地说,是集中到焦虑性抑制上。”A. Martin, art. cité (1996).

34 J. Tignol et M. Bourgeois, « La désinhibition et ses risques », Colloque sur l'inhibition, *L'Encéphale*, *op. cit.*, p. 460.

35 J. Guyotat, « Inhibitions et antidépresseurs », p. 537.

36 特别是在普通科,衰弱已经替代内疚,成为病人重点叙述的内容。在去普通科医生那里就诊的抑郁症患者中,“精神痛苦和因内疚而痛苦的情况并不常见”。D. Cremniter, « Aspects épidémiologiques de la dépression... », art. cité, p. 27. “内疚很少被表达……衰弱有可能达到极点。”参见:Christian Mockers, « Anxiété et dépression souvent associées », *Panorama*, n° 3426, 18 juillet 1991。还可参见:« Les états anxiodépressifs: deux personnes sur dix sont concernées », *Gazette médicale*, n° 24, 1991。

37 精神病学家用“心境恶劣”这个术语来表述它——我将在第七章重新说明这个概念。皮肖补充说:“在手册第三版及其修订版的索引里,提到神经衰弱一词时,下面注明的是:‘参见心境恶劣。’” « La neurasthénie, hier et aujourd'hui », *L'Encéphale*, sp. « Syndrome de fatigue, neurasthénie, psychasthénie, thymasthénie, dysthymies », XX, 1994, p. 545.

38 1990年的一项调查显示,这种综合征“接近于长期以来被我们称为‘神经衰弱’那种病”。Y. Lecrubier et G. Jourdain, art. cité, p. 656. “慢性抑郁症的概念……对应了过去所说的神经衰弱或神经性抑郁症。”D. Widlöcher, art.

cité (*La Revue du praticien*, 1985), p. 1614.

39 P. Pichot, « La neurasthénie... », art. cité, p. 548.在同一本书中,还可参见:Y. Lecrubier et E. Weiller, « La neurasthénie et la thymasthénie », 在这篇文章里,心境取代了神经。

40 S. Wessely, « Le syndrome de fatigue chronique », *L'Encéphale*, XX, 1994, *op. cit.*, p. 581. 在同一本书中,还可参见: L. Crocq, « Les recherches sur la fatigue en France dans les vingt dernières années »。

41 关于这点,参见:S. Mulhern, « À la recherche du trauma perdu », *Chimères*, n° 18, 1992-1993, et « L'inceste, au carrefour des fantasmes et des fantômes », in D. Castro (dir.), *L'Inceste*, Paris, L'Esprit du Temps, 1995, ainsi que I. Hacking, *op. cit.*。

42 T. Lempérière, *Entretiens de Bichat*, 1973, art. cité, p. 285.

43 1978年,丹尼尔·维德洛切写道:"转换型歇斯底里症会让病人远离精神分析师,更广泛而言,是远离所有精神科医生。为了满足自己的需求,他们会求助普通医学,去看普通科医生或神经科医生。"Daniel Widlöcher, « L'hystérie dépossédée », art. cité, p. 75.

44 这就是为什么"(带有抑郁症性质的)歇斯底里症数量最多"。L. Israël, *op. cit.*, p. 161. 斯特拉斯堡医科教学及医疗中心负责人米歇尔·帕特里斯(Michel Patris)认为:"越来越多的歇斯底里症病人在抱怨典型的歇斯底里躯体症状之外,又增加了抑郁症性质的叙述,这会给人一种幻觉,让人觉得他们的神经症可以用抗抑郁药来治疗。"Michel Patris, « Dépression et suggestion hypnotique », « Autour de la dépression », *Confrontations psychiatriques*, *op. cit.*, p. 271.

45 Drs Garoux et Ranty, « L'asthénie en psychiatrie et en pathologie psychosomatique », *Psychologie médicale*, n° 10, 1978, p. 2539. 这一期的内容完全关于疲劳。两位作者都认为,衰弱是歇斯底里和抑郁病态结构的一个症状。而且,在他们看来,衰弱"越来越作为一个独立症状出现",第2534页。

46 M.-S. Gold, *The Good News about Depression*, New York, Bantam Books, 1995 (1re éd. 1986), p. VII.

47 *Ibid.*, pp. X et XI.

48 R. Spitzer, in *op. cit.*, p. 9.

49 A. Frances, « Introduction », in *op. cit.*, p. XXI.

50 勒内·蒂索(René Tissot)拥有无可挑剔的精神药理学方面的专业素

养。他说:“单胺类物质的失衡永远无法单独揭示忧郁症患者的悔恨心理。” René Tissot, « Quelques aspects biochimiques du concept d'inhibition en psychiatrie », *L'Encéphale*, 5, 1979, p. 516.

51 C. Dowling, *Rien ne sert de souffrir*, Paris, Grasset, 1991 (éd. américaine 1991), pp. 47-48. 在书的开头,她引用了内森·克莱恩的话:“长期以来,精神病学的主要关注点都被谵妄所占据(原文如此!),结果导致人们认为,每一种情感障碍都需要就病人的经历进行无休止的深度谈话。”

52 《抑郁疾病专论》的出版(sous la direction de J.-P. Olié, M.-F. Poirier et H. Lôo, Paris, Flammarion, 1995)就是这种分割的例子之一。还可参见:H. Lôo et T. Gallarda, *La Maladie dépressive*, Flammarion, coll. « Dominos », 1997。只有一本书是例外,即《精神病理学专论》(publié sous la direction de D. Widlöcher, Paris, PUF, 1994)。

53 D. Widlöcher, « Introduction » au numéro spécial « La dépression » de *La Revue du praticien*, tome 35, n° 27, 11 mai 1985, p. 1613. 这点是精神病学普遍承认的结论。一些研究曾让健康的志愿者服用丙米嗪(尤其是古德曼和吉尔曼在 1970 年进行的研究),结果显示:丙米嗪“不会让正常人产生兴奋感。相反,它会产生疲劳感”。P.-A. Lambert, « Les effets indésirables des antidépresseurs tricycliques », *Thérapie*, 1973, n° 28.

54 比如:« Troubles anxieux et systèmes sérotoninergiques », deux numéros spéciaux de *Canal Psy*, août 1994 et janvier 1995。

55 « FDA panel backs SB's anti-depressant Paxil », *Financial Times*, *Pharmaceutical Business News*, 9 octobre 1992.

56 B.-L. Jacobs et C.-A. Fornal, « Serotonin and behavior: a general hypothesis », in F.-E. Bloom et D.-J. Kupfer, *op. cit.*, p. 461.还可参见:G. R. Heninger, « Indoleamines. The role of serotonin in clinical disorders », p. 471。适合普通读者阅读的法文非科学专业类著作,比如有:M.-H. Thiébot et M. Hamon, « Un agent multiple: la sérotonine », *Pour la science*, n° 221, mars 1996。

57 关于这方面,可参见:M.-J. Norden, *Beyond Prozac*, Harper Collins, 1995, et E. Wurtzel, *Prozac Nation. Young and Depressed in America*, New York, Houghton Mifflin, 1994。这两本书最近刚被翻译成法语。与彼得·克莱默持相同观点的哲学兼精神病学著作还有:P.-C. Whybrow, *A Mood Apart. Depression, Mania, and Other Afflictions of the Self*, New York, Basic

Books, 1997.

58　L. Colonna et M. Petit, art. cité, *L'Encéphale*, vol. V, n° 5, 1979, p. 648. 还可参见:L. Colonna et alii, « États dépressifs: symptômes cliniques et hypothèses monoaminergiques », *L'Encéphale*, vol. IV, n° 1, 1978。

59　J. Glowinski, L. Julou, B. Scatton, « Effets des neuroleptiques sur les systèmes aminergiques centraux », *Confrontations psychiatriques*, 1975, *op. cit*. 雅克·格洛温斯基(Jacques Glowinski)与朱利叶斯·阿克塞尔罗德(Julius Axelrod)合作发现了去甲肾上腺素受体及其再摄取机制。阿克塞尔罗德因这一发现于1970年获得了诺贝尔医学奖。

60　S. Snyder, « Molecular strategies in neuropharmacology: old and new », in H.-Y. Meltzer (ed.), *Psychopharmacology. The Third Generation of Progress*, New York, Raven Press, 1987, p. 17.

61　对于这些问题,读者可以参阅戴维·希利的两本书。书中收录了对从20世纪50年代以来影响过精神药理学发展的研究人员的访谈,引用如前。关于单胺能假说,另见:D. Healy, *The Antidepressant Era*, *op. cit.*, pp. 155-179。

62　对于这两点,参见:S. Snyder, *op. cit.*, 尤其是第三章和第四章。20世纪60年代,斯奈德在位于马里兰州的贝塞斯达医学院的阿克塞尔罗德实验室攻读博士学位。还可参见:Arvid Carlsson, « Monoamines of the central nervous system: a historical perspective », in Meltzer (ed.), *op. cit.*。

63　R. Tissot, « Monoamines et régulations thymiques », *Confrontations psychiatriques*, n° 6, 1970, p. 122. 1959年发表的关于5-羟色胺的首批研究文章,其结果有令人疑虑之处(J. M. Fragos Mendes et J. A. Lopes do Rosario, « Signification et importance de la sérotonine en psychiatrie », *L'Encéphale*, n° 6, 1959, p. 503)。

64　H. Lôo et L. Colonna: « Les théories monoaminergiques de la dépression sont totalement réductionnistes », « Abord critique des recherches de perturbations monoaminergiques dans les dépressions », « Autour de la dépression », Congrès de New York, 16-19 septembre 1988, *Confrontations psychiatriques*, *op. cit.*, p. 364.

65　在十来篇文章里,可以参见:P. Boyer, « États dépressifs et marqueurs biologiques », *La Revue du praticien*, tome XXXV, 11 mai 1985, 和 P. Deniker, « Dépressions résistantes », *L'Encéphale*, XII, sp. octobre 1986。

66 J. Dalery et H. Lôo, *L'Encéphale*, XX, avril 1994, p. 179.

67 普拉格在1996年说:"尽管进行了35—40年密集的生物学研究,却没有任何生物学变量具有诊断意义。"参见:H. van Praag, in D. Healy, *op. cit.*, p. 367。还可参见: Alan Broadhurst, in *ibid.*, p. 129 ou L.-F. Gram, « Concepts d'antidépresseurs de seconde génération », *L'Encéphale*, sp. Ⅰ, mai-juin 1991, p. 115。弗朗西斯·艾伦在手册第四版的导言中写道:"生物学指标……不具备足够的灵敏度来诊断病人。"参见:Francis Allen, *op. cit.*, p. 10。另参见: J. Cussey et alii, « Sérotonine et dépression: aspects méthodologiques », *Psychologie médicale*, 25, 1, 1993, p. 76。

68 S.-L. Brown et H.-M. van Praag, « Why study serotonin in clinical psychiatric? », in S.-L. Brown et H.-M. van Praag (ed.), *op. cit.*, p. 4. 还可参见:Hollister, art. cité, p. 35。S. 斯奈德:"受体研究让我们有了了解药物副作用的可能。"S. Snyder, « Molecular strategie in neuropsychopharmacology: old and new », art. cité, p. 18.

69 "这在医学界和药学史上都实属罕见,因为我们是从生化假设出发去制造药物,我们希望制造出的药物能提前纠正研究人员指出的那些缺陷。" G. Robert, « Études cliniques d'un sérotoninergique. Examen de ses caractères spécifiques », *Psychologie médicale*, vol. 16, n° 5, 1984, p. 881. 这是一个反复出现的主题。

70 A. Uzan, « Agents prosérotoninergiques et dépressions », *L'Encéphale*, Ⅷ, 1982, p. 274. 第一项具有决定意义的研究是玛丽·阿斯伯格(Mary Asberg)在1976年发表的论文:她成功证明了70%的抑郁症患者体内缺乏5-羟色胺。

71 这是"让观察者最震惊之处……过去,我们习惯看到的是,精神动力方面的抑制发生在情绪抑郁之前"。G. Robert, art. cité, p. 883.

72 *Ibid.*, p. 884.

73 *Ibid.*, pp. 883-884.

74 A. Wauters, « Les troubles de l'humeur: implications de la sérotonine, applications thérapeutiques », *Entretiens de Bichat*, 1983, p. 83.

75 Y. Prigent, « Psychodynamique des chimiothérapies antidépressives », *L'Information psychiatrique*, vol. 67, n° 9, novembre 1991, p. 841.

76 *Elle*, n° 1974, 1983.

77 值得注意的是,戴维·希利在《抗抑郁时代》一书中没有提及吲达品。

在英国,似乎只有齐美定受到了一些关注。D. Healy, *The Antidepressant Era*, *op. cit.*

78 在实验第二阶段,研究人员将齐美定与阿米替林做了比较:齐美定的副作用要小得多。服用阿米替林的病人体重增加,而服用齐美定的病人体重没有变化。A. Coppen et coll., « Zimelidine: a therapeutic and pharmacokinetic study in depression », *Psychopharmacology*, n° 63, 1979, p. 201. 值得注意的是,洛和扎里夫安在 1977 年认为阿米替林是自 1957 年以来为数不多的取得进展的产品之一。H. Lôo et É. Zarifian, *Limites d'efficacité des chimiothérapies psychotropes*, Paris, Masson, 1977, p. 68.

79 *The Story of Prozac*, The Discovered Awards, Pharmaceutical American Association, Washington D. C., 1993, p. 15. 布莱恩·莫罗伊(Bryan B. Molloy)、雷·富勒(Ray W. Fuller)和大卫·黄(David T. Wong)三人合作发明了这种抗抑郁剂。

80 *Op. cit.*, p. 16.

81 以上内容,可参见:D.希利访谈集。还可参见:*The Antidepressant Era*, *op. cit.*, *The Story of Prozac*, *ibid.*。另见:C. Medawar, « The antidepessant web. Marketing depression and making medecines work », *International Journal of Risk and Safety in Medicine*, 10, 1997, pp. 86-87。

82 M.-S. Gold, *op. cit.*, p. X.

83 S. Snyder, « Molecular strategies in neuropharmacology: old and new », art. cité, p. 21.

84 而且还为精神分裂症研发出了针对每一种多巴胺受体的化合物。D. Coleman, « Move over, Prozac: new drugs », *International Herald Tribune*, 21 novembre 1996.

85 F. Stora et S. Peretti, « À déprimés divers, antidépresseurs différents », *Supplément Neurologie—Psychiatrie à Actualités-Innovations-Médecine*, n° 35, 1996, p. 20.

86 « Les inhibiteurs de la recapture de la sérotonine », *The Lancet*, éd. fr., art. cité, p. 27.

87 É. Zarifian, *Le Prix du bien-être*, *op. cit.*, p. 200.

88 S. Coignard, « Les prodiges de l'effet placebo », *Le Point*, 29 juin 1996. 百忧解是这二十种药物中唯一的精神类药物。

89 参见:les articles de B. Jönsson et P. Bebbington, J.-S. MacComb et

M.-B. Nichol, ainsi que de W.-F. Boyer et J.-P. Feighner, in B. Jönsson et J. Rosenbaum (ed.), *Health Economics of Depression*, John Wiley and Sons Ltd, 1993。至于其他书,还可参见:A. Stewart, « Revisiting the relative costeffectiveness of selective serotonin reuptake inhibitors and tricyclic antidepressants: what price inflation and subtherapeutic dosages? », *British Journal of Psychiatry*, 10, 1996, M.-I. Wilde et R. Whittington, « Paroxetine. A pharmacoeconomic evaluation of use in depression », *Pharmacoeconomics*, 8, 1995, B. H. Guze, « Selective serotonin reuptake inhibitors. Assessment for formulary inclusion », *Pharmacoeconomics*, 9 mai 1996, et R. Davis et M.-I. Wilde, « Sertraline. A pharmacoeconomic evaluation of its use in depression », *Pharmacoeconomics*, 10, 1996。据由制药业赞助的全国心理健康协会的一份报告估计,抑郁症每年给雇主造成的损失高达 238 亿美元(生产率下降和工作日损失)。关于新型抗抑郁药为保险公司节省的费用,还可参见:« New approvals change depression market », *Marketletter*, 17 janvier 1994。

90 它应该拥有最优的临床效果,即具有完全的疗效(治愈抑郁症),抗抑郁作用见效迅速,而且对具有抗药性和复发性的患者也有效。参见:P.-E. Gérard, V. Dagens, A. Deslandes, « 1960-2000: 40 ans d'utilisation des antidépresseurs », *Semaine des hôpitaux de Paris*, vol. 71, n° 23-24。

91 « Mise au point de molécules de plus en plus sélectives », *Impact médecin hebdo*, n° 370, 13 juin 1997. 还可参见:*Impact quotidien*, n° 941, 26 septembre 1996, *Le Quotidien du médecin*, 8 octobre 1996, 皮埃尔·法布尔中枢神经系统的医学主管对此做了摘要, *L'Information psychiatrique*, supplément au n° 6, juin 1997 et A. Fraser et coll., « Interactions de la sérotonine et de la noradrénaline dans la dépression », CINP, XXe colloque, Melbourne, juin 1996. *L'International Clinical Psychopharmacology*, vol. 11, supplément 4, septembre 1996, 这个杂志用了整整一期来介绍米那普仑(minalcipran)。

92 F. Dagognet, *La Raison et les remèdes*, Paris, PUF, 1964, p. 330.

93 A. Le Pape et T. Lecomte, *Aspects socioécomiques de la dépression. Évolution 1980-1981/1991-1992*, CREDES, 1996, p. 49. 在 60 岁及以上年龄组中,抑郁症发病率翻了一番,但在 20—29 岁年龄组中保持了稳定。巴黎地区的抑郁症患者比例为 5.4%,而全国平均水平是 4.7%。一些针对普通人群的调查结果似乎在表明,有抑郁感受的人的占比比这个数字还要高很多。例如,

1991 年 SOFRES 的一项调查显示,“近一半(48%)的受访者说……他们在生命中的某一时刻,陷入过难以自拔的衰弱和焦虑状态,这实际上是抑郁的征兆,只是这些人后来或多或少成功摆脱了这类状态。而且还有 58% 的人在家庭成员身上看到过相似情况。”*Impact-Médecin Quotidien*, 21 mars 1991.

94 据法国国家健康和医学研究所的一项调查显示,一个人在一生中经历抑郁的概率,男性为 10.7%,女性为 22.4%。J.-P. Lépine et coll., « L'épidémiologie des troubles anxieux et dépressifs dans une population générale française », *Confrontations psychiatriques*, n° 35, 1993.

95 DEPRES I, *Premiers Résultats*, Smithkline-Beecham, octobre 1995. 另见报告内容:*Quotidien du médecin*, 8 novembre 1995。

96 前者的药物消耗在十年内翻了一番,在普通人那里,只增长了 58%。参见:A. Le Pape et T. Lecomte, *op. cit.*。

97 “每年有 1 000 人自杀,约 60 000 人自杀未遂,7%的人确诊抑郁症,吸毒和暴力行为增多,青少年的心理健康指标已经长期处于红线状态。” *Libération*, 2 février 1996.

98 *Le Monde*, 18 juillet 1997.

99 *Le Quotidien du médecin*, 23 juillet 1997. 据经济及社会理事会(Le Conseil économique et social)估计,“近 20%的法国人有精神障碍和行为问题”。Pierre Joly (rapporteur), *Prévention et soins des maladies mentales—Bilan et perspectives*, *Journal officiel*, 24 juillet 1997, p. 35.

100 A. Lazarus (prés.), *Une souffrance qu'on ne peut plus cacher*, Rapport du groupe de travail Ville, santé mentale, précarité et exclusion sociale, février 1995, p. 15.

101 Commissariat général au Plan, *Chômage: le cas français*, cité par P. Krémer, « Les sociologues redécouvrent les liens entre suicide et crise économique », *Le Monde*, 4 février 1998.

102 S. Paugam, J.-P. Zoyem et J.-M. Charbonnel, *Précarité et risque d'exclusion en France*, Paris, La Documentation française, 1994.

103 M. Aulagnon, « Les consultations et le soutien psychologique de L'Élan retrouvé », *Le Monde*, 4 juin 1997.

104 Cité par L. Folléa, « Des experts s'alarment des dégâts de l'exclusion sur la santé », *Le Monde*, 22-23 février 1998.

105 上述问题,参见:A. Lazarus, *op. cit.*, V. Kovess et coll. « La psychi-

atrie face aux problèmes sociaux: la prise en charge des RMistes à Paris », *L'Information psychiatrique*, n° 3, mars 1995, J.-L. Roelandt, « Exclusion, insertion: les frontières de l'étrange »,*Lettre de l'union syndicale de la psychiatrie*, n° 1, janvier 1996, A. Mercueil et B. Letout, « Précarité et troubles psychiques », *Nervure*, supplément FMC, tome X, n° 7, octobre 1997 (这本书的书目对于认识这个问题必不可少)。另见:L. Folléa, « Des chercheurs cernent l'impact du chômage sur la santé publique », *Le Monde*, 4 juin 1997。

106 A. Mercueil et B. Letout, *ibid.*, p. Ⅲ.

107 所以,像克里斯托弗·德茹斯(Christophe Desjours)这样的精神科医生兼精神分析师尽管已经在精神病领域耕耘了长达二十余年,但现在他们的最新著作才会突然享受媒体追捧的待遇:*Souffrance en France—La banalisation de l'injustice sociale*, Paris, Seuil, 1998。

108 *Le Culte de la performance*, *op. cit.*, pp. 270-273。

109 丹尼尔·科恩(Daniel Cohen)写道:"个人的职业道路变得越来越不稳定。"Daniel Cohen, *Richesse du monde*, *pauvreté des nations*, Paris, Flammarion, 1997, p. 78.

110 "当代资本主义的新苦难在于它会在每个社会群体和每个人的生活中制造紧张,在过去,这种紧张只存在于群体间的竞争里。"D. Cohen, *ibid.*, p. 79.

111 P. Bourdieu et J.-C. Passeron, *La Reproduction*, Paris, Minuit, 1970.

112 J. Fatela, « Crise de l'école et fragilités adolescentes », in A. Ehrenberg et P. Mignon, *Drogues*, *Politique et Société*, Paris, Le Monde Éd. et Éd. Descartes, 1992, p. 96.

113 F. Dubet, *Les Lycéens*, Paris, Seuil, 1991.古克斯(D. Goux)和毛林(E. Maurin)写道:"过去,家境贫寒的孩子不会因为学习成绩差而蒙受耻辱,因为这是学校教学的根本目的。如今,他们的平庸名次被视为竞争的结果,他们有权参与竞争,却在里面自己失败了。"« L'égalité des chances », in Fondation Saint-Simon, *Pour une nouvelle république sociale*, Paris, Calmann-Lévy, 1997, pp. 18-19.

114 J.-L. Donnet, « Une évolution de la demande au Centre Jean Favreau », *Revue française de psychanalyse*, coll. « Débats de psychanalyse », novembre 1997, p. 23. 他指出,在这一时期出生的病人中,有相当多的人在"拥有看似结

构良好的家庭”中发生了乱伦关系，有时长达数年之久，第 23 页。

115 A. Ehrenberg, « Le harcèlement sexuel—Naissance d'un délit », *Esprit*, novembre 1993, et I. Théry, « Vie privée et monde commun—Réflexions sur l'enlisement gestionnaire du droit », *Le Débat*, mai-août 1995, art. cité.

116 这是 J. 唐泽洛特的用词。关于“进步”如何变成了“变化”，以及它对责任概念的影响，参见：J. Donzelot, *op. cit.*。

117 É. Zarifian, « Médicaments anxiolytiques et inhibition », *L'Encéphale*, Ⅳ, 1978. S. Amar et C. Barazer, « Tranquillité sur ordonnance », *Esprit*, octobre 1991.

118 H. Cuche, A. Gérard, « Antidépresseurs: bénéfices/risques », *L'Encéphale*, XX, avril 1994, p. 206.

119 C. Barazer, « Avant-propos » à « Médicaments, psychanalyse », *Psychanalystes*, n° 39, juillet 1991, p. 11.

120 P. Kramer, *Prozac: le bonheur sur ordonnance?*, Paris, First, 1994, p. 406.

121 H. Cuche, A. Gérard, art. cité, p. 206. 关于这一主题的其他论点，另见：Peter Kramer, *op. cit.*, 以及爱德华·扎里夫安的著作。

122 H. Dufour, art. cité, p. 433. 帕特里斯·博耶(Patrice Boyer)认为“5-羟色胺能类药物能在人发生强迫思维或反复行为时发挥作用”。而玛蒂娜·弗拉门特(Martine Flament)认为，“它这种抗强迫作用……十分特殊，因为它是唯一对此有效的产品”。Martine Flament, *Académie de la sérotonine, Bulletin*, n° 2, septembre 1995, pp. 28 et 37. L.伊斯拉尔提醒我们注意“我们遇到的大多数抑郁症患者与时间之间具有特殊的关系……他们的时间不再流逝，而是变得漫长”。L.Israël, *op. cit.*, p. 161. 于是，我们再次看到了无聊和忧郁之间的古老关系。J. Starobinski, *La Mélancolie au miroir—Trois lectures de Baudelaire*, *op. cit.*, et M. Huguet, *op. cit.*

123 关于有必要更好地监控广告，参见：É. Zarifian, *op. cit.*。

124 A. Carlsson, « Monoamines of the central nervous system: a historical perspective », art. cité.

125 J. Cole et D.-F. Klein, in D. Healy, vol. 1, *op. cit.*, pp. 258 et 351-352.一些研究人员认为，寻找更有效的抗抑郁药物的工作受到了单胺类假说的限制，单胺类假说影响力过大，扼杀了人们的创造力。特别参见：Leo E. Hollister, « Strategies for research in clinical psychopharmacology », in Meltzer,

op. cit., pp. 34-35.

126 D. Karp, « Taking anti-depressant medications: resistance, trial commitment, conversion, disenchantment », *Qualitative Sociology*, vol. 16, n° 4, 1993. 据我所知,这是唯一一项关于抗抑郁药物使用情况的研究。关于病人与精神类药物之间的矛盾关系,请参阅下列人类学研究:C. Haxaire et coll., « "C'était pas comme une drogue, si vous voulez, mais enfin"—Appropriation de la notion de dépendance et opportunité des psychotropes à travers l'étude de pharmacies familiales dans une région rurale de Basse-Normandie », in A. Ehrenberg (dir.), *Drogues et médicaments psychotropes—Le trouble des frontières*, Paris, Éd. Esprit, 1998. 克劳迪・哈克赛尔(Claudie Haxaire)还是一位药理学家。

127 F. Dagognet, *La Raison et les remèdes*, *op. cit.*, p. 328.

第七章 抑郁症中不确定的主题和世纪末的个人性

1 « Éditorial », *Revue internationale de psychopathologie*, n° 21, 1996, « Les médicaments de l'esprit », *colloque de Lyon*, octobre 1994, p. 3.粗体为编者所加。1994 年,《临床医生杂志》上的一篇专门介绍选择性 5-羟色胺再摄取抑制剂的文章认为,心理疗法应该被用在"病况复杂的抑郁症上,即用在以病态人格为基础的抑郁症和慢性抑郁症上。相反,'普通人'身上的抑郁症……应该首先使用抗抑郁药治疗"。T. Bougerol, « Antidépresseurs de génération récente », *La Revue du praticien*, « Actualité des médicaments psychotropes », 1er novembre 1994, vol. 44, n° 17, p. 2293.

2 H.-J. Möller et H.-P. Volz, « Drug treatment of depression in the 1990s—An overview of achievements and future possibilities », *Drugs*, 52 (5), novembre 1996, p. 625. 这是一个反复出现的主题。

3 在各种精神病学期刊中,我主要参考的是《脑》杂志。因为它是法国大学出版的精神病学期刊,而且还有很多期特刊接受了药物研究室的资助。一位美国的独立精神病学专家整理了用药物与安慰剂做双盲对比实验的所有研究。他认为"有充分理由相信,大多数抗抑郁剂研究都不是在真正的双盲条件下进行的"[S. Fisher et R.-P. Greenberg, « Examining antidepressant and effectiveness: findings, ambiguities, and some vexing puzzles », in S. Fisher et R.-P. Greenberg (dir.), *The Limits of Biological Treatments for Psychological Dis-*

tress. Comparisons with Psychotherapy and Placebo, Hilsdale, Hove et Londres, LEA, p. 10]。使用了不会给患者带来任何不舒适体验的安慰剂,这是造成实验结果不准确的主要原因。作者认为,研究者"没有对这些分子进行恰当的科学评估",第 29 页。在分析了引用卷所列举的九个研究后(这些研究针对的是焦虑症、电击、哌甲酯和精神分裂等),作者得出的结论是,这些研究都缺乏对药物的生物精神病学意义上的"恰当、合理"评估。最主要的问题出在这些研究"使用了无活性的安慰剂,从而造成了样本的极端选择性,从而让能够识别'治疗'效果水平的那些条件变得模糊不清"。« A second opinion: rethinking the claims of biological psychiatry », p. 322.我也希望能在法国大学的精神病学研究中时不时看到具备如此精确数据分析的文章。

4 Actes du colloque international « Les dépressions résistantes aux traitements antidépresseurs », Paris, 17 janvier 1986, *L'Encéphale*, Ⅻ, sp., octobre 1986.

5 J.-M. Chignon, M. Abbar, « Traitement du déprimé... », art. cité, p. 195. 参见: T. Bougerol et J.-C. Scotto, « Le déprimé: rémission ou guérison?», *L'Encéphale*, ⅩⅩ, avril 1994。

6 « Practice guideline for major depressive disorder in adults », *American Journal of Psychiatry*, 150, n° 4, 1993:协会"只认可论证抗抑郁药可以达到预防目的的那些论据"。J.-M. Vanelle et A. Féline, « Arrêt du traitement médicamenteux dans la dépression », *L'Encéphale*, ⅩⅩ, avril 1994, p. 225.

7 H. Cuche, A. Gérard, « Antidépresseurs: bénéfices/risques », art. cité, p. 210.

8 T. Bougerol et J.-C. Scotto, art. cité, p. 233. "对大多数患者而言,抑郁症是一种复发性疾病,甚至是终生疾病。"P.-E. Stokes, « La fluoxétine: revue de cinq années d'utilisation », *Nervure*, Ⅵ, n° 10, décembre 1993-janvier 1994.

9 H. Cardot, F. Rouillon, « Évolution à long terme des dépressions (épidémiologie et clinique) », *L'Encéphale*, vol. ⅩⅪ, sp. Ⅱ, mars 1995.

10 T. Bougerol et J.-C. Scotto, art. cité, p. 232.

11 *Ibid.*, p. 232. "非精神病性质的抑郁状态在绝大多数情况下都在向复发和慢性的方向演化。"(第 231 页)

12 H. Cuche, A. Gérard, « Antidépresseurs: bénéfices/risques », art. cité, p. 205.

13 "宣布一位病人的抑郁症被治愈,实际上只是治愈了他的某次抑郁发作,而非治愈了抑郁症本身"。M.-F. Poirier, « Critères psychobiologiques de guérison », *L'Encéphale*, XIX, 1993, p. 451.

14 R. Olivier-Martin, « Facteurs psychologiques, observance et résistance aux traitements antidépresseurs », *L'Encéphale*, *ibid*., p. 198.

15 P. Hardy, « Notion de dépression résistante », *L'Encéphale*, XII, sp. octobre 1986, Actes du colloque international « Les dépressions résistantes aux traitements antidépresseurs » (Paris, 17 janvier 1986), p. 192.

16 S. Montgomery, F. Rouillon (ed.), *Long-Term Treatments of Depression*, Londres, John Wiley and Sons, 1992. 莱平(Lépine)认为,"就抑郁状态来说,复发和反复性这两个词在近年来获得了更加准确的定义,无可否认,这让旨在预防复发的中期和长期实验得以进行"。« Les apports de l'épidémiologie à la clinique », in P. Pichot et W. Rein (dir.), *op. cit*., p. 151.

17 "治疗应该持续多久的问题还没有完全讨论清楚。"J. Dalery et D. Sechter, « Traitement prolongé d'antidépresseurs », *L'Encéphale*, XX, avril 1994, p. 209. 另见:D. Sechter, « Les effets cliniques à long terme des antidépresseurs », *L'Encéphale*, XXI, sp. II, mars 1995。

18 Cité par A. Féline et J.-M. Vanelle, art. cité. 阿基斯卡尔写道:"对普通人群的研究表明,三分之一的抑郁症患者属于慢性抑郁症,其他大多数抑郁症患者属于复发性抑郁症。"H.-S. Akiskal, « Personnalité pathologique, tempérament et dépression », *L'Encéphale*, vol. XXI, sp. II, mars 1995, p. 47. 关于长期治疗的参考文献有:D.-J. Kupfer, E. Frank *et alii*, « Five years outcome for maintenance therapy in recurrent depressions », *Archives of General Psychiatry*, 49, 1992, pp. 769-773。另见:G.-B. Cassano, C. Maggini et E. Longo, « Les dépressions chroniques », *L'Encéphale*, n° 5, 1979。

19 D. Pringey *et alii*, « L'efficacité des antidépresseurs et des thymorégulateurs dans l'évolution à long terme des dépressions », *L'Encéphale*, vol. XXI, sp. II, mars 1995, p. 61.

20 *Ibid*., p. 69. 在费舍尔和格林伯格的指导下开展的大量研究证实了这一点,*op. cit*.。

21 H. Cuche et A. Gérard, art. cité, p. 206.对所有这些问题进行深入思考的参考书都是在格林伯格和费舍尔的编撰下完成的,*op. cit*.。

22 H. Cuche et A. Gérard, *ibid*., pp. 205 et 211.

23 "对'主体'的考量似乎越来越少,即便在一些新型'心理疗法'中也是如此。"带有介绍性质的论证见于研讨会的材料：« L'avenir de la psychiatrie privée », *Psychiatries*, n° 114-115, 1996, p. 7。

24 D. Sechter, « Les effets cliniques à long terme des antidépresseurs », *L'Encéphale*, XXI, sp. II, mars 1995, p. 36.

25 J.-C. Scotto, « Introduction » à « La durée des traitements de dépression », *L'Encéphale*, vol. XXI, sp. II, mars 1995, p. 1.

26 *Ibid.*, p. 38. Référence à Task Force CINP, « Impact of neuropharmacology in the 1990s. Strategies for the therapy of depressive illness », *Eur. Neuropsychopharmacol.*, 3, 1993. 亚瑟·塔托西安认为，"抑郁症在普通人群中的发病率现已得到证实，但真正的问题是，有如此多的抑郁症患者寻求帮助的次数是如此之少，时间又是如此之晚", art. cité, p. 262。

27 J. Dalery, D. Sechter, art. cité, p. 212.

28 J.-M. Vanelle, A. Féline, art. cité, p. 226. 对勒内·蒂索而言，"单胺氧化酶抑制剂是我们唯一有把握的抗抑郁剂……它们连在没有抑郁的人身上也能引发情绪高涨"。René Tissot, « Indicateurs biologiques et prises de décision thérapeutiques », *Psychologie médicale*, vol. 16, n° 4, 1984, p. 623. 关于针对普通科医生编撰的概要，参见：M.-J. Giraud, E. Lemonnier, T. Bigot, « Pharmacodépendance et psychotropes », *La Revue du praticien*, vol. 44, n° 17, 1er nov. 1994。"心理依赖似乎是构成慢性毒物成瘾和药物依赖的主要因素之一。许多论据都证明了这点"，第 2229 页。"很难限制药物成瘾的风险"，第 2330 页。"我们很久以前……就知道单胺氧化酶抑制剂在所有人身上都有可能导致依赖性"，参见：« Dépression », *La Revue du praticien*, tome 10, n° 342, 20 mai 1996, p. 51。

29 M.-F. Poirier, D. Ginestet, « Médicaments détournés à des fins toxicomaniaques », *La Revue du praticien*, vol. 45, n° 11, 1995, p. 1365. 对于选择性 5-羟色胺再摄取抑制剂，还没有出现关于戒断综合征的研究报告。

30 H. Cardot, F. Rouillon, « Évolution à long terme des dépressions (épidémiologie et clinique) », *L'Encéphale*, vol. XXI, sp. II, mars 1995, p. 51.

31 1978 年，勒内·蒂索写道："在抗抑郁药对忧郁症患者的成功作用与神经安定剂让精神分裂症患者转变这两个情形之间，存在着差异，它就像用抗生素治疗肺炎和用洋地黄治疗心功能不全之间的那种差异。" R. Tissot, « Quelques aspects biochimiques du concept d'inhibition en psychiatrie », art.

cité, p. 517.

32 P. Deniker, *L'Encéphale*, *op. cit.*, p. 188. "神经质的人格特征是导致病情转向不利的一个因素", 参见: H. Cardot, F. Rouillon, art. cité, p. 55。"以前被描述为神经症的一些病症现在开始被称为轻度的慢性抑郁症", 参见: Y. Lecrubier et G. Jourdain, « Description de troubles dépressifs légers chez 3090 consultants de médecine générale », *Semaine des hôpitaux*, vol. 66, n° 12, 22 mars 1990, p. 656。

33 布热罗尔(T. Bougerol)和 J.-C. 斯科托写道:"20 世纪 50 年代末,有效治疗抑郁状态的方法的出现强化了这种'普通性'抑郁症的观点,它被认为是一种短暂的病症,在大多数情况下是可以治愈的,只需要偶尔治治就行……其他以长期性或复发性为特征的抑郁症都不属于普通抑郁……这些抑郁症具有特殊性,即与之相关的精神障碍几乎都与神经质的人格相连。正因如此,人们很容易将它们定性为一种人格疾病,而非严格意义上的情感疾病(神经质抑郁症)。"T. Bougerol et J.-C. Scotto, art. cité, p. 233.

34 J.-P. Boulenger et Y.-J. Lavallée, « Attaques de panique, trouble panique et agoraphobie », « L'anxiété », *Confrontations psychiatriques*, n° 36, 1995, p. 73. 重点符号由我所加。另见: J.-P. Boulenger (dir.), *L'Attaque de panique: un nouveau concept?*, Éd. Jean-Pierre Goureau, sl, sd (1987), 以及 J.-L. Martinot, F. Raffaitin et J.-P. Olié, « Attaques de panique et dépressions anxieuses », *L'Encéphale*, XII, 1986.

35 H. van Praag, in D. Healy, vol. 1, *op. cit.*, p. 364.

36 Thomas Ban, *ibid.*, p. 617, 以及 A. Carlsson, pp. 76-77, H. Lehmann, pp. 184-185, J. Angst, p. 302, D.-F. Klein, pp. 351-352, M. Lader, p. 480。

37 爱德华·扎里夫安指出,"为了使焦虑性抑郁症的概念得到世界卫生组织分类法的认可,我们做了很多努力;现在,我们做到了"。Édouard Zarifian, *op. cit.*, p. 220.

38 J.-M. Chignon, « Le syndrome anxiodépressif: une réalité clinique fréquente », *La Revue du praticien*, tome 5, n° 139, 27 mai 1991, p. 1275. 关于综论,参见: P. Hardy, « L'anxiété dans ses rapports avec la dépression », « Autour de la dépression », Congrès de New York, septembre 1988, *Confrontations psychiatriques*, 1989.

39 "这种现象为普通科医生所熟知,但在精神科却不太常见……它占了就诊病人的大多数。”Chignon，*ibid.*，p. 1275.

40 M. Lejoyeux，« Une nouvelle entité pathologique »，*Panorama du médecin*，4 novembre 1996.

41 J.-P. Boulenger et Y.-J. Lavallée，« Anxiété ou dépression：dilemme diagnostique ou thérapeutique? »，*Concours médical*，15 juin 1991.

42 法国调研方面，参见：J.-P. Lépine *et alii*，« L'épidémiologie des troubles anxieux et dépressifs dans une population générale française »，« Épidémiologie et psychiatrie »，*Confrontations psychiatriques*，1993，n° 35。国际综述方面及其他，参见：J.-P. Lépine et J.-M. Chignon，« Épidémiologie des troubles anxieux et névrotiques »，in J.-P. Lépine，H. Rouillon，J.-L. Terra (dir.)，*op. cit.*。

43 “这个概念很新颖，但内容参差不齐，它备受争议。”P. Hardy，« Le traitement de consolidation. La situation des dysthymies »，*L'Encéphale*，vol. XXI，sp. II，mars 1995，p. 40. 尽管其定义在手册第三版及其修订版和手册第四版中有所变化，但“病程缓慢一直是心境恶劣障碍的不变特性”，第 40 页。

44 Entretien avec Q. Debray，*Synapse*，n° 125，avril 1996，p. 13. 据朱利安-丹尼尔·盖尔菲说，“未来几年里，抗抑郁药物的进展与诊断分类之间的关系会发生大变化的地方，很可能是在人格障碍和亚症候的抑郁障碍领域。事实上，关于情绪和人格之间关系的研究越来越多。最新数据显示，抗抑郁药有可能会改变人格的某些方面”。J.-D. Guelfi et coll.，« Antidépresseurs et classifications diagnostiques chez l'adulte »，*Psychiatrie*，*Les Cahiers FMC*，octobre 1996，p. 10.

45 “心境恶劣患者对 5-羟色胺类药物反应良好。我认为百忧解的成功应该与此有关。”Entretien cité，p. 20.

46 P. 佩隆-马格南认为，性情的观念因为抑郁人格概念的出现而重新流行起来。P. Péron-Magnan，« Tempérament et dépression »，in J.-P. Olié *et alii*，p. 184. “在抑郁人格中，抑郁情绪是精神生活的构成部分，而且会一直持续。”P. Péron-Magnan et A. Galinowski，« La personnalité dépressive »，in A. Féline，P. Hardy，M. de Bonis (dir.)，*La Dépression. Études*，Paris，Masson，1990，p. 95. “心境恶劣的概念**显然**（粗体为我所加）非常笼统，它介于轴 I 和轴 II 之间。它意味着障碍具有长期性，而且定义它的标准接近于看一个人的性情特征”，第 99 页。艾伦·弗朗西斯认为，“目前，抑郁人格和情绪障碍这两个已有类别之间的界限尚未清楚确立”，参见：Allen Frances，*Entretien dans Psychi-*

atrie internationale, n° 6, 1993, p. 8。

47 P. Hardy, art. cité, p. 41.

48 “长期以来,抗抑郁治疗的目的都仅限于尽快彻底治愈(或缓解),但现在,我们还需要考虑其他方面,例如:恢复病人的生活质量和社会功能,以及预防复发、病情反复和并发症。”J.-M. Chignon et M. Abbar, art. cité, p. 196.

49 P. Lemoine, « Qualité de vie et psychose », in J.-L. Terra (dir.), *Qualité de vie subjective et santé mentale*, Paris, Ellipses, 1994, p. 45.

50 除其他著作外,重点参见:P. Martin, « Le concept de qualité de vie en psychiatrie », D. Pringuey et M. Zanotti, « Le concept de qualité de vie dans la dépression », *Canal Psy*, n° 3, sd, 后一篇讲了生活质量问题。

51 P. Gérin, M. Sali et A. Dazord, « Propositions pour une définition de la “qualité de vie subjective” », in J.-L. Terra (dir.), *op. cit.*, p. 87. G. Besançon, « La qualité de vie chez le malade somatique grave et chez le transplanté », *Synapse*, n° 98, juillet-août 1993.

52 *Ibid.*, pp. 87 et 88.

53 P. Lemoine, art. cité, p. 46. « Une recherche sur la QDV pose en fait la question du bonheur », p. 47.

54 P. Martin, « Le concept de qualité de vie: son évaluation en psychiatrie », *Synapse*, n° 98, *op. cit.*, p. 22. 作者是一位精神药理学家。关于此主题,另见:C. Seulin et P. Gérin, « Évaluation de la qualité de vie en santé mentale », 以及 C. Martin et J. Tignol, « Évaluation de la satisfaction du client en psychiatrie », in F. Rouillon, J.-P. Lépine et J.-L. Terra, *Épidémiologie psychiatrique*, sl, sd (1995), Upjohn。

55 C. Herzlich et J. Pierret, *Malades d'hier et d'aujourd'hui*, Paris, Payot, 1991.

56 P. Lemoine, art. cité, p. 29. 另见:P. Martin, art. cité, p. 73。

57 R. Olivier-Martin, « Facteurs psychologiques, observance et résistance aux traitements antidépresseurs », *L'Encéphale*, octobre 1986, *op. cit.*, p. 199.

58 对于适用一切慢性病的分析思路,参见:J.-F. d'Ivernois, « Apprendre au patient à se soigner », *Le Monde*, 27 avril 1994。针对长期承受身体疼痛的患者的分析,参见:I. Baszanger, *Douleur et médecine, la fin d'un oubli*, Paris, Seuil, 1995。她指出了认知行为疗法在治疗慢性疼痛中的重要性:疼痛

是一种行为,而不仅仅是一个客观状态(第 350 页至第 357 页)。

59 P. Hardy, art. cité, p. 201.

60 J. Dalery, H. Lôo, « Éditorial », *L'Encéphale*, XX, avril 1994, p. 179.

61 P.-A. Lambert, *Psychanalyse et psychopharmacologie*, Paris, Masson, 1990, p. 56. 另见:É. Zarifian, *Les Jardiniers de la folie*, Paris, Odile Jacob, 1988, p. 198, ou encore S. Peele, *Diseasing of America*, *op. cit.*, p. 15, 及其他文献。

62 H. Cuche et A. Gérard, « Antidépresseurs: bénéfices/risques », art. cité, pp. 206 et 207.

63 加利诺夫斯基和佩隆-马格南提到过抑郁人格的"无力感和生理上的低下感"(art. cité, p. 97)。参见:« psychologie des vaincus », p. 105。

64 D. Widlöcher, art. cité (1985), pp. 1613-1614.

65 P. Pichot, in D. Healy, vol. 1, *op. cit.*, pp. 17 et 22. J.-C. 斯科托在 1994 年 1 月马赛举行的一次关于治疗持续时间的研讨会上提及:抑郁症仍然是一个"界限不清的广阔领域","经验主义仍然在里面占统治地位:概念模糊,模型不成熟。选择药物的标准和剂量指南很少,或者根本就不科学。"J.-C. Scotto, *L'Encéphale*, vol. XXI, sp. II, mars 1995, p. 1.

66 A. Haynal, « Le sens du désespoir », rapport cité, p. 119. 伊斯拉尔写道:"在抑郁症这个领域,医生扮演的角色需要被进一步厘清……当医生将主体的痛苦视作某种疾病表现时,医疗化发生了。"L. Israël, *op. cit.*, pp. 159-160. 海纳尔在 1984 年说:"当我们谈论人格、性格及其他的长期变化时,我们实际上是在谈论一个人的人生。我们真的能将整个人生都医学化吗?"A. Haynal, art. cité (1984), p. 611. 我们当然可以这么干,而且我们正在越来越多地使用药物、心理治疗或精神分析的手段来干预和陪伴病人的一生。

67 G. Canguilhem, « Une pédagogie de la guérison est-elle possible? », *Nouvelle Revue de psychanalyse*, n° 17, printemps 1978, p. 25.

68 *Ibid.*, pp. 25-26.粗体为我所加。

69 L. Israël, « Du normal », in *Boiter n'est pas pécher*, Paris, Denoël, 1989, p. 35. 他又说,"欲望与幸福是不相容的",第 31 页。

70 F. Roustang, *Influence*, Paris, Minuit, 1990, p. 11.

71 F. Roustang, *ibid.*, p. 111.

72 F. Roustang, *Comment faire rire un paranoïaque?*, Paris, Odile

Jacob, coll. « Opus », 1996, p. 203.

73 *Ibid.*, p. 181.

74 J. McDougall, *Plaidoyer pour une certaine anormalité*, Paris, Gallimard, 1978, p. 214.

75 例如,参见:« Figures du vide », *Nouvelle Revue de psychanalyse*, n° 11, 1975 ou « Les cas difficiles », *Revue française de psychanalyse*, tome LIV, 1990.

76 J.-L. Donnet, « Une évolution de la demande au Centre Jean Favreau », art. cité, p. 17. 粗体为作者所加。这里的治疗免费,所以到这个中心来咨询的顾客不一定就是一般诊所里看精神分析的人。

77 *Ibid.*, p. 18.

78 *Ibid.*, p. 19.

79 *Ibid.*, pp. 19-20.

80 *Ibid.*, p. 23. 粗体为唐尼特(Donnet)所加。

81 由于驾驭自然(生物自然和生态自然)的问题与驾驭自身的问题之间具有相似性,所以也会引发相似的幻想。关于技术和自然之间的关系,有一本书讲得十分清楚明白,参见:Dominique Bourg, *L'Homme-artifice*, Paris, Gallimard, 1996。

82 P. Legendre, *Le Crime du caporal Lortie—Traité sur le père*, Paris, Fayard, 1989, note 8, p. 155.

83 P. Legendre, *L'Inestimable Objet du désir*, *op. cit.*, p. 364.

84 P. Kramer, « Afterword », à l'édition américaine de 1997, p. 322.

85 P. Kramer, *op. cit.*, p. 363.

86 朱尔斯·昂斯特(Jules Angst)对戴维·希利说:"如果人们服用选择性 5-羟色胺再摄取抑制剂后病情好转,我认为没有理由让他们停止服用这种药。如果他们反正都会求助于香烟和酒精,为什么不能让他们服用比尼古丁或酒精毒性更低的药物呢?"参见:vol. 1, *op. cit.*, p. 302。

87 克莱默在 1997 年写的后记中还坚持说:"就临床而言,医生们不再将急性症状的缓解视作充分治疗;他们希望能够看见病人人格的转变……我记得就在十年前,那些在治疗上取得的更加有限的成果——比如平复悲伤、不再失眠或缓解悲痛,都还被认为是完全治疗。"*Listening to Prozac*, New York, Viking, 1997, pp. 319-320.

88 但阿兰·热拉尔(Alain Gérard)博士在法文序言里明确指出:"彼得·

克莱默提出的问题也是我们要提出的问题,也是法国精神科医生需要面对的问题。早在十五年前,法国精神科医生就在使用百忧解的前身——吲达平。从那时开始,他们一直在思考抑郁症概念的局限性,思考新型 5-羟色胺药物的发展以及药物处方的局限性,尤其当涉及的是痛苦却没有生病的人时。"« Préface », p. XII.我在引用这段话时,用药物分子的名称代替了品牌名称。

89 D. Healy, *The Antidepressant Era*, *op. cit.*, p. 261.

90 *Ibid.*, p. 264.

91 P. Kramer, *op. cit.*, p. 407. 彼得·怀布罗(Peter Whybrow)(*ibid.*)也持相似观点。他认为"躁狂症对个人和社会群体都有好处",第 256 页。

92 H. Ey *et alii*, *Le Problème de la psychogenèse des névroses et des psychoses*, *op. cit.*, p. 9.

93 P. Janet, *Les Médications psychologiques*, tome 1, *op. cit.*, pp. 311 et 312.

94 F. Dagognet, *op. cit.*, p. 329. "因为它们有镇静和缓解效果,就被突然赋予了与其真实情况不匹配的功劳和权力。它们对治愈并无益处,只是帮助人建立了社会关系,让人可以悄悄融入群体。简言之,它们无意揭露治疗上的矛盾之处,只是消除了一些疾病的表象、疾病的过度表现和暴力。"第 329 页。粗体为达戈涅特所加。

95 例如,参见:M. Jeannerod, *op. cit.*。丹尼尔·维德洛切写道:"许多所谓的'科学家'虽然没有明说,但实际是在认为,一旦我们了解了相关神经元的机制以及它们的缺陷和可靠矫正方法,就能只靠调节大脑的化学状态来达到纠正精神障碍的效果。这种事情的确可能,但这个纠正过程需要多少时间,又针对哪些'疾病'有效呢?"*Les Nouvelles Cartes de la psychanalyse*, Paris, Odile Jacob, 1996, p. 269.

96 P. Kramer, *op. cit.*, pp. 409-10.粗体为我所加。

97 在此,我引用了克劳德·勒福特对政治的分析。社会性发明参考的是雅克·唐泽洛特的著作,*ibid.*。关于代议制的历史,请参阅皮埃尔·罗桑瓦隆(Pierre Rosanvallon)和贝尔纳·马宁(Bernard Manin)的著作。

98 P. Legendre, *L'Inestimable Objet du désir*, *op. cit.*, p. 101. 勒让德尔为最后一句话加了重点符号。

99 1971 年,亨利·艾在向赫斯纳致敬的文章中写道:"这个观念纠缠了他的整个人生。" « A. Hesnard-Biologiste, psychiatre, psychanalyste », *L'Évolution psychiatrique*, vol. 36, n° 2, 1971, p. 304. 精神分析学家维克多·

斯米尔诺夫(Victor N. Smirnoff)在一篇资料翔实的文章中写道:“因此,当我们读到皮肖(在 1938 年)说法国精神病学‘一直对精神分析和道德的关键问题保持关注’时,也不会感到惊讶。他提到了一些法国作家——比如拉福格(Laforgue)、赫斯纳、奥迪耶(Odier),他们都对惩罚需求感兴趣。” Victor N. Smirnoff, « De Vienne à Paris—Sur les origines d'une psychanalyse “à la française” », *Nouvelle Revue de psychanalyse*, n° 20, automne 1979. 在拉康那篇关于偏执狂的博士论文(发表于 1932 年)里,有很大一部分是关于自我惩罚的。

100 A. Hesnard, *Freud et la société d'après guerre*, Genève-Annemasse, Éd. du Mont-Blanc, 1946, p. 25. 赫斯纳的第一本精神分析著作是与他的导师合作完成的。E. Régis, *La Psycho-Analyse des névroses et des psychoses*, Paris, Félix Alcan, 1913. 这本书的第三版出版于 1929 年,进行了大修订,尤其是删除了许多对弗洛伊德的批评。

101 特克尔(S. Turkle)在《法国的弗洛伊德》(*La France freudienne*)一书中对法国和美国的精神分析进行了粗略比较。S. Turkle, *La France freudienne*, Paris, Grasset, 1982 (éd. américaine, 1978). 特克尔借鉴了斯坦利·霍夫曼(Stanley Hoffman)对法国的论述,正确地将拉康定义为法国的弗洛伊德。不过,他的许多论断仍值得讨论(比如法国的主体被认为是“永恒不变的”,又比如他对精神病学与精神分析之间关系的看法等)。此外,在他进行研究时,一些源于美国精神分析的概念开始在法国精神分析中流行起来,尤其是“自我”的概念以及与边缘状态有关的理论。

102 P. Legendre, *L'Inestimable Objet du désir*, *op. cit.*, p. 99. 强调由勒让德尔所加。

103 J. Lacan, *Le Séminaire*, *L'Éthique de la psychanalyse*, livre Ⅶ, édition établie par J.-A. Miller, 1986, p. 22.

104 J. Lacan, *ibid.*, p. 354.引用的句子出自 1960 年 7 月的总结会议。阉割者父亲和作为超我起源的父亲之间的区别“在弗洛伊德的所有阐述中都相当重要”,第 355 页。

105 A. Garapon, *Le Gardien des promesses—Justice et démocratie*, Paris, Odile Jacob, 1996, pp. 68-69.

106 戈尔·维达尔(Gore Vidal)的小说《德卢斯》(*Duluth*)(trad. fr. Paris, Julliard, 1984)用十分幽默的方式描绘了这种民主化。

107 R. Musil, *L'Homme sans qualités*, Paris, Seuil, 1956, coll. « Folio »,

p. 188. 文本是以 1913 年和 1914 年为背景的。

108 F. Nietzsche, *La Généalogie de la morale*, *op. cit.*, p. 78.

109 *Ibid.*, p. 80. 粗体为尼采所加。

110 最近,第三个难题出现了:它就是性暴力这个新大陆。

111 *L'Individu incertain*, *op. cit.*, chap. 2, « Abstinence et République ».

112 唐纳德·戴维森(Donald Davidson)阐述了行动和事件的区别。参见保罗·利科讨论他论文时的评语: *Soi-même comme un autre*, *op. cit.*, pp. 93-97。

113 J.-P. Vernant et P. Vidal-Naquet, *Mythe et tragédie dans la Grèce ancienne*, Paris, La Découverte, 1972, p. 44.

114 *Post-Human*, Lausanne, musée d'Art contemporain de Lausanne, 1992. 参见有关虚拟幻想的编年史:M. Dery, *Vitesse virtuelle—La cyberculture aujourd'hui*, Abbeville, Tempo, 1997。改造是崇尚虚拟的意识形态的主要特征之一。参见:A. Ehrenberg, « Cyberespaces, New Age électronique », in *L'Individu incertain*, *op. cit.*, pp. 274 à 294。

115 F. Héritier, *Les Deux Sœurs et leur mère*, Paris, Odile Jacob, 1994, p. 74.

116 关于此观点,参见:T. Anatrella, *Non à la société dépressive*, Paris, Flammarion, 1993。

117 汉娜·阿伦特写道:"政治存在的理由是自由,其经验领域是行动。" Hannah Arendt, *La Crise de la culture*, Paris, Gallimard, 1972, p. 190. 粗体为阿伦特所加。

118 关于敌人形象的衰落,参见:A. Bergougnoux et B. Manin, *La Social-Démocratie ou le Compromis*, Paris, PUF, 1979。

119 这是雅克·唐泽洛特从发表博士论文以来一直持有的观点。Jacques Donzelot, *L'Invention du social en 1984*, *op. cit.* 在《精神》杂志有一期的导言里,他与若埃尔·罗曼(Joël Roman)共同执笔,写道:"我们不能用让个人服从的方式,而是要用联合个人的方式来生成(社会)。我们需要调动他们的情感、他们的愿望、他们的欲望,相信他们,透过他们想要证明自己的欲望来让社会存在。当这种欲望是不言而喻的,而且就连我们也不知道该赋予它何种形式时,它就能生出社会。"« 1972-1998: les nouvelles donnes du social », *Esprit*, mars-avril 1998, p. 19. 皮埃尔·罗桑瓦隆在其关于"人民形象"的最新著作里总结了一个观点，我也完全同意："如果需要存在一个'我们'才能让人成为自己，那么，自我的建构和共同世界的建构就是相辅相成的。这种看法在初级阶段为**主体性政治**开辟了一个前所未有的前景，它既涉及谈论个人的新方式，也涉及对政治本质的新理解。"*Le Peuple introuvable—Histoire de la représentation démocratique en France*, Paris, Gallimard, 1998, p. 360. 着重号为罗桑瓦隆所加。

120 A. Wyvekens, « Délinquance des mineurs: justice de proximité et justice tutélaire », *Esprit*, mars-avril 1998, p. 168.

121 I. Astier, « RMI: du travail social à une politique des individus », in *ibid.*, p. 144.

122 A. Lazarus, rapport cité, p. 14.北加莱海峡地区健康观察站（Observatoire régional de la santé Nord-Pas-de-Calais）的一份报告指出，在该地区，"妇女掌控着自己的个人生活，但与此同时，她们身上也出现了怀疑、焦虑、酗酒和吸烟等问题"。*Le Monde*, 1er octobre 1996.

123 "个人的社会制度必须在精神层面维持一个公共且共同的世界。"C. Castoriadis, *L'Institution imaginaire de la société*, Paris, Seuil, 1975, p. 431. « Monde de significations », p. 481.

124 M. Mauss, *Œuvres*, tome Ⅲ, Paris, Minuit, 1969, p. 150, cité par V. Descombes, *Les Institutions du sens*, *op. cit.*, p. 296.

结论 可能性的重量

1 詹姆斯·巴拉德写道："发生在 20 世纪的一件十分重要的事就是出现了**无限可能**这个概念。"James G. Ballard, « Préface » à *Crash*, Paris, Calmann-Lévy, 1974, p. 8. 着重号为巴拉德所加。因此，他赋予科幻小说的使命是"似乎没有哪种文体比科幻小说更有能力去探索这片广大的可能性的大陆"。*Ibid.*, p. 8.

2 S. Toubiana, « L'homme tout bête », *Cahiers du cinéma*, n° 453, mars 1992, p. 9. 伍迪·艾伦（Woody Allen）代表的是另一种内心电影。他在最近宣称："我是电视和心理问题的产物：我对内心活动感兴趣……舞台已从外部转向了内部。我们现在已经不再是与外面的领头羊们作战。我想让这些新出现的内在冲突变得令人兴奋。" Entretien dans *Libération*, 21 janvier 1988.

3 C. Tresson, « Voyage au bout de l'envers », *Cahiers du cinéma*,

n° 416, février 1989. « L'homosexualité biologique », p. 9.

4 C. Desbarat, « La frontière », *Trafic*, n° 13, 1995, cité par O. Mongin, *La Violence des images*, Paris, Seuil, 1997, p. 11. 奥利维尔·蒙金指出，在当代电影中，"暴力徘徊于被压抑在身体中发生的内化和那个导致爆炸性行为的点之间"。他又说，当冲突"不再能被翻译表述且无法被象征地表达时，暴力行为就会变得极端且可怕"。*Ibid.*, pp. 67-68.

5 J.-G. Ballard, *op. cit.*, pp. 9-10.

6 H. Arendt, *La Condition de l'homme moderne*, Paris, Calmann-Lévy, 1961 et 1983, avec une préface de Paul Ricœur, p. 207.

7 这是勒福特在《政治论》(*Essai sur le politique*)中专门论述神学政治的章节标题，*op. cit.*, p. 249。

8 S. Freud, *Malaise dans la civilation*, *op. cit.*, pp. 44-45.

9 这些概念体现了心灵哲学里的"意向"。文森特·德斯科姆斯说："意向是行动本身在精神方面的描述词。"*La Denrée mentale*, *op. cit.*, p. 35. 德斯科姆斯还说："通过意向定义思想的心灵哲学既是行动的哲学，也是思想活动的哲学。"(第 40 页)

参考文献

« Assises départementales de médecine sur les états dépressifs » (1972), *Les Cahiers de médecine*, n° 7, juin 1973.

« Les déprimés sont de plus en plus nombreux à travers le monde », *JAMA*, vol. 18, n° 260, 15 mars 1993.

« Les états anxiodépressifs : deux personnes sur dix sont concernées », *Gazette médicale*, n° 24, 1991.

« Les nouveaux antidépresseurs », *La Revue du praticien*, tome 8, n° 268, 26 septembre 1994.

« Les troubles obsessionnels-compulsifs et leurs traitements », numéro spécial, *L'Encéphale*, XVI, sp I, juillet-août 1990.

« Practice guideline for major depressive disorder in adults », *American Journal of Psychiatry*, 150, n° 4, 1993.

« Troubles anxieux et systèmes sérotoninergiques », *Canal Psy*, août 1994 et janvier 1995.

Aiach, P., Aiach, I., Colvez, A., « Motifs de consultation et diagnostics médicaux en matière de troubles mentaux : analyse de leurs correspondances, approche critique sur le plan épidémiologique », *Psychologie médicale*, 15, 4, 1983.

Akers, R. L., « Addiction : The troublesome concept », *The Journal of Drug Issues*, vol. 21, n° 4, 1991.

Akiskal, H. S., « Personnalité pathologique, tempérament et dépression », *L'Encéphale*, « La durée des traitements de la dépression », vol. XXI, sp II, mars 1995.

Alexander, B. et Schweighofer, A. R. F., « Defining Addiction », *Canadian Psychology*, vol. 29, n° 2, 1988.

Amar, S. et Barazer, C., « Tranquillité sur ordonnance », *Esprit*, octobre 1991.

Amiel-Lebigre, F., « Épidémiologie des dépressions », *in* P. Pichot (dir.), *Les Voies nouvelles de la dépression*, Paris, Masson, 1978.

Anatrella, T., *Non à la société dépressive*, Paris, Flammarion, 1993.

Anderson, O., *Freud avant Freud*, Le Plessis-Robinson, Les Empêcheurs de penser en rond, 1998 (éd. originale en suédois, 1962).

Anzieu, D., « La psychanalyse au service de la psychologie », *Nouvelle Revue de Psychanalyse*, « Regards sur la psychanalyse en France », n° 20, 1979.

Arendt, H., *La Condition de l'homme moderne*, Paris, Calmann-Lévy, 1961 et 1983, préface de Paul Ricœur.

Arendt, H., *La Crise de la culture*, Paris, Gallimard, 1972.

Astier, I., « RMI : du travail social à une politique des individus », *Esprit*, mars-avril 1998.

Aulagnon, M., « Les consultations et le soutien psychologique de L'Élan Retrouvé », *Le Monde*, 4 juin 1997.

Ayd, F. J. et Blackwell, B. (eds.), *Discoveries in Biological Psychiatry*, Philadelphie, Lippincott, 1970.

Ayme, J., *Chroniques de la psychiatrie publique*, Ramonville Saint-Agne, Éres, 1995.

Bailly, D., « Recherche épidémiologique, troubles du comportement alimentaire et conduites de dépendance », *L'Encéphale*, XIX, 1993.

Baland, M., « Les fondements psychologiques de la notion d'automatisme mental chez John Hughlings Jackson », *L'Information psychiatrique*, juin 1989, octobre 1989 et janvier 1990.

Ballard, J.-G., *Crash*, Paris, Calmann-Lévy, 1974.

Ballus, C. et Gasto, C., « Le rôle du généraliste dans l'assistance psychiatrique », *in* Pichot P. et Rein W. (dir.), *L'Approche clinique en psychiatrie*, Le Plessis-Robinson, Les Empêcheurs de penser en rond, vol. III, 1991.

Balvet, P., « Ébauche pour une histoire de la thérapeutique psychiatrique contemporaine », *in* Lambert P.-A. (textes publiés par), *La Relation médecin-malade au cours des chimiothérapies psychiatriques*, Paris, Masson, 1965.

Barazer, C., « Avant-propos », *Psychanalystes*, « Médicaments, psychanalyse », n° 39, juillet 1991.

Barazer, C., « Honte, vergogne, ironie », *Psychanalyse, Traversées, Anthroplologie, Histoire*, « Modernités, résonnances psychiques », n°s 1-2, 1997.

Barrett, R., *La Traite des fous. La construction sociale de la schizophrénie*, Le Plessis-Robinson, Les Empêcheurs de penser en rond, 1997.

Baruk, H. et Launay, J., « Aperçu historique sur la psychopharmacologie », *in* Société Moreau de Tours, *Annales de thérapeutique psychiatrique. 2, Actualités de thérapeutique psychiatrique et de psychopharmacologie*, publiées par H. Baruk et J. Launay, Paris, PUF, 1965.

Baszanger, I., *Douleur et médecine, la fin d'un oubli*, Paris, Le Seuil, 1995.

Becker, J.-J. et Berstein, S., *Nouvelle Histoire de la France contemporaine*, vol. 12 : *Victoires et frustrations, 1914-1929*, Paris, Le Seuil, coll. « Points », 1990.

Bendjilali, C., « Place de la toxicomanie dans la dépression masquée. Valeur dépressive de certaines conduites pathologiques », *Actualités psychiatriques*, n° 1, 1980.

Benkimoun, P., « Sérotonine et agressivité », *Impact Médecin hebdo*, n° 301, 24 novembre 1995.

Bercherie, P., *Les Fondements de la clinique - Histoire et structure du savoir psychiatrique*, Paris, Ornicar, 1980.

Bergeret, J., « La dépression dite névrotique et le praticien », *Concours médical*, n° 12, 1972.

Bergeret, J., « Dépressivité et dépression dans le cadre de l'économie défensive », *Revue française de psychanalyse*, n°s 5-6, septembre-décembre 1976.

Bergeret, J., « Présentation », *Nouvelle Revue de psychanalyse*, n°s 5-6, septembre-décembre 1976.

Bergeret, J. et Reid, W. (dir.), *Narcissisme et états-limites*, Paris, Dunod, 1986.

Bergougnoux A. et Manin, B., *La social-démocratie ou le compromis*, Paris, PUF, 1979.

Bergouigan, M., « Les dépressions symptomatiques », *La Revue du praticien*, 1er octobre 1963.

Berrios, G.-E., « Early Electroconvulsive Therapy in Britain, France and Germany : A Conceptual History », *in* H. Freeman et G. E. Berrios (dir.), *150 Years of British Psychiatry*, vol. II, *The Aftermath*, Londres, Athlone, 1996.

Berrios, G.-E., « The Scientific Origins of Electroconvulsive Therapy : a Conceptual History », *History of Psychiatry*, vol. 8, 1997.

Bertagna, L., « La chimiothérapie des états dépressifs », *La Revue du praticien*, tome IX, n° 21, 21 juillet 1959.

Bertagna, L., Chartier, J.-P. et Brisset, C., « Commentaires de "Les dépressions" de C. Koupernik », *Concours médical*, n° 15, 1975.

Bertherat, Y., « Enquête sur l'exercice de la psychiatrie en France », *L'Information psychiatrique*, n° 3, mai 1965.

Besançon, G., « La qualité de vie chez le malade somatique grave et chez le transplanté », *Synapse*, « Qualité de vie en psychiatrie », n° 98, juillet-août 1993.

Blanc, C., « La psychopharmacologie », *L'Évolution psychiatrique*, vol. 31, n° 4, 1966.

Blanc, C., « Conscience et inconscient dans la pensée neurobiologique actuelle. Quelques réflexions sur les faits et les méthodes », *in* H. Ey, *L'Inconscient*, VIe colloque de Bonneval (novembre 1960), Paris, Desclée de Brouwer, 1966.

Bonnafé, L., Ey, H., Follin, S., Lacan, J., et Rouart, J. (eds.), *Le Pro-*

blème de la psychogenèse des névroses et des psychoses, sl, Desclée de Brouwer, 1950.

Borel, J., *Le Déséquilibre psychique*, Paris, PUF, 1947.

Bougerol, T. et Scotto, J.-C., « Le déprimé : rémission ou guérison ? », *L'Encéphale*, « Nouvelles exigences dans le traitement du déprimé », XX, sp., avril 1994.

Bougerol, T., « Antidépresseurs de génération récente », *La Revue du praticien*, « Actualité des médicaments psychotropes », vol. 44, n° 17, 1er novembre 1994.

Boulenger, J.-P. et Lavallée, Y. J., « Anxiété ou dépression : dilemme diagnostique ou thérapeutique ? », *Concours médical*, 15, juin 1991.

Boulenger, J.-P. et Lavallée, Y. J., « Attaques de panique, trouble panique et agoraphobie », *Confrontations psychiatriques*, « L'Anxiété », n° 36, 1995.

Boulenger, J.-P. (dir.), *L'Attaque de panique : un nouveau concept ?*, Éd. Jean-Pierre Goureau, sl, sd (1987).

Boulenger, J.-P. et Moussaoui, D., « Perspectives pharmacologiques en psychiatrie biologique », *Perspectives psychiatriques*, II, 76, 1980.

Bourdieu, P. et Passeron, J.-C., *La Reproduction*, Paris, Minuit, 1970.

Bourg, D., *L'Homme-artifice*, Paris, Gallimard, 1996.

Bourin, M., et Cerlebaud, C., « La dépression et les antidépresseurs en médecine générale », *Le Concours médical*, 8 juillet 1989.

Bourin, M., « Quel avenir pour les antidépresseurs ? », *La Lettre du pharmacologue*, vol. 8, n° 4, avril 1994.

Boyer, P., « États dépressifs et marqueurs biologiques », *La Revue du praticien*, tome XXXV, 11 mai 1985.

Braconnier, A. et Morel, F., « Psychopathologie de l'impulsivité », *Psynergie*, 4e trim. 1995.

Breuer, J. et Freud, S., *Études sur l'hystérie*, Paris, PUF, 1985 (1re éd., 1895).

Brisset, Ch., *Traité de psychiatrie* avec Ey H. et Bernard P., Paris, Masson, 1989 (1re éd. 1960).

Brisset, Ch., « La psychopharmacologie. Étude de nos moyens de connaissance des médicaments en psychiatrie », *L'Évolution psychiatrique*, vol. 41, n° 4, 1966.

Brown, S. L. et van Praag, H. M. (eds.), « The Role of Serotonin in Psychiatric Disorders », *Clinical and Experimental Psychiatry Monograph*, n° 4, New York, Brunner/Mazel, 1991.

Brown, S. L. et van Praag, H. M., « Why Study Serotonin in Clinical Psychiatric ? » *in* S. L. Brown et H. M. van Praag, eds, *The role of serotonin in psychiatric disorders*, New York, Brunner/Mazel, 1991.

Brunetti, P. M., « Prévalence des troubles mentaux dans une population rurale du Vaucluse : données nouvelles et récapitulatives », *L'Encéphale*, n° 61, 1973.

Bugard, P. (dir.), *Stress, fatigue et dépression. L'homme et les agressions de la vie quotidienne*, Paris, Doin, 1974, vol. 1 et 2.

Burner, M., « Thérapeutique des états de fatigue », *Psychologie médicale*, « La fatigue : problème ou maladie », vol. 18, n° 8, 1986.

Caldwell, A., *Origins of Psychopharmacology. From CPZ to LSD*, Springfield, Charles C. Thomas, 1970.

Canguilhem, G., *La Formation du concept de réflexe aux* XVIIe *et* XVIIIe *siècles*, Paris, Vrin, 1977 (1re éd. 1955).

Canguilhem, G., « Une pédagogie de la guérison est-elle possible ? », *Nouvelle Revue de Psychanalyse*, « L'idée de guérison », n° 17, printemps 1978.

Canguilhem, G., « Le concept de réflexe au XIXe siècle » (1964) repris dans *Études d'histoire et de philosophie de sciences*, Paris, Vrin, 1994 (7e éd.).

Cardot, H. et Rouillon, F., « Évolution à long terme des dépressions (épidémiologie et clinique) », *L'Encéphale*, « La durée des traitements de la dépression », vol. XXI, sp II, mars 1995.

Carlsson, A., « Monoamines of the Central Nervous System : a Historical Perspective », *in* Meltzer, H.Y. *et alii*. (eds.), *Psychopharmacology. The Third Generation of Progress*, New York, Raven Press, 1987.

Carroy, J., *Hypnose, suggestion et psychologie*, Paris, PUF, 1988.

Carroy, J., *Les Personnalités doubles et multiples*, Paris, PUF, 1993.

Cassano, G. B., Maggini, C. et Longo, E., « Les dépressions chroniques », *L'Encéphale*, « L'Approche moderne des désordres de l'humeur », V, n° 5, sp., 1979.

Castel, R., Castel, F. et Lovell, A., *La Société psychiatrique avancée*, Paris, Grasset, 1979.

Castel, R., *L'Ordre psychiatrique*, Paris, Minuit, 1976.

Castel, R., *La Gestion des risques*, Paris, Minuit, 1981.

Castoriadis, C., *L'Institution imaginaire de la société*, Paris, Le Seuil, 1975.

Cerletti, U., « Résumé du rapport », *in* H. Ey, P. Marty, J. Dublineau (comptes rendus des séances publiés par *Thérapeutiques biologiques*, vol. IV : *Premier Congrès mondial de psychiatrie* (1950, Paris), Paris, Hermann, 1952.

Champoux, S., « Antidépresseur : un terme trompeur », *Quotidien du médecin*, 12 juin 1989.

Changeux, J.-P., *L'Homme neuronal*, Paris, Fayard, 1983.

Charuty, G., « Les charismatiques et la santé. Le souci thérapeutique des chrétiens charismatiques », *Le Débat*, n° 59, mars-mai 1990.

Chauchard, P., *La Fatigue*, Paris, PUF, coll. « Que sais-je ? », 1968, quatrième édition.

Chignon, J.-M., « Le syndrome anxiodépressif : une réalité clinique fréquente, *La Revue du praticien*, tome 5, n° 139, 27 mai 1991.

Clarke, E. et Jacyna, L. S., *Nineteenth Century Origins of Neuroscientific Concepts*, University of California Press, 1987.
Cloniger, G.-R., « Indoleamines. The Role of Serotonin in Clinical Disorders », *in* Bloom F. E. et Kupfer D., (eds.), *Pharmacology : the Fourth Generation of progress*, Raven Press, 1995.
Cohen, D., *Richesse du monde, pauvreté des nations*, Paris, Flammarion, 1997.
Cohen, M., « Revitalisation, décomposition ou redéfinition du catholicisme. Le Renouveau charismatique français entre salut religieux et psychothérapie », *Recherches sociologiques*, 1997.
Coignard, S., « Les prodiges de l'effet placebo », *Le Point*, 29 juin 1996.
Coirault, R., « Introduction au problème des états dépressifs », « Généralités sur la thérapeutique des états dépressifs », *in* Société Moreau de Tours, *Annales de thérapeutique psychiatrique. 2, Actualités de thérapeutique psychiatrique et de* psychopharmacologie, publiées par H. Baruk et J. Launay, Paris, PUF, 1965.
Cole, J. O., « The future of psychopharmacology », *in* R. R. Fieve (ed.), *Depression in the 1970's. Modern theory and Research,* Amsterdam, Excerpta Medica, International congress series 239, 1971.
Coleman, D., « Move over Prozac : New Drugs », *International Herald Tribune*, 21 novembre 1996.
Colloque Dide et Guiraud (Villejuif, 1990), *L'Évolution psychiatrique*, 58, n° 4, octobre 1993.
Colonna, L. *et alii*, « États dépressifs : symptômes cliniques et hypothèses monoaminergiques », *L'Encéphale*, vol. IV, n° 1, 1978.
Colonna, L., et Petit, M., « Sémiologie dépressive et orientation de la prescription », *L'Encéphale*, « L'Approche moderne des désordres de l'humeur », vol. V, n° 5, 1979.
Colonna, L., « Les inhibitions anxieuses », *L'Encéphale*, « Le concept d'inhibition en psychiatrie », n° 5, supplément, 1978.
Colonna, L., Lôo, H. et Zarifian, É., « Chimiothérapie des dépressions », *La Revue du praticien*, « Médications psychotropes », vol. XXII, n° 32, 11 décembre 1972.
Colvez, A., Michel, E. et Quemada, N., « Les maladies mentales et psychosociales dans la pratique libérale. Approche épidémiologique », *Psychiatrie française*, 10, 1979.
Confrontations psychiatriques, « Classificationss et psychiatrie », n° 24, 1984.
Coppen, A., et coll., « Zimelidine : a Therapeutic and Pharmacokinetic Study in Depression », *Psychopharmacology*, n° 63, 1979.
Corbin, A., « Coulisse », *in* P. Ariès et G. Duby (dir.), *Histoire de la vie privée*, Paris, Le Seuil, vol. 4, 1987.
Courvoisier, S., « Sur les propriétés pharmaco-dynamiques de la chlorpromazine en rapport avec son emploi en psychiatrie », *L'Encéphale*, « Premier Colloque international sur la chlorpromazine et

les médicaments neuroleptiques en thérapeutique psychiatrique », n° 5, 1956.
Crabtree, A., *From Messmer to Freud. Magnetic Sleep and the Roots of Psychological Healing*, New Haven et Londres, Yale University Press, 1993.
Cremniter, D., Delcros, J., Guelfi, J. D. et Fermanian, J., « Une enquête sur les états dépressifs en médecine générale », *L'Encéphale*, VII, 1982.
Cremniter, D., « Aspects épidémiologiques de la dépression vue en médecine. Généralistes et psychiatres ne voient pas les mêmes dépressions », *La Revue du praticien*, « Les dépressions vues par les médecins généralistes », n° 325, 22 janvier 1996.
Crocq, L., « Les recherches sur la fatigue en France dans les vingt dernières années », *L'Encéphale*, sp., « Syndrome de fatigue, neurasthénie, psychasthénie, thymasthénie », XX, 1994.
Cuche, H. et Gérard, A., « Antidépresseurs : bénéfices/risques », *L'Encéphale*, « Nouvelles exigences dans le traitement du déprimé », XX, sp., avril 1994.
Cussey, J. *et alii*, « Sérotonine et dépression : aspects méthodologiques », *Psychologie médicale*, 25, 1, 1993.
Dagognet, F., *La Raison et les remèdes*, Paris, PUF, 1964.
Dalery, J. et Lôo, H., « Nouvelles exigences dans le traitement du déprimé », *L'Encéphale*, XX, sp, avril 1994.
Dalery, J. et Sechter, D., « Editorial », *L'Encéphale*, « Nouvelles exigences dans le traitement du déprimé », XX, sp., avril 1994.
Dalery, J. et Sechter, D., « Traitement prolongé d'antidépresseurs », *L'Encéphale*, « Nouvelles exigences dans le traitement du déprimé », XX, sp., avril 1994.
Darcourt, G., « Place du ralentissement parmi les autres symptômes dépressifs », *Psychologie médicale*, n° 13, 1981.
Dauмézon, G., « Nosographie et thérapeutiques de choc », *L'Évolution psychiatrique*, n° 1, 1950.
Daumézon, G., « Lecture historique de *L'Histoire de la Folie* », *L'Évolution psychiatrique*, La conception idéologique de *L'Histoire de la folie* de Michel Foucault, 36, n° 2, 1971.
Daumézon, G., « Modification de la symptomatologie des troubles mentaux et de la sémiologie psychiatrique au cours des cinquante dernières années », *Journal de psychologie*, n° 4, 1977.
Davis, R. et Wilde, M. I., « Sertraline. A pharmacoeconomic evaluation of its use in depression », *Pharmacoeconomics*, 10, 1996.
Decombe, R., Bentué-Ferrer, D. et Allain, H., « Le point sur la neurotransmission dans les dépressions », *Neuro-psy*, vol. 6, n° 11, décembre 1991.
Deglon, J.-J., « Dépression et héroïnomanie », *Psychologie médicale*, 16, 5, 1984.

Delay, J., *Études de psychologie médicales*, Paris, PUF, 1953.
Delay, J. et Pichot, P., *Abrégé de psychologie*, Paris, Masson, 1962.
Delay, J., « Introduction au colloque international », *L'Encéphale*, « Premier Colloque international sur la chlorpromazine et les médicaments neuroleptiques en thérapeutique psychiatrique », n° 4, 1956.
Delay, J., « Allocution finale », *L'Encéphale*, « Premier Colloque international sur la chlorpromazine et les médicaments neuroleptiques en thérapeutique psychiatrique », n° 5, 1956.
Delay, J., « Discours d'ouverture du premier congrès mondial de psychiatrie » (1950), rééd. dans *Aspects de la psychiatrie moderne*, Paris, PUF, 1956.
Delay, J. et Deniker, P., *Méthodes chimiothérapeutiques en psychiatrie. Les nouveaux médicaments psychotropes*, Paris, Masson, 1961.
Delay, J., « Adresse présidentielle » (discours d'ouverture), *in* H. Brill (ed.), *Neuro-psycho-pharmacologie. Proceedings of the Fifth International Congress of the Collegium Internationale Neuro-psycho-pharmacologie*, Amsterdam, New York, Londres, Milan, Tokyo, Buenos Aires, Excerpta Medica Foundation, 1967 (Congrès de Washington, 1966).
Delmas-Marsalet, P., *Électrochoc et thérapeutiques nouvelles en neuropsychiatrie*, Paris, Baillère, 1946.
Delmas-Marsalet, P., *Précis de psychobiologie*, 1961.
Delphaut, J., *Pharmacologie et psychologie*, Paris, Armand Colin, 1961.
Demel, H., « Observations on the clinical picture of masked depression from the standpoint of practical social psychiatry » *in* Kielholz P., (ed.), *Masked Depression*, Vienne, Stuttgart, Berne, Hans Huber, 1973.
Deniker, P., *La Psychopharmacologie*, PUF, coll. « Que sais-je ? », 1966.
Deniker, P., « Qui a inventé les neuroleptiques ? », *Confrontations psychiatriques*, « Neuroleptiques : vingt ans après », n° 13, 1975.
Deniker, P. et Zarifian, É., « Perspectives d'utilisation de la L. Dopa en psychiatrie », *Entretiens de Bichat*, 1983.
Deniker, P., « Dépressions résistantes », *L'Encéphale*, « Les dépressions résistantes aux traitements antidépresseurs », XII, sp, octobre 1986.
Depoutot, J.-C., « Névrose et dépression », *Annales médicales de Nancy*, n° 12, avril 1973.
Depres, I., *Premiers résultats*, Smithkline-Beecham, octobre 1995.
Dery, M., *Vitesse virtuelle — La cyberculture aujurd'hui*, Abbeville, Tempo, 1997.
Descombes, V., « L'inconscient adverbial », *Critique*, n° 449, octobre 1984.
Descombes, V., *Les Institutions du sens*, Paris, Minuit, 1996.
Descombey, J.-P., « Subjectivité, scientificité, objectivité, objectiva-

tion : le DSM-III et ses retombées sur la pratique et la recherche », *L'Information psychiatrique*, vol. 61, n° 5, juin 1985.

Desjours, C., *Souffrance en France — La banalisation de l'injustice sociale*, Paris, Le Seuil, 1998.

Diagnostic and Statistical Manuel of Mental Disorders, Quatrième édition, American Psychiatric Association, 1994.

Donnet, J. L., « Une évolution de la demande au Centre Jean Favreau », *Revue française de psychanalyse*, coll. « Débats de psychanalyse », novembre 1997.

Donzelot, J., *L'Invention du social*, Paris, Fayard, 1984.

Donzelot, J. et Roman, J., « 1972-1998 : les nouvelles donnes du social », *Esprit*, avril 1998.

Dowbiggin, I., *La Folie héréditaire*, Paris, EPEL, 1993, préface de Georges Lantéri-Laura.

Dowling, C., *Rien ne sert de souffrir*, Paris, Grasset, 1991 (éd. américaine, 1991).

Dubet, F., *Les Lycéens*, Paris, Le Seuil, 1991.

Dubief, H., *Nouvelle histoire de la France contemporaine*, vol. 13 : *Le Déclin de la III*[e] *République, 1929-1938*, Paris, Le Seuil, coll. « Points », 1976.

Dufour, H., « Les inhibitions dépressives », *L'Encéphale*, n° 5, supplément, 1978.

Dujarier, L., « Considérations psychanalytiques sur la dépression », *Psychiatries*, n° 36, 1979.

Durkheim, E., *Le Suicide*, Paris, PUF, rééd. coll. « Quadrige », 1995, (1re édition 1897).

Edwards, G., (ed.), *Addictions. Personnal Influences and Scientific Movements*, New Brunswick et Londres, Transaction Publishers, 1991.

Ehrenberg, A., *Le Culte de la performance*, Paris, Calmann-Lévy, 1991, rééd. Hachette-Pluriel, 1996.

Ehrenberg, A., « Le harcèlement sexuel — Naissance d'un délit », *Esprit*, novembre 1993.

Ehrenberg, A., *L'Individu incertain*, Paris, Calmann-Lévy, 1995, rééd. Hachette-Pluriel, 1996.

Eisenberg, L., « La dépression nerveuse », *La Recherche*, n° 119, février 1981.

Ellenberger, H., *Histoire de la découverte de l'inconscient*, présentation d'É. Roudinesco, Paris, Fayard, 1994 (éd. am., 1970, 1re éd. fr., 1974).

Endler, N.-S. et Persad, E., *Electroconvulsive Therapy. The Myths and the Realities*, Vienne, Stuttgart, Berne, Hans Huber, 1986.

Essman, W. B., (ed.), *Serotonin in Health and Disease*, New York, Spectrum, 1997.

European Addiction Research, n° spécial, « Addiction, drogue et alcool », 2, n°s 1-2, 1996.

Evans, M.-N., *Fits and Starts — A Genealogy of Hysteria in Modern France*, Ithaca et Londres, Cornell University Press, 1991.

Ey, H., « Système nerveux et troubles nerveux », *L'Évolution psychiatrique*, n° 1, 1947.

Ey, H., *Études psychiatriques*. Tome 1 : *Historique, méthodologie, psychopathologie générale*, Paris, Desclée de Brouwer, 1948.

Ey, H., Marty, P. et Dublineau, J., (comptes rendus des séances), *Psychopathologie générale*, vol. I : *Premier Congrès mondial de psychiatrie*, Paris, Hermann, 1952.

Ey, H., « Contribution à l'étude des relations des crises de mélancolie et des crises de dépression névrotique », *L'Évolution psychiatrique*, n° 3, 1955.

Ey, H., « Perspectives actuelles de la psychiatrie », *La Revue du praticien*, numéro spécial, « L'année du Praticien », tome XV, 7 décembre 1965.

Ey, H., *L'Inconscient*, Paris, Desclée de Brouwer, 1966.

Ey, H., « A. Hesnard — Biologiste, psychiatre, psychanalyste », *L'Évolution psychiatrique*, vol. 36, n° 2, 1971.

Ey, H., « Commentaires critiques sur *L'Histoire de la folie* de Michel Foucault », *L'Évolution psychiatrique*, « La conception idéologique de *L'Histoire de la folie* de Michel Foucault, 36, n° 2, 1971.

Ey, H., « Neuroleptiques et techniques psychiatriques », *Confrontations psychiatriques*, n° 13, 1975.

Ey, H., *Schizophrénie — Études cliniques et psychopathologiques*, Le Plessis-Robinson, Les Empêcheurs de penser en rond, 1996.

Fabre, P., « Système nerveux central », *L'Information psychiatrique*, n° 6, sp, juin 1997.

Fatela, J., « Crise de l'école et fragilités adolescentes, *in* A. Ehrenberg et P. Mignon, *Drogues, Politique et Société*, Paris, Le Monde Édition et Édition Descartes, 1992.

Fédida, P., « L'agir dépressif. Contribution phénoménologique à une théorie psychanalytique de la dépression », *Psychiatries*, n° 28, 1976.

Fieve, R. R., (ed.), *Depression in the 1970's. Modern Theory and Research*, Amsterdam, Excerpta Medica, International congress series, 239, 1971.

Fieve, R. R., « La recherche pour de nouveaux antidépresseurs : orientations actuelles », *L'Encéphale*, « L'Approche moderne des désordres de l'humeur », V, 5, 1979.

Figures du vide, *Nouvelle Revue de Psychanalyse*, n° 11, 1975.

Fisher, S. et Greenberg, R. P., « Examining Antidepressant and Effectiveness : Findings, Ambiguities, and Some Vexing Puzzles », *in* S. Fisher et Greenberg, R. P. (eds), *The Limits of Biological Treat-*

ments for Psychological Distress. Comparisons with Psychotherapy and Placebo, Hilsdale, Hove et Londres, LEA, 1989.
Fisher, S., Greenberg, R. P. (eds), *The Limits of Biological Treatments for Psychological Distress. Comparisons with Psychotherapy and Placebo*, Hilsdale, Hove et Londres, LEA, 1989.
Flament, M., *Académie de la sérotonine, Bulletin*, nº 2, Eli Lilly, septembre 1995.
Fleury, M. De, *La Médecine de l'esprit*, Paris, Félix Alcan, 1898.
Fleury, M. De, *Les États dépressifs et la neurasthénie*, Paris, Félix Alcan, 1924.
Flournoy, O., « Le Moi idéal : vecteur de vide », *Nouvelle Revue de Psychanalyse*, « Figures du vide », nº 11, 1975.
Folléa, L., « Des chercheurs cernent l'impact du chômage sur la santé publique », *Le Monde*, 4 juin 1997.
Follin, S., « Séméiologie des états dépressifs », *La Revue du praticien,*, 1er octobre 1963.
Fombonne, E., Führer, R., « Épidémiologie et psychiatrie : Questions de méthodes », *Sciences sociales et santé*, IV, nº 1, février 1986.
Fombonne, E., « La contribution de l'épidémiologie à la recherche étiologique en psychiatrie : des facteurs de risque aux mécanismes de risque », *Revue d'épidémiologie et de santé publique*, 41, nº 4, 1993.
Fossi, G., « La psychanalyse de la dépression : nouvelles propositions théoriques » *in* J. Bergeret et W. Reid (dir.), *Narcissisme et états-limites*, Paris, Dunod, 1986.
Foucault, M., *Naissance de la clinique*, Paris, PUF, 1963.
Foucault, M., *Surveiller et Punir*, Paris, Gallimard, 1975.
Fougère, P., *Les Médicaments du bien-être*, Paris, Hachette, col. « On en parle », 1970.
Fouks, L., Lainé, T. et Périvier, « Les inhibiteurs de la mono-amine-oxydase » *in* Société Moreau de Tours, *Annales de thérapeutique psychiatrique. 2, Actualités de thérapeutique et de psychopharmacologie*, publiées par H. Baruk et J. Launay, Paris, PUF, 1965.
Fouks, L., « Bilan actuel de la thérapeutique chimique en psychiatrie et perspectives d'avenir », *in* Société Moreau de Tours, *Annales de thérapeutique psychiatrique. 3, Actualités sur les thérapeutiques psychiatriques et les recherches psychopharmacologiques*, publiées par H. Baruk et J. Launay, Paris, PUF, 1967.
Fourquet, F. et Murard, L., « Histoire de la psychiatrie de secteur ou le secteur impossible ? », *Recherches*, nº 17, mars 1975.
Fragos Mendes, J. M. et Lopes do Rosario, J. A., « Signification et importance de la sérotonine en psychiatrie », *L'Encéphale*, nº 6, 1959.
Fraser, A. et coll., « Interactions de la sérotonine et de la noradrénaline dans la dépression », CINP, XXe colloque, Melbourne, juin 1996.

Freedman, A. M., « American viewpoints on Classification », *Integrative Psychiatry*, 7, 1991.
Freud, S., « Une névrose démoniaque au XVIIe siècle », *in Essais de psychanalyse appliquée*, Paris, Gallimard, 1933, rééd. coll. « Idées », 1973.
Freud, S., « La morale sexuelle "civilisée" et la maladie nerveuse des temps modernes », 1908, *in La Vie sexuelle*, Paris, PUF, 1982 (6e éd.).
Freud, S., « La sexualité dans l'étiologie des névroses », 1898, repris dans *Résultats, idées, problèmes*, Paris, PUF, 1984.
Freud, S., « Deuil et mélancolie », *in Métapsychologie*, Paris, Gallimard, 1968.
Freud, S., *Abrégé de psychanalyse*, Paris, PUF, 1985 (1re éd. fr. 1949).
Freud, S., *Inhibition, symptôme, angoisse*, (1re éd. 1926), Paris, PUF, 1995, rééd. coll. « Quadrige », 1995.
Freud, S., *La Naissance de la psychanalyse*, Paris, PUF, 1986 (6e édition).
Freud, S., *Malaise dans la civilisation*, Paris, PUF, 1986, 10e édition.
Führer, R. et Lovell, A., « Troubles de la santé mentale — La plus grande "fragilité" des femmes remises en cause », *in* M.-J. Savrel-Cubizolles et B. Blondel, (eds), *La Santé des femmes*, Paris, Flammarion, 1996.
Fumaroli, M., « Nous serons guéris si nous le voulons », *Le Débat*, « Tradition de la mélancolie », n° 29, mars, 1984.
Garapon, A., *Le Gardien des promesses*, Paris, Odile Jacob, 1996.
Garoux, A. et Ranty, G., « L'asthénie en psychiatrie et en pathologie psychosomatique », *Psychologie médicale*, n° 10, 1978.
Garrabé, J., *Histoire de la schizophrénie*, Paris, Seghers, 1992.
Gasser, J., *Aux origines du cerveau moderne — Localisations, langage et mémoire dans l'œuvre de Charcot*, Paris, Fayard, 1995.
Gauchet, M., *L'Inconscient cérébral*, Paris, Le Seuil, 1992.
Gauchet, M. et Swain, G., *Le Vrai Charcot — Les chemins imprévus de l'inconscient*, suivi de deux essais de J. Gasser et A. Chevrier, Paris, Calmann-Lévy, 1997.
Gay, P., *En lisant Freud. Explorations et divertissements*, Paris, PUF, 1995.
Gay, P., *Freud. Une vie*, Paris, Hachette, 1991.
Gérard, P. E., Dagens, V. et Deslandes, A., « 1960-2000 : 40 ans d'utilisation des antidépresseurs », *Semaine des hôpitaux de Paris*, vol. 71, n°s 23-24.
Gérin, P., Sali, M. et Dazord, A., « Propositions pour une définition de la "qualité de vie subjective" », *in* J.-L. Terra (dir.), *Qualité de vie subjective et santé mentale*, Paris, Ellipses, 1994.
Ginestet, D., Chauchot, F. et Olive, D., « Existe-t-il des classifications pratiques des psychotropes ? », *La Gazette médicale*, 99, n° 21, 1992.
Giraud, M. J., Lemonnier, E. et Bigot, T., « Pharmaco-dépendance et

psychotropes », *La Revue du praticien*, vol. 44, n° 17, 1er novembre 1994.

Glas, G., « A conceptual history of anxiety and depression », *in* J. A. den Boer et J. M. Ad. Sitson (eds.) *Handbook of Depression and Anxiety. A Biological Approach*, New York, Bâle, Hong-Kong, Marcel Dekker Inc., 1994.

Glaser, H., *Sigmund Freud et l'âme du* XXe *siècle*, Paris, PUF, 1995 (éd. allemande, 1976).

Glowinski, J., Julou, L. et Scatton, B., « Effets des neuroleptiques sur les systèmes aminergiques centraux », *Confrontations psychiatriques*, « Neuroleptiques : vingt ans après », n° 13, 1975.

Godard A. et Regnauld, M. H., « Consommation des psychotropes », *Revue française de santé publique*, n° 33, 1986.

Gold, M. S., *The Good News about Depression*, New York, Bantam Books, 1995 (1re éd., 1986).

Goldstein, J., *Console and Classify. The French psychiatric profession in the Nineteenth Century*, Cambridge Univ. Press, 1987 (*Consoler et classifier — l'essor de la psychiatrie française*, Le Pessis-Robinson, Les Empêcheurs de penser en rond, 1997).

Gosling, F. G., *Before Freud. Neurasthenia and the American Medical Community, 1870-1910*, Urbana et Chicago, University of Illinois Press.

Gourevitch, M., « Esquirol et la lypémanie. Naissance de la dépression mélancolique », *in* P. Pichot (dir.), *Les Voies nouvelles de la dépression*, Paris, Masson, 1978.

Gourevitch, M., « La dépression, fille de l'art romantique », *Psychologie médicale*, vol. 16, n° 4, 1984.

Gourevitch, M., « Les psychalgies », *Concours médical*, n° 45, 1979.

Goux, D. et Maurin, E., « L'égalité des chances » *in* : Fondation Saint-Simon, *Pour une nouvelle république sociale*, Paris, Calmann-Lévy, 1997.

Gram, L. F., « Concepts d'antidépresseurs de seconde génération », *L'Encéphale*, sp I, mai-juin 1991.

Green, A., « Chimiothérapies et psychothérapies (Problèmes posés par les comparaisons des techniques chimiothérapeutiques et leur association en technique psychiatrique) », *L'Encéphale*, n° 1, 1961.

Green, A., « La psychopharmacologie : ouvertures, impasses, perspectives », *L'Évolution psychiatrique*, vol. 31, 1966.

Green, A., « Les Portes de l'inconscient », *in* Ey, H., *L'inconscient*, VIe colloque de Bonneval (novembre 1960), Paris, Desclée de Brouwer, 1966.

Green, A., « L'affect », *Revue Française de Psychanalyse*, nos 5-6, 1971.

Grob, G. N., *Mental Ilness and American Society — 1875-1940*, Princeton, Princeton University Press, 1983.

Grünberg, S., *David Cronenberg*, Paris, Éditions de l'Étoile/Cahiers du cinéma, 1992.

Guelfi, J.-D. (coordinateur général de la traduction française), *Manuel diagnostique et statistique des troubles mentaux*, quatrième version, Paris, Masson, 1996.

Guelfi, J.-D. et coll., « Antidépresseurs et classifications diagnostiques chez l'adulte », *Psychiatrie*, Les Cahiers FMC, octobre 1996.

Guelfi, J.-D., Olivier-Martin, R., « Modalités d'appréciations de l'anxiété. Conséquences thérapeutiques », *La Revue du praticien*, vol. 22, n° 12, 21 avril 1972.

Guelfi, J.-D., « Implications pratiques des données modernes de la psychopharmacologie », *L'Évolution psychiatrique*, vol. 45, n° 4, 1980.

Guiraud, P., *Psychiatrie générale*, Paris, Le François Éditeur, 1950.

Guyotat, J., « Perspectives actuelles de la psychiatrie », *La Revue du praticien*, tome XVIII, n° 31 bis, 7 décembre 1968.

Guyotat, J., « Remarques sur les relations entre chimiothérapie et psychothérapie », *in* Comité lyonnais de recherches thérapeutiques en psychiatrie, *Actualités de thérapeutique psychiatrique*, Paris, Masson, 1963.

Guyotat, J., « Inhibitions et antidépresseurs », *L'Encéphale*, « Le concept d'inhibition en psychiatrie », n° 5, supplément, 1978.

Guyotat, J., « Iproniazide et inhibiteurs de la monoamine oxydase », *in* Société Moreau de Tours, *Annales de thérapeutique psychiatrique. 2, Actualités de thérapeutique psychiatrique et de psychopharmacologie*, publiées par H. Baruk et J. Launay, Paris, PUF, 1965.

Guyotat, J., « Perspectives actuelles de la psychiatrie », *La Revue du praticien*, tome XVIII, n° 13 bis, 7 décembre 1968.

Guyotat, J., « Inhibitions et antidépresseurs », Colloque sur l'inhibition, *L'Encéphale*, « Le concept d'inhibition en psychiatrie », n° 5, supplément, 1978.

Guze, B. H., « Selective serotonin reuptake inhibitors. Assessment for formulary inclusion », *Pharmacoeconomics*, 9, mai 1996.

Hacking, I., *Rewriting the Soul — Multiple personnality and the Sciences of Memory*, Princeton, Princeton University Press, 1995, (*L'Âme reécrite — Étude sur la personnalité multiple et les sciences de la mémoire*, Le Plessis-Robinson, Les Empêcheurs de penser en rond, 1998).

Hakim, G., « Aspects modernes de la dépression », *Entretiens de Bichat, Psychiatrie*, 1973.

Hamilton, M., « Le pronostic dans les dépressions », *La Revue de médecine*, 21-28 janvier 1980.

Hamilton, M., « Méthodologie d'appréciation de l'efficacité des antidépresseurs », *L'Encéphale*, « L'Approche moderne des désordres de l'humeur », V, 5, 1979.

Hamon, M., « Sérotonine, l'inhibition », *Science et Avenir*, septembre 1995.
Hardy, P. et Le Goc, I., « Anxiété et dépression », *La Revue du praticien*, « La Dépression », XXXV, n° 27, 1985.
Hardy, P., « L'anxiété dans ses rapports avec la dépression », *Confrontations psychiatriques*, « Autour de la dépression », 1989.
Hardy, P., « Notion de dépression résistante », *L'Encéphale*, « Les dépressions résistantes aux traitements antidépresseurs, XII, sp, octobre 1986.
Hardy, P., « Le traitement de consolidation. La situation des dysthymies », *L'Encéphale*, « La durée des traitements de la dépression », vol. XXI, sp II, mars 1995.
Haxaire, C. et coll., « C'était pas comme une drogue si vous voulez, mais enfin » — « Appropriation de la notion de dépendance et opportunité des psychotropes à travers l'étude de pharmacies familiales dans une région rurale de Basse-Normandie », *in* Ehrenberg, A. (dir.), *Drogues et médicaments psychotropes — Le trouble des frontières*, Paris, Éd. Esprit, 1998.
Haynal, A., « Le sens du désespoir », *Revue Française de Psychanalyse*, n°s 1-2, janvier-avril 1977.
Haynal, A., « Problèmes cliniques de la dépression », *Psychologie médicale*, vol. 16, n° 4, 1984.
Healy, D., « The History of British psychopharmacology », *in* H. Freeman et G. E. Berrios (eds.), *150 Years of British Psychiatry*, vol. II, *The Aftermath*, Londres, Athlone, 1996.
Healy, D., *The Antidepressant Era*, Cambridge (Mass.), Londres, Harvard University Press, 1997.
Healy, D., *The Psychopharmacologists*, Londres, Altman, tome 1, 1996, tome 2, 1997.
Heninger, G. R., « Indoleamines. The Role of Serotonin in Clinical Disorders », *in* Bloom, F. E., Kupfer, D. J., *Psychopharmacology : The Fourth Generation of Progress*, New York, Raven Press, 1995.
Henne, M., « Besoins nationaux et nombre de médecins psychiatres nécessaires à l'exercice de la psychiatrie en secteur privé et en secteur public », *La Revue du praticien*, 32, n° 4, 1967.
Héritier, F., *Les Deux sœurs et leur mère*, Paris, Odile Jacob, 1994.
Herzlich, C. et Pierret, J., *Malades d'hier et d'aujourd'hui*, Paris, Payot, 1991.
Hesnard, A., *Freud et la société d'après guerre*, Genève, Annemasse, Édition du Mont-Blanc, 1946.
Hoffmann, S., *Sur la France*, Paris, Le Seuil, 1976.
Hole, G., « La dépression masquée et sa mise en évidence », *Les Cahiers de médecine*, Assises départementales, n° 7, juin 1973.
Huguet, M., *L'Ennui et ses discours*, Paris, PUF, 1984.
INSERM, *Classification française des troubles mentaux*, Paris, 1968.

Israël, L., *L'Hystérique, le sexe et le médecin*, Paris, Masson, 1976.

Israël, L., *Boiter n'est pas pêcher*, Paris, Denoël, 1989.

Ivernois, J. F. d', « Apprendre au patient à se soigner », *Le Monde*, 27 avril 1994.

Jackson, S. W., *Melancholia and Depression. From Hippocratics Times to Modern Times*, New Haven et Londres, Yale Univesity Press, 1986.

Jacobs, B. L. et Fornal, C. A., « Serotonin and behavior : a general hypothesis », *in* Bloom, F. E., Kupfer, D. J., *Psychopharmacology : The Fourth Generation of Progress*, New York, Raven Press, 1995.

Jæger, M., *Le Désordre psychiatrique. Des politiques de santé mentale en France*, Paris, Payot, 1981.

Janet, P. et Fulgence, R., *Les Obsessions et la psychasthénie*, Paris, Félix Alcan, 1903.

Janet, P., *Les Névroses*, Paris, Flammarion, 1909.

Janet, P., *Les Médications psychologiques : études historiques, psychologiques et cliniques sur les méthodes de la psychologie*, Paris, Félix Alcan, 1919, 3 vol., (réédité par la Société Pierre Janet, 1986).

Janet, P., *De L'angoisse à l'extase*, Paris, Félix Alcan, 1928, vol. II.

Janet, P., *La Force et la faiblesse psychologique*, Paris, Maloine, 1932 (Collège de France, cours de 1930).

Janov, A., *Le Cri primal*, Paris, Flammarion, 1975.

Jeanneau, A., « Les risques d'une époque ou le narcissisme du dehors », *in* J. Bergeret et W. Reid (dir.), *Narcissisme et états-limites*, Paris, Dunod, 1986.

Jeannerod, M., *De la physiologie mentale — Histoire des relations entre biologie et psychologie*, Paris, Odile Jacob, 1996.

Joly, P., (rapporteur), « Prévention et soins des maladies mentales — Bilan et perspectives », CES, *Journal officiel*, 24 juillet 1997.

Jönsson, B., et Rosenbaum, J., (ed.), *Health Economics of Depression*, John Wiley and Sons Ltd, 1993.

Jouvent, R. et Pellet, J., « Les dépressions résistantes et leurs traitements », *La Revue du praticien*, tome XXXV, n° 27, 11 mai 1985.

Kammerer, T., Israël, L. et Noel, C., « Une dépression guérie par l'imipramine. Étude critique », *Cahiers de psychiatrie*, n° 14, 1960.

Kammerer, T., Ebtinger, R. et Bauer, J. P., « Approche phénoménologique et psychodynamique des psychoses délirantes aiguës traitées par neuroleptiques majeurs », *in* P.-A. Lambert, (textes publiés par), *La Relation médecin-malade au cours des chimiothérapies psychiatriques*, Paris, Masson, 1965.

Karp, D., « Taking anti-depressant medications : resistance, trial, commitment, conversion, disenchantment », *Qualitative Sociology*, vol. 16, n° 4, 1993.

Keen, J. et Page, S., « Net Oversuse Called "True Addiction", *USA Today*, 7 janvier 1996.

Kendell, R.-E., « The Classification of Depressions : A Review of Contemporary Confusion », *British Journal of Psychiatry*, n° 129, 1976.
Kernberg, O., « Borderline Personnality Organization », *Journal of American Psychoanalysis Association*, n° 15, 1967.
Kernberg, O., *Borderline Conditions and Pathological Narcissism*, New York, Jason Aronson, 1975.
Kestemberg, E., « Problèmes posés par la fin des traitements psychanalytiques dans les névroses de caractère », *Revue Française de Psychanalyse*, n° 3, mai-juin 1966.
Kielholz, P., « État actuel du traitement pharmacologique des dépressions », *L'Encéphale*, n° 5, 1962.
Kielholz, P., (ed.), *Masked Depression*, Vienne, Stuttgart, Berne, Hans Huber, 1973.
Kielholz, P., « Psychosomatic aspects of depressive illness. Masked depression and somatic equivalents », *in* P. Kielholz (ed.), *Masked Depression*, Vienne, Stuttgart, Berne, Hans Huber, 1973.
Kirk, S. A. et Kutchkins, H., *The Selling of DSM. The Rhetoric of Science in Psychiatry*, New York, Aldine de Gruyter, 1992.
Klein, D. F., « La physiologie et les troubles anxieux », *in* L. Chneiweiss, et E. Albert (dir.), *Stress et anxiété : les faux semblants*, Laboratoires Upjohn, sd, (1993).
Klerman, G. L. et Weissman, M. M., « Increasing Rates of Depression », *JAMA*, 21 avril 1989.
Klibanski, R., Panovski, E. et Saxl, F., *Saturne et la mélancolie*, Paris, Gallimard, 1989.
Kline, N., « Monoamine Oxidase Inhibitors : An Unfinished Picaresque Tale », *in* F.-J. Ayd et B. Blackwell (eds.), *Discoveries in Biological Psychiatry*, Philadelphie, Lippincott, 1970.
Kline, N., « Thérapeutique de la dépression, *in Tables psycholeptiques pour Praticiens*, Genève, Médecine et Hygiène, 1964 et 1965.
Kline, N., *From Sad to Glad*, 1974 (édition de poche, 1984).
Koupernik, C., *Les Médications du psychisme*, 1963.
Koupernik, C., « Le praticien face à la dépression », *La Revue du praticien*, « Dépressions », 11 septembre 1978.
Kovess, V., et coll. « La psychiatrie face aux problèmes sociaux : la prise en charge des RMIstes à Paris », *L'Information psychiatrique*, n° 3, mars 1995.
Kræpelin, E., *La Folie maniaque-dépressive*, 1913, rééd. Paris, Jérome Millon, 1993, « Présentation » de J. Postel et D. F. Allen.
Kramer, P., *Prozac : Le bonheur sur ordonnance ?*, Paris, First, 1994.
Kramer, P., *Listening to Prozac*, New York, Viking, 1997 (2e édition, ajoutée d'une postface).
Kremer, P., « Les sociologues redécouvrent les liens entre suicide et crise économique », *Le Monde*, 4 février 1998.
Kristeva, J., *Le Soleil noir*, Paris, Gallimard, 1987.

Kuhn, R., « The Imipramine Story » *in* F. J. Ayd et B. Blackwell (eds.), *Discoveries in Biological Psychiatry*, Philadelphie, Lippincott, 1970.
Kuhn, R., « The treatment of masked depression », *in* P. Kielholz (ed.), *Masked Depression*, Vienne, Stuttgart, Berne, Hans Huber, 1973.
Kuhn, R., « Dépression endogène et dépression réactionnelle », *Psychiatries*, n° 36, 1979.
Kuhn, R., « Clinique et expérimentation en psychopharmacologie », *Psychanalyse à l'université*, 11 (41), 1986.
Kuhn, R., « Psychopharmacologie et analyse existentielle », *Revue Internationale de Psychopathologie*, n° 1, 1990.
Kupfer, D. J. et Frank, E. *et alii*, « Five years outcome for maintenance therapy in recurrent depressions », *Archives of General Psychiatry*, 49, 1992.
L'Encéphale, « Les dépressions résistantes aux traitements antidépresseurs », XII, sp, octobre 1986.
Laborit, H., *La Vie antérieure*, Paris, Grasset, 1989.
Laboucarie, J., « Discussion », *L'Évolution psychiatrique*, « Symposium sur les états dépressifs », n° 3, 1955.
Lacan, J., *L'Angoisse*, séminaire 1962-1963, leçon du 19 juin 1963, ronéo.
Lacan, J., *Le Séminaire*, Livre VII, *L'Éthique de la psychanalyse*, édition établie par J.-A. Miller, Paris, Le Seuil, 1986.
Lacrosse, J.-M., « Enquête sur le mouvement du Potentiel humain », *in* Carpentier, J., Castel, R., Donzelot, J., Lacrosse, J.-M., Lovell, A. et Procacci, G., *Résistance à la médecine et démultiplication du concept de santé*, Collège de France/CORDES, novembre 1980.
Lambert, P.-A., (textes publiés par), *La Relation médecin-malade au cours des chimiothérapies psychiatriques*, Paris, Masson, 1965.
Lambert, P.-A., « Sur quelques perspectives de la psychopharmacologie », *Confrontations psychiatriques*, « La Psychopharmacologie », n° 9, 1972.
Lambert, P.-A., « Les effets indésirables des antidépresseurs tricycliques », *Thérapie*, n° 28, 1973.
Lambert, P.-A., « Sur quelques aspects psychanalytiques des traitements de la psychose maniaco-dépressive », *L'Évolution psychiatrique*, n° 3, 1976.
Lambert, P.-A., *Psychanalyse et psychopharmacologie*, Paris, Masson, 1990.
Lambotte, M.-C., *Le Discours mélancolique. De la phénoménologie à la métaphysique*, Paris, Anthropos, 1993.
Lantéri-Laura, G., « La connaissance clinique : histoire et structure en médecine et en psychiatrie », *L'Évolution psychiatrique*, vol. 2, n° 47, 1982.
Lantéri-Laura, G., *Psychiatrie et connaissance*, Paris, Sciences en situation, 1991.

Lantéri-Laura, G., « Introduction historique et critique à la notion de douleur morale en psychiatrie » *in* Tevissen, R. (dir.), *La Douleur morale*, Paris, Éditions du Temps, 1996.

Laplane, D., « Avant-propos », *La Revue du praticien*, « Syndromes dépressifs », XIII, n° 25, 1er octobre 1963.

Laplane, D., « L'utilisation pratique des médicaments antidépressifs », *La Revue du praticien*, 9 décembre 1964.

Laqueille, X. et Spadone, C., « Les troubles dépressifs dans la prise en charge des toxicomanies », *L'Encéphale*, « Du bon usage des antidépresseurs », XXI, sp IV, 1995.

Lasch, C., *Le Complexe de Narcisse — La nouvelle sensibilité américaine*, Paris, Robert Laffont, 1980 (éd. américaine, 1979).

Lauriers, A. Des, « Le risque de suicide chez les déprimés », *La Revue du praticien*, 1er octobre 1963.

Laxenaire, M. et Marchand, P., « Essais cliniques de l'amineptine (à propos de 40 cas) », *Psychologie médicale*, vol. 11, n° 8, 1979.

Lazarus, A., (prés.), *Une souffrance qu'on ne peut plus cacher*, Rapport du groupe de travail « Ville, santé mentale, précarité et exclusion sociale », Délégation Interministérielle à la Ville et Délégation Interministérielle au RMI, février 1995.

Le Pape, A. et Lecomte, T., *Aspects socio-écomiques de la dépression. Évolution 1980-1981/1991-1992*, CREDES, 1996.

Le Rider, J., *Modernité viennoise et crise de l'identité*, Paris, PUF, 1990.

Lebovici, S. et Diatkine, R., « Les pulsions et l'inconscient », *in* Ey, H., *L'inconscient*, VIe colloque de Bonneval (novembre 1960), Paris, Desclée de Brouwer, 1996.

Lecrubier, Y. et Weiller, E.,« La neurasthénie et la thymasthénie », *L'Encéphale*, sp. « Syndrome de fatigue, neurasthénie, psychasthénie, thymasthénie, dysthymies », XX, 1994.

Lecrubier, Y. et Jourdain, G., « Description de troubles dépressifs légers chez 3 090 consultants de médecine générale », *Semaine des hôpitaux*, vol. 66, n° 12, 22 mars 1990.

Lefort, C., *Essais sur le politique — XIXe siècle — XXe siècle*, Paris, Le Seuil, 1986.

Legendre, P., *L'Inestimable objet de la transmission*, Paris, Fayard, 1985.

Legendre, P., *Le Crime du caporal Lortie — Traité sur le Père*, Paris, Fayard, 1989.

Legrand, C., *Médecine et malheur moral — Les modes de prescription de psychotropes dans la presse professionnelle depuis 1950*, MIRE-LERS, novembre 1996.

Lehman, H., « Epidemiology of depressives disorders », *in* R. R. Fieve (ed.), *Depression in the 1970's. Modern theory and Research*, Amsterdam, Excerpta Medica, International congress series 239, 1971.

Lehmann, H. E., « L'arrivée de la chlorpromazine sur le continent nord-américain », *L'Encéphale*, n° XIX, 1993.
Leiris, M., *L'Âge d'homme*, Paris, Gallimard, 1939.
Lejeune, P., *Le Moi des demoiselles. Enquête sur le journal d'une jeune fille*, Paris, Le Seuil, 1993.
Lejoyeux, M., « Une nouvelle entité pathologique », *Panorama du médecin*, 4 novembre 1996.
Lemoine, P., « Qualité de vie et psychose », *in* Terra, J.-L. (dir.), *Qualité de vie subjective et santé mentale*, Paris, Ellipses, 1994.
Lemoine, P., « Bien prescrire les psychotropes », *Le Concours médical*, « Les antidépresseurs », 18 mai 1991.
Lempérière, T. et Adès, J., « Problèmes posés au médecin praticien par la dépression », *L'Encéphale*, « L'Approche moderne des désordres de l'humeur », V, 5, 1979.
Lempérière, T., « Les algies psychogènes », *Entretiens de Bichat. Psychiatrie*, 1973.
Lépine, J.-P. *et alii*, « L'épidémiologie des troubles anxieux et dépressifs dans une population générale française », *Confrontations psychiatriques*, « Épidémiologie et psychiatrie », n° 35, 1993.
Lépine, J- P. et Chignon, J. M., « Épidémiologie des troubles anxieux et névrotiques », *in* Rouillon, F., Lépine, J.-P. et Terra, J.-L., *Épidémiologie psychiatrique*, sl, sd (1995), Upjohn.
Lépine, J.-P., « Les apports de l'épidémiologie à la clinique », *in* Pichot, P., et Rein, W. (dir.), *L'Approche clinique en psychiatrie*, Le Plessis-Robinson, Les Empêcheurs de penser en rond, vol. III, 1991.
Lépine, J.-P., Lellouch, J., Lovell, A., Teherani, M. et Pariente, P., « L'épidémiologie des troubles anxieux et dépressifs dans une population générale française », *Confrontations psychiatriques*, « Épidémiologie et psychiatrie », n° 35, 1994.
Lereboullet, J. et Escourolle, R., « La neuropsychiatrie en 1960 », *La Revue du praticien*, tome X, n° 27, 21 octobre 1960.
Lereboullet, J., « Nouveaux neuroleptiques et tranquillisants », *La Revue du praticien*, tome XII, numéro spécial, 7 décembre 1962.
Lereboullet, J., Derouesné, C. et Klein, J.-P., « La neuropsychiatrie en 1967 », *La Revue du praticien*, tome XVIII, n° 18, 1968.
Lingjaerde, O., « Le rôle de la sérotonine dans les troubles de l'humeur », *L'Encéphale*, V, n° 4, 1979.
Lipovetsky, G., *L'Ère du vide. Essais sur l'individualisme contemporain*, Paris, Gallimard, 1983, rééd. augmentée, coll. « Folio », 1993.
Lôo, H. et Zarifian, É., *Limites d'efficacité des chimiothérapies psychotropes*, Paris, Masson, 1977.
Lôo, H. et Cuche, H., « Classification des antidépresseurs », *L'Encéphale*, « L'Approche moderne des désordres de l'humeur », vol. V, n° 5, 1979.
Lôo, H. et Colonna, L., « Les théories monoaminergiques de la dépres-

sion sont totalement réductionnistes — Abord critique des recherches de perturbations monoaminergiques dans les dépressions, *Confrontations psychiatriques*, « Autour de la dépression » (Congrès de New York, 1988), n° spécial, 1989.

Lôo, H. et Lôo, P., *La Dépression*, Paris, PUF, coll. « Que sais-je ? », 1991, rééd. 1993.

Lôo, H., « Préface », *L'Encéphale*, « La dépression : de la biologie à la pathologie », XX, décembre 1994.

Lôo, H. et Gallarda, T., *La Maladie dépressive*, Flammarion, coll. « Dominos », 1997.

Loriol, M., « Constuction de la maladie et influence professionnelle : l'exemple de trois approches de la fatigue », *Sciences sociales et santé*, vol. 13, n° 2, 1995.

Lovell, A., « Paroles de cure et énergies en société : les bioénergies en France » *in* Carpentier, J., Castel, R., Donzelot, J., Lacrosse, J.-M., Lovell, A. et Procacci, G., *Résistance à la médecine et démultiplication du concept de santé*, Collège de France/CORDES, novembre 1980.

Lowen, A., *La Dépression nerveuse et le corps*, Paris, Tchou, 1975.

MacDougall, J., *Plaidoyer pour une certaine anormalité*, Paris, Gallimard, 1978.

Magnan, V., « Back to the future : French Psychiatry, and the Classification of Mental Diseases, 1885-1925 », *Social History of Medicine*, vol. 9, n° 2, 1996.

Maître, J., *Une Inconnue célèbre. La Madeleine Lebouc de Janet*, Préface de G. Lantéri-Laura, Paris, Anthropos, 1993.

Mallet, J., « La dépression névrotique », *L'Évolution psychiatrique*, n° 3, 1955.

Manuel Statistique et Diagnostique des troubles mentaux, troisième version, trad. fr., Paris, Masson, 1983 (édition américaine, 1980).

Manuel Statistique et Diagnostique des troubles mentaux, troisième version révisée, Paris, Masson, 1989, (édition américaine, 1987).

Mappian, M. Le, « Aspects cliniques des états dépressifs », *L'Encéphale*, n° 5, 1949.

Maquet, M.-M. et Rigaud, A., « Propos critiques sur les notions d'addiction et de conduites de dépendance. Entre lieux communs et chimères », *in* Bailly, D. et Venisse, J.-L., *Dépendances et conduites de dépendances*, Paris, Masson, 1994.

Marchais, P., « Essai d'approche clinique des états dépressifs névrotiques. Leurs indications chimiothérapiques actuelles », *in* Société Moreau de Tours, *Annales de thérapeutique psychiatrique. 2, Actualités de thérapeutique psychiatrique et de psychopharmacologie*, publiées par Baruk, H. et Launay, J., Paris, PUF, 1965.

Marie-Cardine, M., « Pharmacothérapie et psychothérapies : historique des recherches », *Revue internationale de Psychopathologie*, n° 21, 1996.

Martin, A., « L'inhibition en psychopathologie. Historique de l'approche clinique », *Nervure*, hors série « Psychasthénie et inhibition », janvier 1996.

Martin, C. et Tignol, J., « Évaluation de la satisfaction du client en psychiatrie », *in* F. Rouillon, J.-P. Lépine et J.-L. Terra, *Épidémiologie psychiatrique*, sl, sd (1995), Upjohn.

Martin, P., « Le concept de qualité de vie : son évaluation en psychiatrie », *Synapse*, « Qualité de de vie en psychiatrie », n° 98, juillet-aout 1993.

Martin, P., « Le concept de qualité de vie en psychiatrie », *Canal Psy*, n° 3, sd.

Martinot, J. L., Raffaitin, F. et Olié, J. P., « Attaques de panique et dépressions anxieuses », *L'Encéphale*, XII, 1986.

Maruani, G., « Antidépresseurs, doping ou autolytique ? », *Psychologie médicale*, 16, 1984.

Mauss, M., *Œuvres*, tome III, Paris, Minuit, 1969.

Mauzi, R., *L'Idée de bonheur dans la littérature et la pensée françaises au XVIIIe siècle*, Paris, Albin Michel, 1979, rééd. « 1984, coll. « Bibliothèque de l'Évolution de l'Humanité » (1re édition, 1965, Armand Colin).

Mayer, N., « L'atelier et la boutique : deux filières de mobilité sociale », *in* Berstein, S. et Rudelle, O. (eds.), *Le Modèle républicain*, Paris, PUF, 1992.

McDougall, J., *Plaidoyer pour une certaine anormalité*, Paris, Gallimard, 1978.

Medawar, C., « The Antidepessant Web. Marketing depression and making medecines work », *International Journal of Risk and Safety in Medicine*, 10, 1997.

Mercueil, A., Letout, B., « Précarité et troubles psychiques », *Nervure*, supplément FMC, tome X, n° 7, octobre 1997.

Micale, M., *Approaching Hysteria — Disease and its Interpretations*, Princeton, Princeton University Press, 1995.

Mijolla, A. de et Shentoub, S. A., *Pour une psychanalyse de l'alcoolisme*, Paris, Payot, 1973.

Mineau, P. et Boyer, P., « La notion de dépression en médecine générale ; à propos d'une enquête statistique réalisée auprès de 59 médecins », *Annales medico-psychologiques*, 137, 1979.

Minkovski, E., *Le Temps vécu*, Paris, PUF, coll. « Quadrige », 1995 (1re éd., 1933).

Mockers, C., « Anxiété et dépression souvent associées », *Panorama*, n° 3426, 18 juillet 1991.

Möller, H.-J. et Volz, H.-P., « Drug Treatment of Depression in the

1990s — An Overview of Achievements and Future Possibilities », *Drugs*, 52 (5), novembre 1996.
Mongin, O., *La Violence des images*, Paris, Le Seuil, 1997.
Montassut, M., « Le traitement physique de la dépression constitutionnelle », *L'Évolution psychiatrique*, n° 1, 1937.
Montassut, M., *La Dépression constitutionnelle*, Paris, Masson, 1938.
Montassut, M., « La fatigue du neurasthénique », *L'Évolution psychiatrique*, n° 2, 1939.
Montesquieu, *De l'esprit des lois*, Paris, Garnier-Flammarion, 1979.
Montgomery, S. et Rouillon, F. (eds.), *Long-Term Treatments of Depression*, Londres, John Wiley and Sons, 1992.
Moussaoui, D., « Biochimie de la dépression. Analyse de la littérature », *L'Encéphale*, IV, 3, 1978.
Moussaoui, D., « Place respective des différents antidépresseurs en thérapeutique », *L'Encéphale*, « L'Approche moderne des désordres de l'humeur », V, 1979.
Mulhern, S., « À la recherche du trauma perdu », *Chimères*, n° 18, 1992-1993.
Mulhern, S., « L'inceste, au carrefour des fantasmes et des fantômes », *in* D. Castro (dir.), *L'Inceste*, Paris, L'esprit du Temps, 1995.
Musil, R., *L'Homme sans qualités*, Paris, Le Seuil, 1956.
M'uzan, M. de, *De l'art à la mort*, Paris, Gallimard, coll. « Tel », 1977.
Narot, J.-F., « Pour une psychopathologie historique. Enquête sur les patients d'aujourd'hui », *Le Débat*, n° 61, septembre-octobre 1990.
Nayrac, P., *Éléments de psychologie*, Paris, Flammarion, 1962.
Nietzsche, F., *Généalogie de la morale*, Paris, Gallimard, coll. « Idées », 1964.
Norden, M. J., *Beyond Prozac*, Harper Collins, 1995.
Nouvelle Revue de psychanalyse, « L'humeur et son changement », n° 32, automne 1985.
Nye, R., *Crime, Madness and Politics in Modern France. The Medical Concept of National Decline*, Princeton University Press, 1984.
Ogien, A. et M. « Le métier de psychiatre », *in* Aïach, P. et Fassin, D. (dir.), *Sociologie des professions de santé*, La Garenne-Colombes, Editions de l'Espace européen, 1992.
Olié, J.-P., Poirier, M.-F. et Lôo, H. (sous la direction de), *Les maladies dépressives*, Paris, Flammarion, 1995.
Olivier-Martin, R., « Facteurs psychologiques, observance et résistance aux traitements antidépresseurs », *L'Encéphale*, « Les dépressions résistantes aux traitements antidépresseurs », XII, sp., octobre 1986.
Olivier-Martin, R., « Facteurs psychologiques, observance et résistance aux traitements antidépresseurs », *L'Encéphale*, XIX, 1993.
OMS, *Classification internationale des troubles mentaux et des désor-*

dres du comportement, trad. coordonnée par C.B. Pull, Paris, Masson, 1993.

Overholser, W., « La chlorpromazine ouvre-t-elle une ère nouvelle dans les hôpitaux psychiatriques ? », *L'Encéphale*, « Premier Colloque international sur la chlorpromazine et les médicaments neuroleptiques en thérapeutique psychiatrique », n° 4, 1956.

Pachet, P., *Les Baromètres de l'âme — Naissance du journal intime*, Paris, Hatier, 1990.

Painchaud, G. et Montgrain, N., « Limites et états-limites », *in* Bergeret, J. et Reid, W. (dir.), *Narcissisme et états-limites*, Paris, Dunod, 1986.

Patris, M., « Dépression et suggestion hypnotique », *Confrontations psychiatriques*, « Autour de la dépression », 1989.

Paugam, S., Zoyem, J.-P. et Charbonnel, J.-M., *Précarité et risque d'exclusion en France*, Paris, La Documentation française, 1994.

Peele, S., *The Meaning of Addiction. Compulsive Experience and its Interpretation*, Lexington Mass., Lexington Books, 1985.

Peele, S., *Diseasing of America. Addiction Treatment out of Control*, Lexington, Mass., Lexington Books, 1989.

Pequignot H., et Van Amerongen, P., « Prescription et utilisation des neuroleptiques en médecine générale », *Confrontations psychiatriques*, « Neuroleptiques : vingt après », n° 13, 1975.

Péron-Magnan, P. et Galinowski, A., « la personnalité dépressive », *in* Féline, A., Hardy, P., Bonis, M. de (dir.), *La Dépression. Études*, Paris, Masson, 1991.

Perrault, M., « La thérapeutique en 1958 », *La Revue du praticien*, VIII, n° 33, 1958.

Pétillon, P.-Y., *L'Europe aux anciens parapets*, Paris, Le Seuil, 1986.

Peyré, F., « Les antidépresseurs en dehors de la dépression », *La Revue du praticien*, vol. 44, n° 17, 1994.

Pharmaceutical American Association, *The Story of Prozac*, The discovered Awards, Washington D.C., 1993.

Pichot, P., « Actualisation du concept de dépression », et « Conclusions », *L'Encéphale*, « Confrontation multidisciplinaire européenne sur la dépression, vol. VII, n° 4, 1981.

Pichot, P., « Avant-propos », *Manuel statistique et diagnostique des troubles mentaux, troisième version révisée*, trad. fr. du DSM III-R, Paris, Masson, 1989.

Pichot, P. et Rein, W. (dir.), *L'Approche clinique en psychiatrie*, Le Plessis-Robinson, Les Empêcheurs de penser en rond, vol. III, 1991.

Pichot, P., « La neurasthénie, hier et aujourd'hui », *L'Encéphale*, sp., « Syndrome de fatigue, neurasthénie, psychasthénie, thymasthénie, dysthymies », XX, 1994.

Plantey, F. et Pringuey, D., « Les critères diagnostiques de l'École de Saint-Louis », *L'Encéphale*, IV, 1978.

Poignant, J.-C., « Revue pharmacologique sur l'amineptine », *L'Encéphale*, « L'Approche moderne des désordres de l'humeur », vol. V, 1979.

Poirier, M.-F. et Ginestet, D., « Médicaments détournés à des fins toxicomaniaques », *La Revue du praticien*, vol. 45, n° 11, 1995.

Poirier, M.-F., « Critères psychobiologiques de guérison », *L'Encéphale*, XIX, 1993.

Porot, M., « Assises départementales de médecine sur les états dépressifs » (1972), *Les Cahiers de médecine*, n° 7, juin 1973.

Praag, H. M. van (ed.), *Neurotransmission and Disturbed Behavior*, Amsterdam, Bohn BV, 1977.

Praag, H. M. van, « The DSM-IV (Depression) Classification : To be or not to be ? », *The Journal of Nervous and Mental Disease*, vol. 78, n° 3, mars 1990.

Prigent, Y., « Psychodynamique des chimiothérapies antidépressives », *L'Information psychiatrique*, vol. 67, n° 9, novembre 1991.

Pringey, D. *et alii*, « L'efficacité des antidépresseurs et des thymorégulateurs dans l'évolution à long terme des dépressions », *L'Encéphale*, « La durée des traitements de la dépression », vol. XXI, sp II, mars 1995.

Pringuey, D. et Zanotti, M., « Le concept de qualité de vie dans la dépression », *Canal Psy*, n° 3, sd.

Procaci, G., « Des médecins en quête d'auteur ou les ruses de la médecine du sujet » *in* Carpentier, J., Castel, R., Donzelot, J., Lacrosse, J.-M., Lovell, A., Procacci, G., *Résistance à la médecine et démultiplication du concept de santé*, Collège de France/CORDES, novembre 1980.

Psychiatries, « La Dépression », Actes des VIIe Journées nationales de la psychiatrie privée, n° 36, 1979.

Psychiatries, « L'avenir de la psychiatrie privée », n°s 114-115, 1996.

Pull, C. B., « Critères diagnostiques » *in* Olié, J.-P., Poirier, M.-F. et Lôo, H, *Traité des maladies dépressives*, Paris, Flammarion, 1995.

Quincey, T. De, *Les Confessions d'un mangeur d'opium anglais*, Gallimard, Paris, 1990.

Rabinbach, A., *The Human Motor. Energy, Fatigue and the Origins of Modernity*, Berkeley, Los Angeles, University of California Press, 1990.

Rado, S., « La psychanalyse des pharmacothymies », *Revue française de psychanalyse*, n° 4, 1975.

Ragot, M., « La dépression, la civilisation moderne et les médicaments thymo-analeptiques », *Annales médicopsychologiques*, 4, 1977.

Rappoport, J., *Le Garçon qui n'arrêtait pas de se laver*, Paris, Odile Jacob, 1991, rééd. coll. « Opus », 1998 (éd. américaine, 1989).

Raskin, A., « Drugs and depression subtypes », *in* Fieve, R. R. (ed.),

Depression in the 1970's. Modern theory and Research, Amsterdam, Excerpta Medica, International congress series, 239, 1971.

Reigner, A., « La dépression... une mode ? », Editorial, *La Vie médicale*, hors série, « Les dépressions », septembre 1979.

Revue Française de Psychanalyse, Les cas difficiles, tome LIV, 1990.

Rey, R., *Histoire de la douleur*, Paris, La Découverte, 1993.

Ricœur, P., *Soi-même comme un autre*, Paris, Le Seuil, 1989.

Rieff, P., *The Triumph of Therapeutic. Uses of Faith after Freud*, Chicago et Londres, University of Chicago Press, 1966, rééd. 1987.

Robbins, P. R., « Depression and Drug Addiction », *Psychiatric Quarterly*, 48, n° 3, 1974.

Robert, G., « Études clinique d'un sérotoninergique. Examen de ses caractères spécifiques », *Psychologie médicale*, vol. 16, n° 5, 1984.

Robins, L. N. et Regier, D. A. (ed.), *Psychiatric Disorders in America. The Epidemiological Catchment Area*, New Yok, Free Press, 1991.

Rochette, E. et Brassinne, M., « La toxicomanie : un comportement antidépressif », *Concours médical*, n° 41, 1980.

Roelandt, J.-L., « Exclusion, insertion : les frontières de l'étrange », *Lettre de l'union syndicale de la psychiatrie*, n° 1, janvier 1996.

Rosanvallon, P., *Le Peuple introuvable — Histoire de la représentation démocratique en France*, Paris, Gallimard, 1998.

Rosolato, G., « L'axe narcissique des dépressions », *Nouvelle Revue de Psychanalyse*, « Figures du vide », n° 11, 1975.

Roth, Sir M. et Kerr, T. A., « Le concept de dépression névrotique : plaidoyer pour une réintégration », *in* Pichot, P. et Rein, W. (dir.), *L'Approche clinique en psychiatrie*, Le Plessis-Robinson, Les Empêcheurs de penser en rond, vol. III, 1991.

Rouart, J., « Dépression et problèmes de psychopathologie générale », *L'Évolution psychiatrique*, « Symposium sur les états dépressifs », n° 3, 1955.

Roudinesco, É., *La Bataille de cent ans. Histoire de la psychanalyse en France. 1885-1939*, Paris, vol. 1, Le Seuil, 1982, vol. 2, Le Seuil, 1986.

Roumieux, A., *Arthaud et l'asile. Au-delà des murs, la mémoire*, tome 1, Paris, Séguier, 1996.

Roussy, G., Préface à Jean Delay, *Les Dérèglements de l'humeur*, Paris, PUF, 1946.

Roustang, F., *Influence*, Paris, Minuit, 1990.

Roustang, F., *Comment faire rire un paranoïaque ?*, Paris, Odile Jacob, coll. « Pocket Odile Jacob », 2000.

Rümke, H.C., « Quelques remarques concernant la pharmacologie et la psychiatrie », *L'Encéphale*, « Premier Colloque international sur la chlorpromazine et les médicaments neuroleptiques en thérapeutique psychiatrique », n° 4, 1956.

Sargant, W., « Indications et mécanisme de l'abréaction et ses rela-

tions avec les thérapeutiques de choc », *L'Évolution psychiatrique*, n° 4, 1950.
Sartorius, N., « Description and classification of depressive disorders — Contribution for the definition of the therapy-resistance and of therapy resistant depression », *Phamarkopsychiat.*, 7, 1974.
Sartorius, N., « Épidémiologie de la dépression », *Chroniques OMS*, n° 29, 1975.
Sartorius, N, « La dépression : épidémiologie et priorités pour les recherches futures », *L'Encéphale*, « Confrontation multidisciplinaire européenne sur la dépression », VII, 4, 1981.
Savy, P., *Traité de thérapeutique clinique*, Paris, Masson, 1948, tome II.
Schorske, C., *Vienne Fin de siècle. Politique et culture*, Paris, Le Seuil, 1983 (éd. américaine, 1979).
Schwartz, O., *Le Monde privé des ouvriers. Hommes et femmes du Nord*, Paris, PUF, 1990.
Scotto, J.-C., Bougerol, T. et Arnaud-Castel-Castiglioni, R., « Stratégies thérapeutiques devant une dépression », *La Revue du praticien*, « La dépression », n° 35, 1985.
Scotto, J.-C., « Introduction », *L'Encéphale*, « La durée des traitements de dépression », vol. XXI, sp. II, mars 1995.
Scotto, J.-C., « Editorial », *L'Encéphale*, XXII, numéro spécial, I, « Les nouveaux champs de la dépression », mai 1996.
Sechter, D., « Les effets cliniques à long terme des antidépresseurs », *L'Encéphale*, « La durée des traitements de la dépression », XXI, sp II, mars 1995.
Seigel, J. E., *Paris bohême : culture et politique aux marges de la vie bourgeoise — 1830-1930*, Paris, Gallimard, 1991 (éd. américaine, 1986).
Sempé, J.-C., « Pratiques et institutions privées », *L'Évolution psychiatrique*, novembre 1965, supplément au n° 3, « Livre blanc de la psychiatrie française ».
Sennett, R., *Les Tyrannies de l'intimité*, Paris, Le Seuil, 1979 (éd. américaine, 1974).
Seulin, C., et Gérin, P., « Évaluation de la qualité de vie en santé mentale », *in* F. Rouillon, J.-P. Lépine et J.-L. Terra, *Épidémiologie psychiatrique*, sl, sd (1995), Upjohn.
Sirinelli, J.-F., « Des boursiers conquérants ? École et "promotion républicaine" sous la IIIe République », *in* Berstein, S. et Rudelle, S., *Le Modèle républicain*, Paris, PUF, 1992.
Smirnoff, V. N., « De Vienne à Paris — Sur les origines d'une psychanalyse "à la française" », *Nouvelle Revue de Psychanalyse*, n° 20, automne 1979.
Snyder, S., *Les drogues et le cerveau — Utilité et méfaits des médicaments du cerveau*, Paris, Belin, 1987.
Snyder, S., « Molecular Strategies in Neuropharmacology : Old and

New », *in* Meltzer, H. Y. *et alii*. (ed.), *Psychopharmacology. The Third Generation of Progress*, New York, Raven Press, 1987.
Spadone, C., « Le big bang de la chimiothérapie psychotrope », *Abstract neuro & psy*, n° 100, 15-31 mai 1993.
Speaker, S., « From "Happiness Pills" to "National Nightmare" : Changing Cultural Assessment of Minor Tranquilizers in America, 1955-1980 », *The Journal of the History of Medicine and Allied Sciences*, vol. 52, juillet 1997.
Spitzer, R. L., « Introduction », *Manuel Statistique et diagnostique des troubles mentaux, troisième version*, trad. fr. du DSM-III, Paris, Masson, 1983.
Staehelin, J. E. et Labhard, F., « Les résultats obtenus par les neuroplégiques dans le traitement des psychoses et des névroses », *L'Encéphale*, « Premier Colloque international sur la chlorpromazine et les médicaments neuroleptiques en thérapeutique psychiatrique », n° 4, 1956,
Starobinski, J., *Histoire du traitement de la mélancolie des origines à 1900*, thèse de l'Université de Lausanne, Geigy, Bâle, 1960.
Starobinski, J., « La notion de réaction en psychopathologie », *Confrontations psychiatriques*, n° 12, 1974.
Starobinski, J., « Le mot réaction. De la physique à la psychiatrie », *Diogène*, n° 93, 1976.
Starobinski, J., « Le remède dans le mal », *Nouvelle Revue de psychanalyse*, « L'idée de guérison », n° 17, 1978.
Starobinski, J., *La Mélancolie au miroir*, Paris, Julliard, 1989, préface d'Y. Bonnefoy,
Stewart, A., « Revisiting the relative cost-effectiveness of selective serotonin reuptake inhibitors and tricyclic antidepressants : what price inflation and subtherapeutic dosages ? », *British Journal of Psychiatry*, 10, 1996.
Stokes, P. E., « La fluoxétine : revue de cinq années d'utilisation », *Nervure*, VI, n° 10, décembre 1993-janvier 1994.
Stora, F. et Peretti, S., « À déprimés divers, antidépresseurs différents », *Actualités-Innovations-Médecine*, Supplément Neurologie-Psychiatrie, n° 35, 1996.
Sulloway, F. J., *Freud — Biologiste de l'esprit*, Paris, Fayard, 1981 (édition américaine, 1979).
Sutter, J.-M., « Problèmes posés en médecine générale par les formes atypiques des états dépressifs », *Les Cahiers de médecine*, « Assises départementales de médecine sur les états dépressifs », n° 7, juin 1973.
Swain, G., *Dialogue avec l'insensé*, précédé de M. Gauchet, « À la recherche d'une autre histoire de la folie », Paris, Gallimard, 1994.
Swain, G., *Le Sujet de la folie*, Toulouse, Privat, 1977, rééd. Calmann-Lévy, 1997, précédé de « De Pinel à Freud » par Marcel Gauchet.

Swazey, J. P., *Chlorpromazine in Psychiatry. A Study of Therapeutic Innovation*, Cambridge (Mass.) et Londres, MIT Press, 1974.

Task Force CINP, « Impact of neuropharmacology in the 1990s. Stragies for the therapy of depressive illness », *Eur Neuropsychopharmacol*, 3, 1993.

Tatossian, A., « Les pratiques de la dépression : étude critique », *Psychiatrie française*, mai 1985.

Tesson, C., « Voyage au bout de l'envers », *Cahiers du cinéma*, « L'homosexualité biologique », n° 416, février 1989.

Théry, I., *Le Démariage. Justice et vie privée*, Paris, Odile Jacob, 1993, rééd. coll. « Opus », 1996.

Théry, I., « Vie privée et monde commun — Réflexions sur l'enlisement gestionnaire du droit », *Le Débat*, mai-août, 1995.

Thiébot, M. H. et Hamon, M., « Un agent multiple : la sérotonine », *Pour la science*, n° 221, mars 1996.

Tignol, J. et Bourgeois, M., « La désinhibition et ses risques », *L'Encéphale*, « Le concept d'inhibition en psychiatrie », n° 5, supplément, 1978.

Timsit, M., « Les états-limites. Évolution des concepts », *L'Évolution psychiatrique*, n° 4, 1971.

Tissot, R., « Quelques aspects biochimiques du concept d'inhibition en psychiatrie », *L'Encéphale*, 5, 1979.

Tissot, R., « Monoamines et régulations thymiques », *Confrontations psychiatriques*, « Psychophysiologie », n° 6, 1970.

Toubiana, S., « L'homme tout bête », *Cahiers du cinéma*, n° 453, mars 1992.

Trémine, T., « Henri Ey et le fil rouge du jacksonisme », *L'Information psychiatrique*, n° 7, septembre 1997.

Tsung-Yi, L., « L'étude épidémiologique des troubles mentaux », *Chroniques OMS*, n° 21, 1967.

Turkle, S., *La France freudienne*, Paris, Grasset, 1982 (éd. américaine, 1978).

Uzan, A., « Agents prosérotoninergiques et dépressions », *L'Encéphale*, VIII, 1982.

Vanelle, J.-M., Féline, A. « Arrêt du traitement médicamenteux dans la dépression », *L'Encéphale*, « Nouvelles exigences dans le traitement du déprimé », XX, sp., avril 1994.

Vernant, J.-P. et Vidal-Naquet, P., *Mythe et tragédie dans la Grèce ancienne*, Paris, La Découverte, 1972.

Vernant, J.-P. « L'individu dans la cité », *in Sur l'individu, Contributions au colloque de Royaumont*, Paris, Le Seuil, 1987.

Villeneuve, A., « Aspects modernes des troubles de l'humeur », *L'Encéphale*, « L'Approche moderne des désordres de l'humeur », V, 5, 1979.

Vincent, G. « Une histoire du secret », *in* P. Ariès et G. Duby (dir.), *Histoire de la vie privée*, Paris, Le Seuil, vol. 5, 1987.

Walcher, W., « Psychogenic factors responsible for triggering off masqued endogeneous depression », *in* P. Kielholz (éd.), *Masked Depression*, Vienne, Stuttgart, Berne, Hans Huber, 1973.

Wallez, P., *Limitation de la sismothérapie dans les états mélancoliques mineurs*, thèse de médecine, Paris, 1947-1948.

Wauters, A., « Les troubles de l'humeur : implications de la sérotonine, applications thérapeutiques », *Entretiens de Bichat*, 1983.

Wessely, S., « Le syndrome de fatigue chronique », *L'Encéphale*, « Syndrome de fatigue, neurasthénie, psychasthénie, thymasthénie, dysthymies », XX, 1994,

Whybrow, P. C., *A Mood Apart. Depression, Mania, and Other Afflictions of the Self*, New York, Basic Books, 1997.

Widlöcher, D. et Binoux, F., « La clinique de la dépression », article introductif, *La Revue du praticien*, « Dépressions », 11 septembre 1978.

Widlöcher, D. et Delcros, J., « De la psychologie du deuil à la biochimie de la dépression », *La Revue de praticien*, « Dépressions », XXXVIII, n° 39, 1978.

Widlöcher, D., « L'évaluation quantitative du ralentissement psychomoteur dans les états dépressifs », *Psychologie médicale*, n° 13, 1980.

Widlöcher, D., « L'Échelle de ralentissement dépressif : fondements théoriques et premiers résultats », *Psychologie médicale*, n° 13, 1981.

Widlöcher, D., « Fatigue et dépression », *L'Encéphale*, « Confrontation multidisciplinaire européenne sur la dépression », VII, n° 4, 1981.

Widlöcher, D., *Les Logiques de la dépression*, Paris, Fayard, 1983 et 1995.

Widlöcher, D., « Le psychanalyste devant les problèmes de classification », *Confrontations psychiatriques*, n° 24, 1984.

Widlöcher, D., « Introduction », *La Revue du Praticien*, « La dépression », tome 35, n° 27, 11 mai 1985.

Widlöcher, D. (sous la direction de), *Traité de psychopathologie*, Paris, PUF, 1994.

Widlöcher, D., *Les Nouvelles cartes de la psychanalyse*, Paris, Odile Jacob, 1996.

Wilde, M. I., et Whittington, R., « Paroxetine. A pharmacoeconomic evaluation of use in depression », *Pharmacoeconomics*, 8, 1995.

Wilson, M., « DSM-III and the transformations of american psychiatry », *American Journal of Psychiatry*, 150, 3, mars 1993.

Wurtzel, E., *Prozac Nation. Young and Depressed in America*, New York, Houghton Mifflin, 1994.

Wyvekens, A., « Délinquance des mineurs : justice de proximité et justice tutélaire », *Esprit*, mars-avril 1998.

Young, A., *The Harmony of Illusion. Inventing Post-traumatic Stress Disorder*, Princeton, Princeton University Press, 1995.

Zarifian, É., « Médicaments anxioylitiques et inhibition », *L'Encéphale*, « Le concept d'inhibition en psychiatrie », IV, sp, 1978.

Zarifian, É., « Dépressions : hypothèses monoaminergiques », *Annales de biologie clinique*, 37, 1979.

Zarifian, É. et Lôo, H., *Les Antidépresseurs*, Paris, Laboratoires Roche, 1982.

Zarifian, É., *Les Jardiniers de la folie*, Paris, Odile Jacob, 1988.

Zarifian, É., *Le Prix du bien-être*, Paris, Odile Jacob, 1996.

Zeldin, T., *Histoire des passions françaises, 1848-1945*, Paris, Édition Recherches, 1979, rééd. Seuil, coll. « Points », vol. 5.

Zinberg, N., *Drug, Set, and Setting*, Harvard University Press, 1984.

Zirkle, C. L., « To Tranquillizers and Antidepressant. From Antimalarial and Antihistamines », *in* F. H. Clarke (ed.), *How Modern Medecines are Discovered*, Futura Publishing Company, sl, 1973.

江苏省版权局著作权合同登记图字:10 - 2022 - 468

图书在版编目(CIP)数据

疲于做自己 : 抑郁症与社会 / (法) 阿兰·埃伦贝格著 ; 王甦译. -- 南京 : 南京大学出版社, 2025.2.
ISBN 978 - 7 - 305 - 28546 - 2
Ⅰ. R749.4
中国国家版本馆 CIP 数据核字第 2024MN5752 号

出版发行 南京大学出版社
社　　址 南京市汉口路 22 号　　邮　编 210093

PIYU ZUO ZIJI: YIYUZHENG YU SHEHUI

书　　名 疲于做自己:抑郁症与社会
著　　者 [法]阿兰·埃伦贝格
译　　者 王　甦
责任编辑 甘欢欢

照　　排 南京紫藤制版印务中心
印　　刷 徐州绪权印刷有限公司
开　　本 880 mm×1230 mm 1/32 印张 14 字数 302 千
版　　次 2025 年 2 月第 1 版 2025 年 2 月第 1 次印刷
ISBN 978 - 7 - 305 - 28546 - 2
定　　价 92.00 元

网　　址 http://www.njupco.com
官方微博 http://weibo.com/njupco
官方微信 njupress
销售咨询 025 - 83594756